心とカラダの不調に効く
365日の基本ポーズ

整える ヨガ

YouTube「美筋ヨガチャンネル」
廣田なお

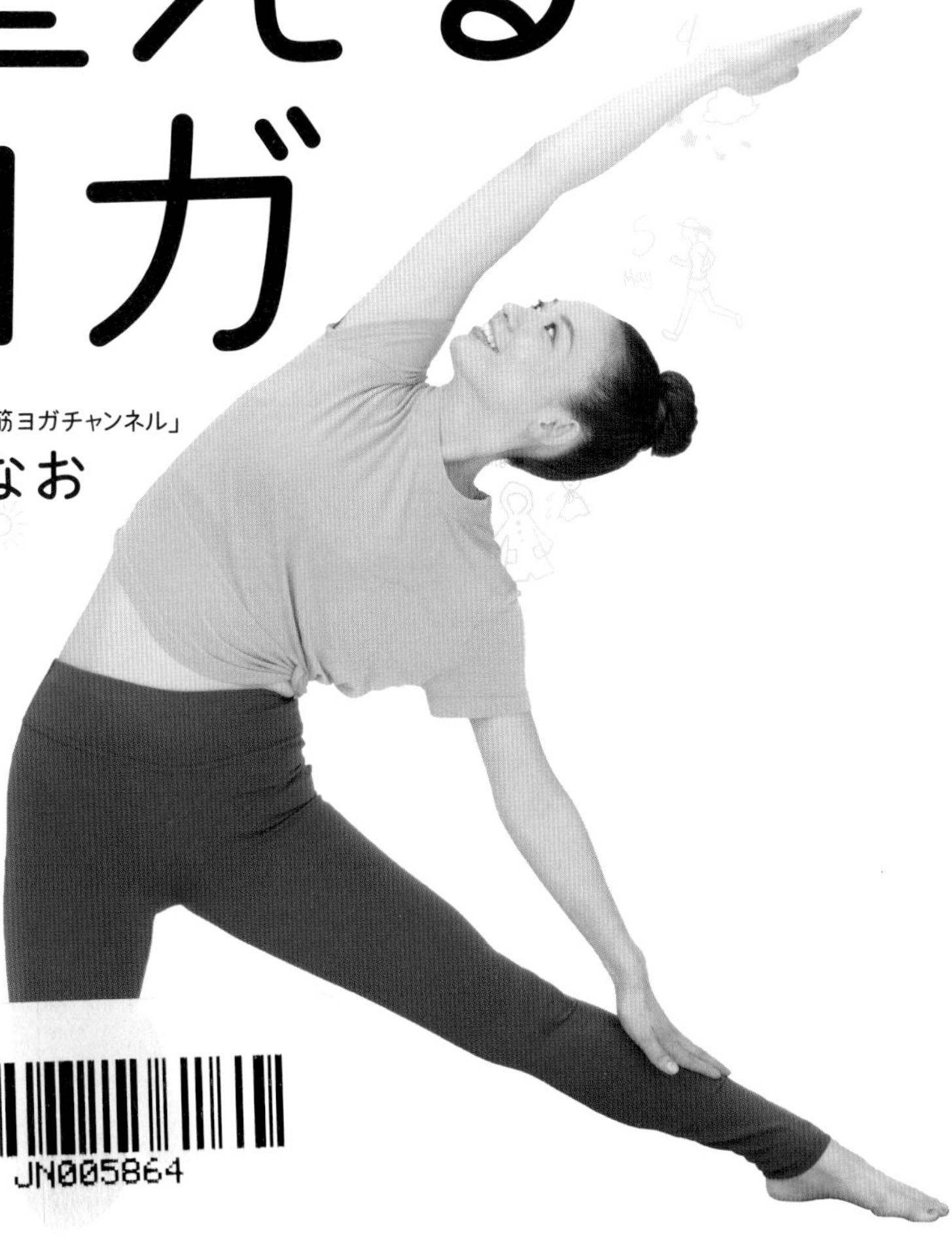

ダイヤモンド社

はじめに

ダイエットのために始めたヨガで人生が一転

こんにちは、美筋ヨガインストラクターの廣田《ひろた》なおです。

この本を手に取ってくださってありがとうございます。


私のヨガとの出合いは、会社員だったころのことです。

新卒で銀行に入り、勤めて2年目くらいからダイエットと運動不足解消の目的で始めました。

はじめは気晴らし程度だったのですが、自分自身の体と向き合う時間ができたことにより、この動きは一体どこに効いているのだろうか？　どんな効果があるのだろうか？　どうすればきれいなボディラインになるのだろうか？　というさまざまな疑問が湧き始めました。

また、銀行員としてお金にもお休みにもあまり不自由がない中で、高価なブランド品を持っても、素敵なレストランで食事をしても、なぜか心は満たされず、「一体幸せとは何なのか」「私は何を楽しみに生きているのだろうか」という漠然としたモヤモヤを抱き始めていました。

そんなモヤモヤから抜け出すために、

「人生一度きりだし、思いきり挑戦して楽しんでみよう！」

と会社員生活に区切りをつけることにしたのです。

どちらかと言うと保守的に生きてきた私としては、信じられないような決断だったので、正直、自分でもかなり驚きました。

ただ、そんな気持ちになれたのは、ヨガとの出合いをきっかけに自分自身と向き合い、自問自答するようになったからだと思います。

インストラクターとしてはゼロからのスタートでしたので、「まずは学んで、スキルを磨かねば！」と、大手ヨガスタジオに転職しました。とにかく人前に立ち、指導するスキルを身につけようと、年間数百本のレッスンを経験し、2万人以上の生徒さんの指導にあたったのです。

その経験をもとに、2017年12月、東京都目黒区にボディメイクヨガスタジオHOMEをオープンしました。

その後、2019年からはYouTubeで「美筋《びきん》ヨガチャンネル」をスタートさせ、

２０２０年４月にインスタグラムを利用した会員制の「美筋ヨガオンラインサロン」を立ち上げ、翌５月にはスタジオでのレッスンを完全にオンラインに切り替えました。

オンラインサロンは、現在１２００人を超える方に参加していただいています。部活のようなノリで楽しみ、お互いに高め合い励まし合いながら、「自分を好きになろう。」をコンセプトに、自分が納得する体作りをおこなっています。

こうしてこれまで多くの生徒さんと向き合う中で、毎年、季節や月ごとにみんなが同じようなことに悩み、同じような効果を求めているということに気がつきました。

それは、暑さや寒さ、湿気や気圧など気候や季節の変化が私たちの心と体に大きく影響しており、そこからくる不調や不安を解消したいと望む人が非常に多いという現れだと感じました。

たとえば、お正月太りを解消したい１月、じめじめして沈んだ気持ちをどうにかしたい６月、つらくなってきた冷えをとりたい11月……といった感じです。

この本では、そうした月に合わせて効果的な内容やポーズを1冊にまとめてみました。1年12か月を1週間ごとに区切り、その月、その週に起こりがちな心身の不調や悩みに対応するヨガのポーズをご紹介しています。便宜上、各月を4週として4つのポーズを紹介していますが、5週目がある月は4週目のポーズ、あるいは好きなポーズをとっていただいてかまいません。

１週間に１ポーズずつでも、１年間続けることで、自宅にいながら基本ポーズをマスターし、１年を通して不調に悩まされない、整った心と体を手に入れていきましょう。

心身の変化は1日にしてならず。でも必ず変わります！

毎週１つずつご紹介していくポーズは、なぜこの週にそのポーズをとるのか、どうしたら効果的に体が動かせるか、体を動かすことで気持ちや気分がどう変わるかなどをまずは解説した上で、納得して挑戦していただけるようにしています。すべてのポーズがＱＲコードから動画でも確認していただけます。

1週間に1つずつ、その月と週のポーズをこなしていくことがオススメですが、いきなりその月の3週目、4週目などのポーズをとることがキツい場合もあるでしょう。そんなときは、あなたがこの本を手にしたのが4月の3週目や4週目であっても、まずは4月1週目のポーズからスタートしてみてください。

毎月比較的やさしいポーズから、週を追うごとに少しずつ難易度を上げているので、１週目から段階を追っておこなうことで体がほぐれ、難しいポーズもとりやすくなります。ポーズを１つずつクリアしていくことで自信もついていくはずです。

もちろん、その日の体調や気分に合わせて、好きなポーズをとっていただいてもかまいません。ときには目を閉じて、パラッと開いたページのポーズにトライしてみてもいいでしょう。

1日1ポーズ、5分でOKです。

気持ちがよければ、ほかのポーズも組み合わせて体を動かしてみてください。

呼吸とともにおこなうことで、体も温まり、気持ちがゆったりするのを感じられるはずです。

朝や夜、眠る前などでもいいですが、オフィスでの休憩時間など、すきま時間にできるポーズもあります。まずは同じ姿勢でいないことが心身への思いやりなので、ぜひ動くことを心がけてみてくださいね。

心身の変化は1日にしてならず。

でも、がんばって続けた先には、必ず変化と自信が待っています。動けば、必ず変わります。

さっそく始めましょう！

廣田なお

整えるヨガ　CONTENTS

はじめに
ダイエットのために始めたヨガで人生が一転 …… 3
心身の変化は1日にしてならず。でも必ず変わります！ …… 6

プロローグ
ヨガで不快感や悩みを解消。体が硬い人でも大丈夫！ …… 16
私のヨガのコンセプトは「自分を好きになろう」 …… 18
ヨガが呼吸を大切にしているわけ …… 20

体を知ろう！　この本によく出てくる体の骨や筋肉 …… 24
・体の柱として人の運動能力を支える骨格
・骨にくっついて伸縮して体を動かす筋肉

体を整えよう！　ヨガで手に入れるきれいな姿勢 …… 26
・理想のボディラインは、よい立ち方から
・気づいたら座り姿勢をリセットして、スタイルアップ

この本の使い方 …… 30
ヨガを始める前に …… 32

ポーズ名索引 …… 249

1月 代謝アップでお正月太りに悩まない

1週目 キャット・アンド・カウ　34
背中をしっかり伸び縮みさせてお腹まわりにぐんぐん効かす

2週目 板のポーズ　38
お腹と背中、わき腹に正しくアプローチ。意外と簡単にできるプランク!

3週目 三角のポーズ　42
お腹で上半身をビシッと締めて全身シェイプアップ

4週目 ひざを曲げた舟のポーズ　46
腹筋と背筋にフォーカスしてメラメラ脂肪を燃やす

Column 代謝を上げるスパイスティーを　50

2月 免疫力を上げて寒さに負けない

1週目 脚を壁に上げるポーズ　52
脚を高く上げて重力を利用して血液の循環を促す

2週目 ひざを曲げた鋤のポーズ　56
お尻を高く上げてむくみや疲れを解消

3週目 ウサギのポーズ　60
頭頂部のツボを気持ちよく刺激してリフレッシュ!

4週目 ダウンドッグ　64
頭を下げて、腰を引き上げる全身運動で寒さに負けない体作り

Column 舌磨きで口の中から免疫力を上げる　68

3月 忙しさにざわつく心を穏やかにする

1週目 肩回し 70
肩を回し
胸を開いて心を解放

2週目 座位のワシのポーズ 74
肩甲骨を開いて
背中や肩を柔らかくする

3週目 針の糸通しのポーズ 78
体の重さを利用して
肩甲骨をしっかり広げる

4週目 牛面のポーズ 82
背中で手を結んで
肩とわき腹の筋肉をストレッチ

Column 不安や緊張を取り払う呼吸法 86

4月 天候の変化で乱れた自律神経を整える

1週目 わきを伸ばすポーズ 88
力を抜いて、体の重さで
わきも胸ものびのび

2週目 橋のポーズ 92
体の前面をゆうゆうと伸ばして
気持ちを晴れやかに

3週目 こぶしを作った猫の伸びのポーズ 96
右へ左へゴロンゴロン。
深い呼吸を手に入れる

4週目 ラクダのポーズ 100
上を向いて
ネガティブな気持ちを一掃する

Column 気象病にも有効！ 1分間の耳マッサージ 104

5月 夏に備えて ゆるんだ体を引き締める

1週目 がっせき前屁のポーズ 股関節まわりをほぐして 血流&基礎代謝アップ……106
2週目 針の穴のポーズ お尻ともも裏がしっかり伸びて イタ気持ちいい！……110
3週目 チェアポーズ 股関節の向きを整えて きれいなレッグラインを作る……114
4週目 英雄のポーズ2 脚を前後に大きく開き 下半身とわきを引き締める……118
Column スパイスのパワーでやる気をアップ！……122

6月 梅雨時の 憂鬱な気分を晴らす

1週目 ベイビーコブラのポーズ 胸をそらせたヘビのポーズで リフレッシュ！……124
2週目 立ちで体側を伸ばすポーズ 硬くなったわきを開いて 重苦しい気分を解消……128
3週目 三日月のポーズ 胸を上向きにして 気分も一緒に引き上げる……132
4週目 ハイランジ 体幹を使って バランスをとりながら全身を伸ばす……136
Column ガルシャナでマッサージして体も心も軽やかに！……140

7月

夏を楽しむための暑さに備える体作り

1週目 かんぬきのポーズ……142
背中とわきを伸ばして代謝をアップ。汗をかける体に

2週目 体側を伸ばすポーズ……146
上半身と下半身を力強く使って基礎代謝を上げる

3週目 バッタのポーズ……150
背中を縮ませて胸と脚を上げる。体幹を鍛えて立ち姿美人に

4週目 ワシのポーズ……154
アクロバティックなポーズで肩甲骨を最大に開く

Column 肌荒れを身近な食材でケアする……158

8月

猛暑でバテぎみの体をいたわる

1週目 チャイルドポーズ……160
体をいたわりストレスと不調を手放そう

2週目 ガス抜きのポーズ……164
あおむけで体を丸めてリラックス。適度な刺激で腸を活性化

3週目 ねじりのポーズ……168
背骨とわき腹をねじって腸のぜん動運動を促す

4週目 半分の鳩のポーズ……172
体幹を鍛え内臓を正常な位置へ

Column 冷たいスープで体の中からクールダウン……176

9月 アクティブな夏から落ちつきを取り戻す

1週目 カエルの足のポーズ 178
骨盤を開いて
血流の滞りとむくみを解消

2週目 あおむけのがっせきのポーズ 182
脚の重みで股関節を開く。
肩や背中の骨格矯正にも効果あり

3週目 ハッピーベイビーのポーズ 186
脚を持ち上げて股関節を開く。
安らかな眠りのために

4週目 木のポーズ 190
不安定なポーズに集中し
体と心のバランスを整える

Column 旬の果物で熱を排出 194

10月 体を動かして移ろう心を晴れやかに

1週目 花輪のポーズ 196
胸と股関節を開き
ふさぎがちな気持ちをアップ！

2週目 テーブルトップのポーズ 200
全身の筋肉を総動員しておこなう
筋トレ系ポーズ

3週目 英雄のポーズ3 204
集中力と体幹を使って
片脚立ちT字ポーズ

4週目 半月のポーズ 208
片方の脚と手で体を支え
バランス感覚と集中力アップ！

Column 不安定な心を前向きにするオイルマッサージ 212

11月

冷える体を温める

1週目 スリーピングスワンのポーズ 214
お尻を回してリラックス。脚の付け根をほぐして全身ぽっかぽか

2週目 ローランジ 218
骨盤の位置を整えて基礎代謝を上げていく

3週目 トカゲのポーズ 222
股関節を最大限まで開いて下半身への血流アップ！

4週目 半分の猿王のポーズ 226
ふくらはぎやもも裏を伸ばし冷えやむくみを解消

Column 白湯を毎日の習慣に 230

12月

慌ただしさに疲れた体を整える

1週目 片脚ワニのポーズ 232
横になったまま背骨をツイスト。適度な伸びが気持ちいい！

2週目 魚のポーズ 236
胸と背中をそらせて呼吸を深め心身に深い休息を

3週目 頭をひざにつけるポーズ 240
全身のコリを解消して明日の活力を養おう

4週目 屍のポーズ 244
体の力を抜いて姿勢をニュートラル。心をクリアに

Column 香りは一瞬でマインドを変える魔法 248

プロローグ

Prologue

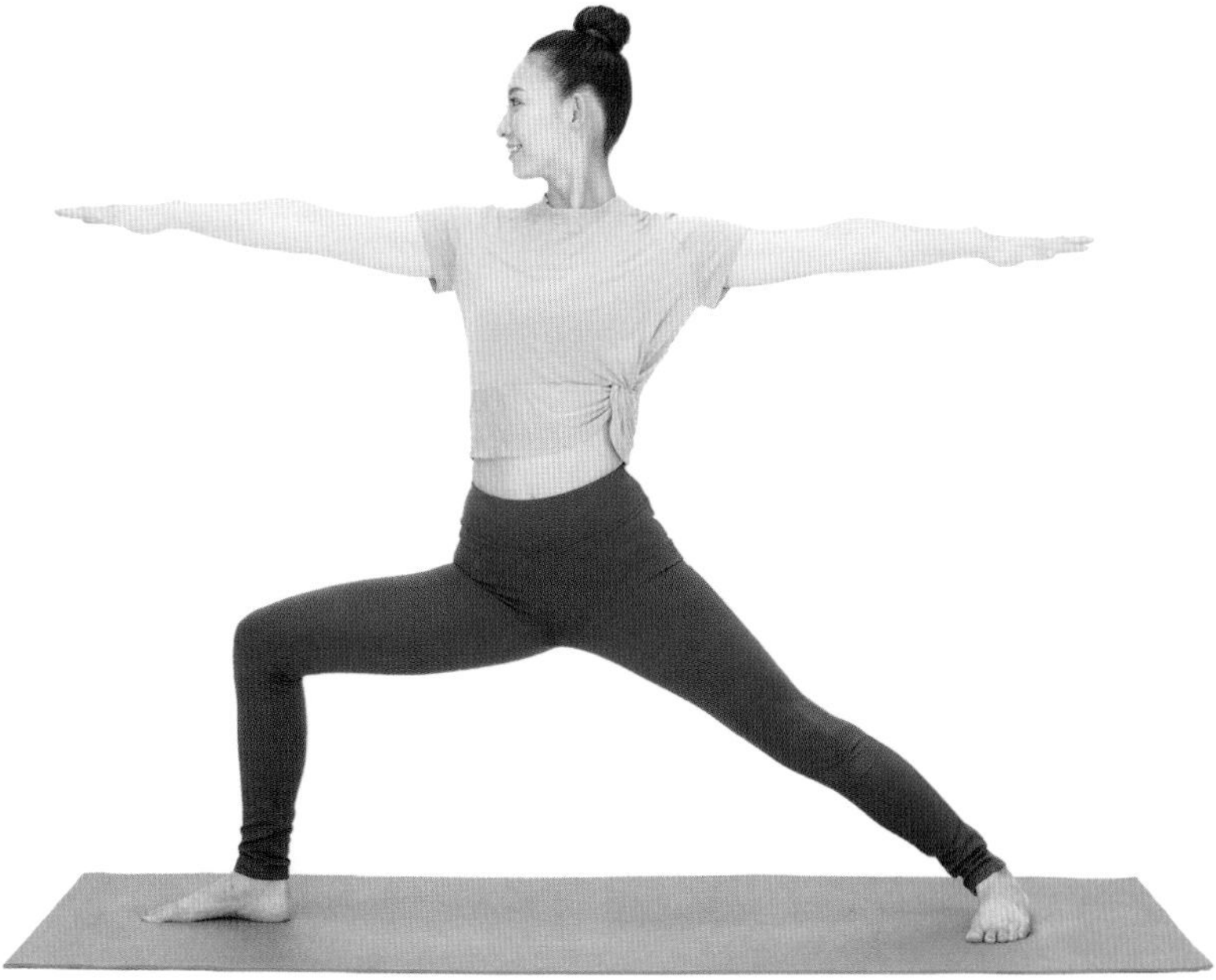

ヨガで不快感や悩みを解消。体が硬い人でも大丈夫！

ヨガは、呼吸しやすい体を作り、心身ともに健康に生きるための知恵です。

「体が硬いんですが、ヨガは体が柔らかくないとできないですよね？」

ヨガの初心者さんからはよく、こう尋ねられます。

でも私は、体が硬い方にこそ、ヨガをやってみてほしいと思っています。

体が硬いということは、筋肉がうまく伸縮していなかったり、関節の動きが悪かったりすることが大きな原因です。そのせいで、血液やリンパ液の流れが悪くなると、脚がむくんだり、肩がこったりと、さまざまな不快な症状が表れてきます。

そんな不調だけでなく、お腹がぽっこり出てきてしまったり、お尻がたれてきたり、顔が大きくなってしまったり、といったボディラインやフェイスラインの崩れの一因にもなります。

こうしたお悩みは、ヨガで体を伸ばしたり縮めたりして筋肉や関節をたくさん動かし、体を整えていくことで、徐々に解消され、さらに**体が整うことで呼吸も深くなり、思考にもよい影響をもたらします。**

難しいポーズがうまくできなくても大丈夫です。

簡単にできて同様の効果を望める「軽減ポーズ」(バリエーションポーズ)もたくさんあります。**難しいポーズができることより大事なのは、気持ちよさを感じながら毎日続けていくことです。**

ヨガにはシンプルなものから難しいものまで、さまざまなポーズがあり、ふだんの生活ではなかなか使われず固まりがちな全身の筋肉を動かし、関節の可動域を広げます。

筋肉を伸縮させると、血管が押されたりゆるんだりして、ポンプ機能が上がります。血流がよくなるので冷えやむくみが改善されたり、基礎代謝も上がることで消費カロリーも増え、脂肪が燃えやすい体になります。

「ヨガはゆっくりとした動きなので、ダイエットには効果がない」と思っている方もいますが、呼吸をしながらポーズをとると有酸素運動効果もあり、やせやすくなり、引き締め効果もあるのです。

ほかにも、体温が上がることで免疫力が強化され、病気になりにくい体になります。もちろん、血液にのって栄養や酸素が全身にたっぷり運ばれるので、新陳代謝も促され、お肌や髪の色つやがよくなる若返り効果も期待できます。

私のヨガのコンセプトは「自分を好きになろう」

ヨガを続けていると、自分の体はもちろん、心の状態も見つめることができるようになります。

「前屈ができないなあ」というときに、「背中やもも裏が硬いのかな?」なんて思うだけでなく、「今日はなんだか気持ちが晴れないな」「何かストレスになる出来事があったかな?」と心の不調にも目を向けられるようになります。

「はじめに」でも少し触れましたが、私は「一体幸せとは何なのか」と考え始めた銀行員時代から、少しずつヨガを深く学んでいくことで、「幸せは他者との比較ではなく、自分の中にあるもの」であり、自分に足りていなかったのは「自分自身を愛すること」だということにやっと気づくことができたのです。

私は学生時代、今よりも10キロ以上太っていたこともあり、自分のことが大嫌いでした。常に他人との比較の中で生きていて、満たされることがまったくなかったのです。

ただ意外にも、こんな気持ちを抱いているのは実は私だけでなく、同世代の女性や、見た目にコンプレックスを持っている女性の多くが同じような気持ちを持っていることを知り、ヨガスタジオを設立するときに、「自分を好きになろう」をコンセプトにしようと思いました。そして、ボディメイクに特化した「美筋ヨガ」をスタートさせたのです。

「美筋ヨガ」とは、女性らしいしなやかなボディを作るために、「筋膜リリースでほぐし」「ヨガで伸ばす」「筋トレで鍛える」という3つを組み合わせたメソッドです。このメソッドをスタジオ（現在は完全オンライン）、YouTube「美筋ヨガチャンネル」、インスタグラムで紹介しています。

日々、フォロワーの方々から、

「容姿が変わったことで自分に自信が持てるようになり、少しずつ自分のことが好きになれてきました」

などという嬉しい声を多数いただいています。

自分の体を好きになるのは、「自分を好きになる」第一歩です。

フォロワーさんや生徒さんから喜びの声を聞くたびに、私もとても嬉しく思い、がんばる元気と勇気をいただいています。

ヨガが呼吸を大切にしているわけ

ヨガのポーズには、ストレッチでおこなう動きもけっこうあります。

でも、ヨガがストレッチと違うのは、呼吸を大切にしていることです。

この呼吸こそ、実は私たちの心と体をコントロールしていると言っても過言ではありません。

たとえば、忙しかったり、緊張したり、悩んでいたりすると、体が縮こまって呼吸が浅くなります。それにより酸素が足りなくなると、疲れやすくなったり、冷静な判断ができなくなったり、怒りっぽくなったりします。そんなとき人はよく、「深呼吸して」と言いますが、これは呼吸をすることで新鮮な酸素を取り入れ、落ちつきを取り戻そうとするからです。

反対に、好きなことをしていたり、楽しくて笑っていたりすると、呼吸はゆったり深く、体はリラックスしています。血液のめぐりもよく、疲れや悩みなどのストレスを手放すことができ、寝つきもよくなります。体温が上がって内臓もしっかり働き、消化も促されます。

このように呼吸は、心と体の健康とは切っても切れないものなのです。

ヨガのポーズで、体を伸ばしたり、曲げたり、ねじったりすることは、呼吸を深めることにつながっています。特に、胸を大きく広げたり、背骨や肩甲骨《けんこうこつ》を動かしたりすることで、呼吸をつかさどる横隔膜《おうかくまく》やその周辺の筋肉がしっかり働くようになります。

ポーズをとりながら呼吸することで、酸素が体に取り入れられ、血流がよくなって温まるので、体がリラックスし、動かしやすくなります。呼吸を繰り返すことで、体の機能をコントロールする自律神経のうち、リラックスをつかさどる副交感神経が優位になります。副交感神経は免疫機能の活動も担っているので、病気になりにくい体作りを応援してくれるというわけです。

ポーズをとりながら、ぜひ呼吸を意識してみてください。

深くゆったりした呼吸に慣れてくると、いつでもどんな場所でも、すぐにリラックスのスイッチを入れられるようになります。

ヨガの呼吸

ヨガの呼吸は、鼻から吸って鼻から吐くのが基本です。

難しいポーズに挑戦していると、呼吸が浅くなったり、止まってしまったりすることがありますが、意識してゆったりした呼吸に戻しましょう。

呼吸には、お腹をふくらませておこなう腹式呼吸と、ろっ骨を広げるようにおこなう胸式呼吸がありますが、ポーズによってしやすい呼吸法でＯＫです。

腹式呼吸は副交感神経を活発化させて心身をリラックスさせる効果が高く、胸式呼吸は交感神経を活性化させるので集中力を高める特徴があります。

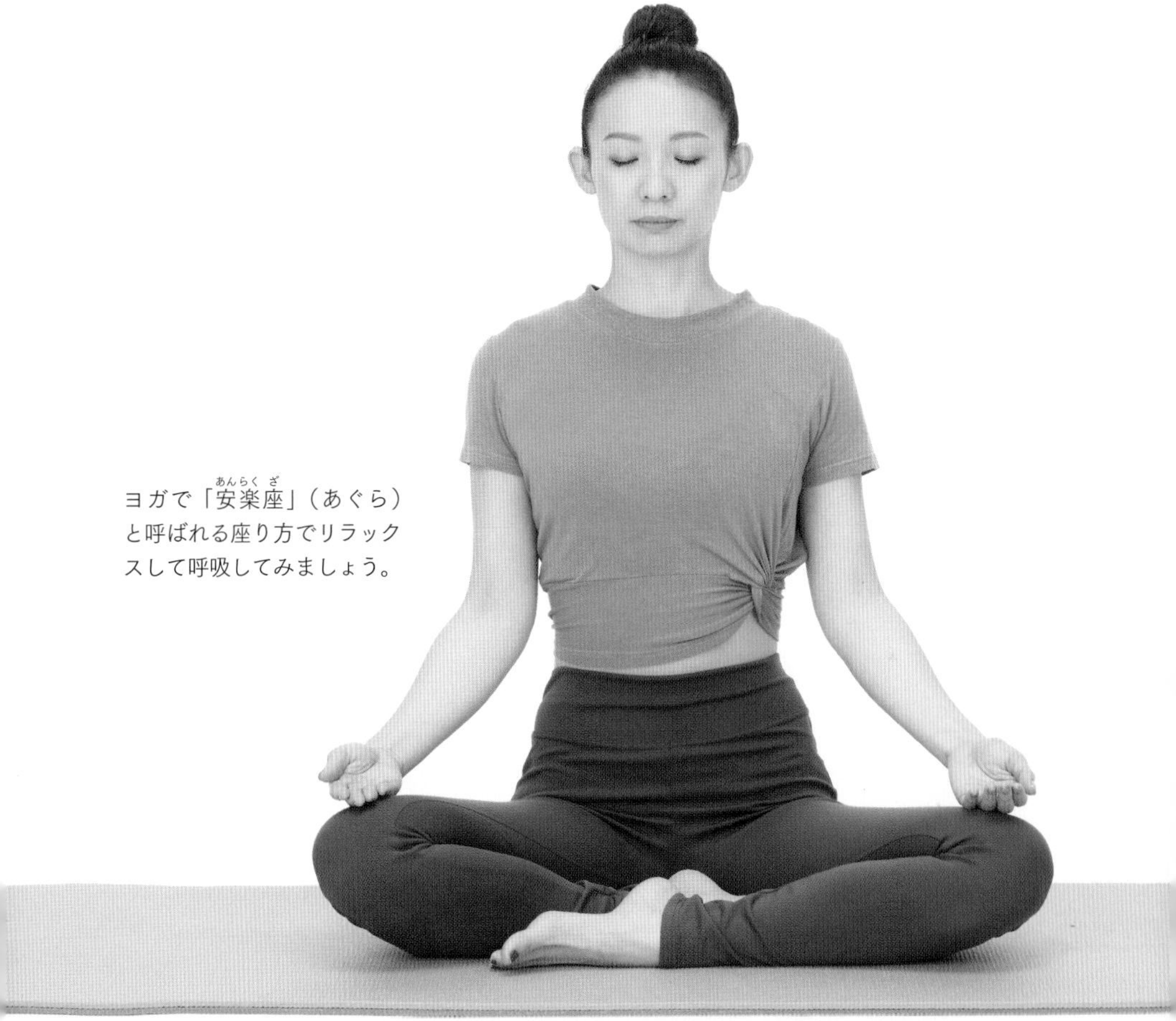

ヨガで「安楽座《あんらくざ》」（あぐら）と呼ばれる座り方でリラックスして呼吸してみましょう。

体を知ろう！

この本によく出てくる体の骨や筋肉

体の柱として人の運動能力を支える骨格

私たちの体は、おおよそ206個の骨が関節と結びついて作られた骨格で支えられ、しなやかに動くことができます。骨盤《こつばん》や肩甲骨、坐骨《ざこつ》（お尻の2つの骨）など、この本でよく登場する部位がどのあたりにあるのか押さえておくと、正しいポーズをとるのに役に立ちます。

骨格は日々の生活のクセや外からの衝撃などから、ゆがんだり、ずれたりすることがあり、不調を引き起こします。ヨガの胸を開く

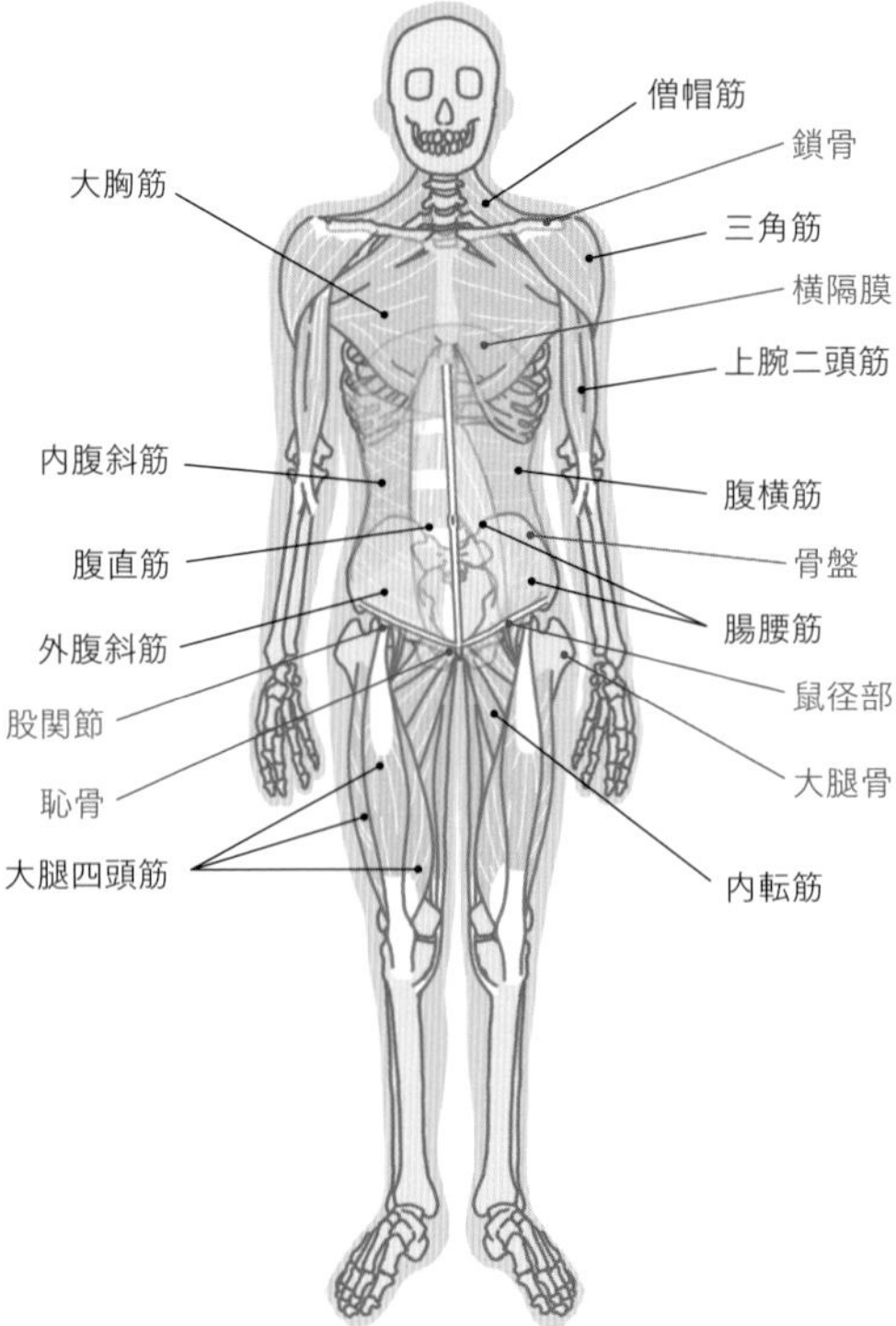

僧帽筋
鎖骨
大胸筋
三角筋
横隔膜
上腕二頭筋
内腹斜筋
腹横筋
腹直筋
骨盤
腸腰筋
外腹斜筋
鼠径部
股関節
大腿骨
恥骨
大腿四頭筋
内転筋

動きや、骨盤を正面に向ける運動などは、長時間のデスクワークなどで背中が丸まって肩が前に出る巻き肩や、腰痛を引き起こしやすい骨盤のゆがみを整えていきます。

骨にくっついて伸縮して体を動かす筋肉

体中に通常大小合わせておよそ600の筋肉があり、骨にくっついて伸縮し、体を自由に動かします。筋肉を動かすと、周辺にある血管が刺激されて血流がアップし、体が温まります。食べたエネルギーを消費する代謝もアップして、太りにくくなるという効果もあります。特にお尻（大臀筋《だいでんきん》）やもも裏（ハムストリングス）、腹筋《ふっきん》、胸筋《きょうきん》、背筋《はいきん》といった大きな筋肉を動かすと、エネルギー消費が加速され、効率よくシェイプアップできるという利点もあります。

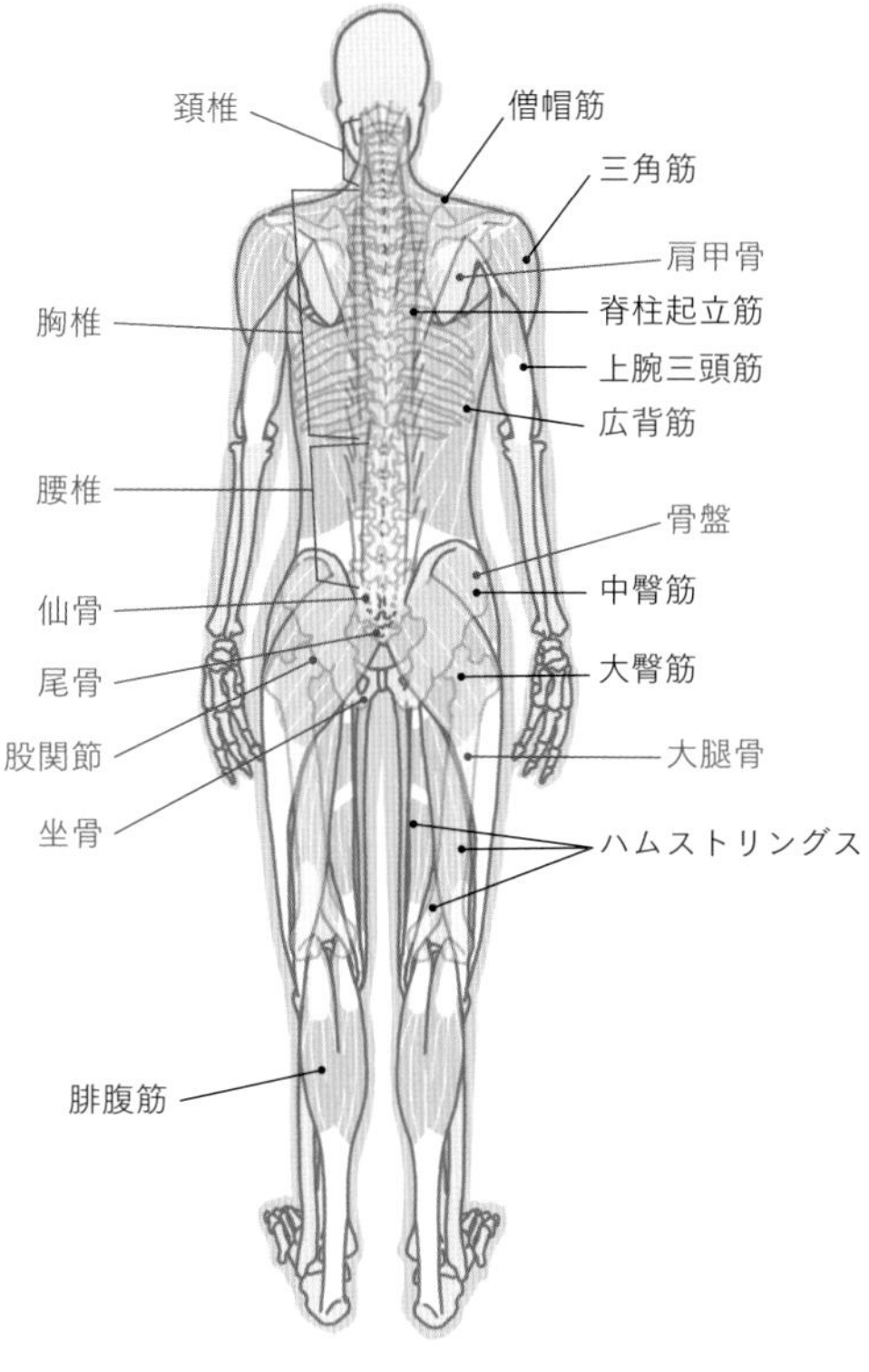
頚椎
僧帽筋
三角筋
肩甲骨
胸椎
脊柱起立筋
上腕三頭筋
広背筋
腰椎
骨盤
中臀筋
仙骨
尾骨
大臀筋
股関節
大腿骨
坐骨
ハムストリングス
腓腹筋

体を整えよう！

ヨガで手に入れるきれいな姿勢

理想のボディラインは、よい立ち方から

立位《りつい》（まっすぐに立った姿勢）はすべてのポーズの基本です。この姿勢をいつでもとれるようにすることで、見た目も美しく、体もシェイプアップされていきます。

お腹を凹ませ、軽く腰をそるようにし、お尻の穴をちょっとだけ締めるようにします。そのまま、お腹を引き上げる意識で背筋を伸ばし、肩を前から後ろに回して力を抜いて下ろしましょう。あとは、あごを軽く引けば完成です。

耳と同じライン上に肩がある状態がベスト。

長くキープするのは大変ですが、ふだんから意識していると、余計な力が入らない分、ボディラインはきれいになっていきます。

ももやふくらはぎの張りが改善したり、内臓が引き上がることでぽっこりお腹が改善し、くびれができてきます。

また、肩の位置が整えば、二の腕が細くなったり、顔が小さくなったりする効果もあります。

立ち姿を美しく！

①

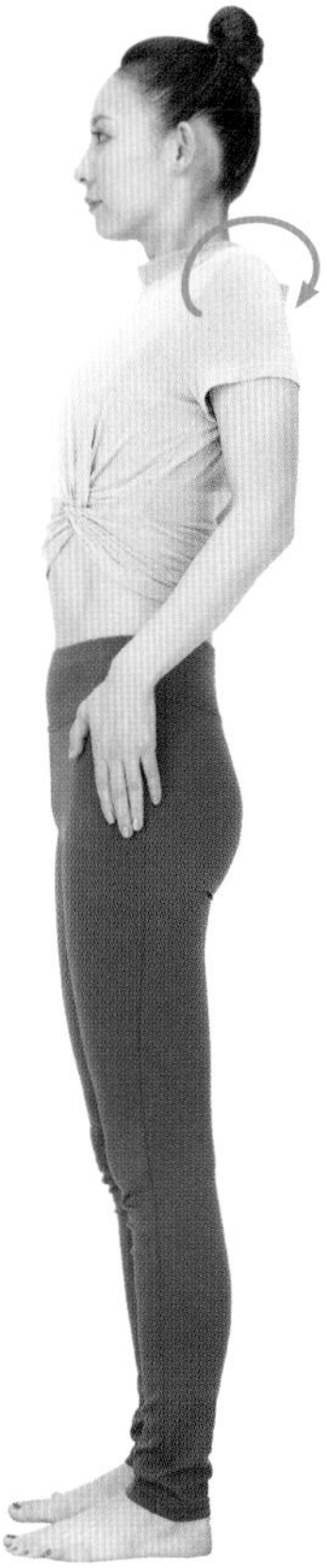

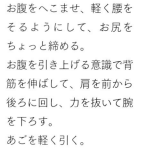

②

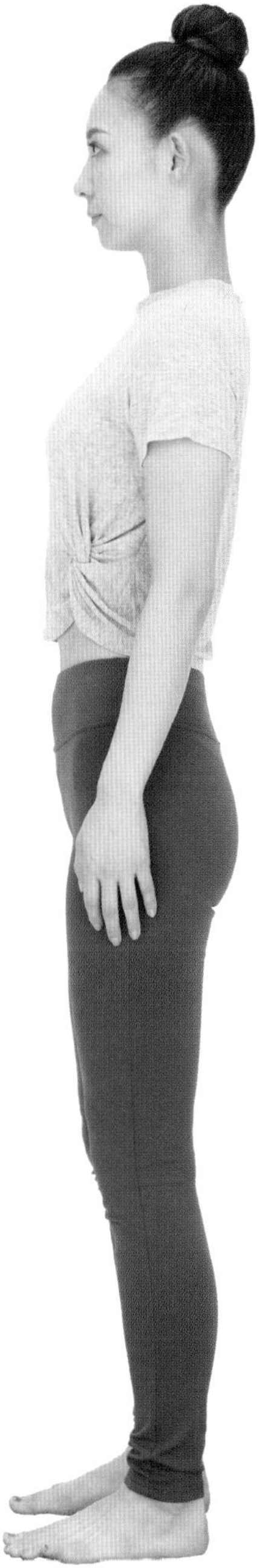

お腹をへこませ、軽く腰をそるようにして、お尻をちょっと締める。
お腹を引き上げる意識で背筋を伸ばして、肩を前から後ろに回し、力を抜いて腕を下ろす。
あごを軽く引く。

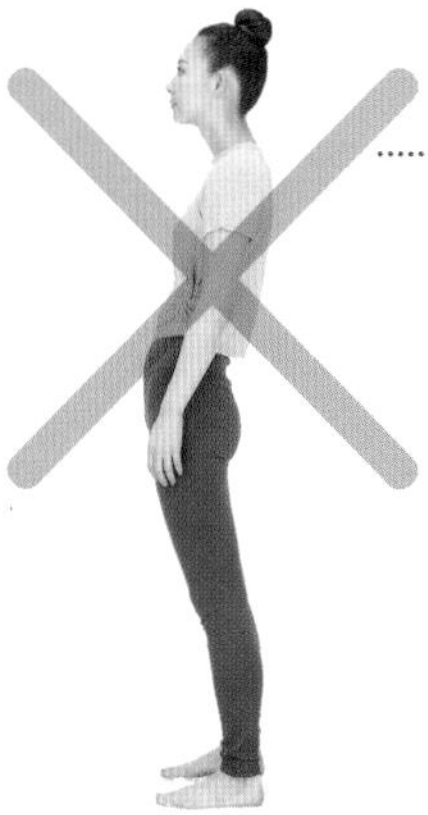

NG

よくあるNG姿勢は、関節に頼った立ち方。ひざがぴーんとキツく伸びた状態だと、お尻やお腹の力がゆるんで骨盤が前方へ傾き、背中が丸まって顔が肩よりも前に出てしまいます。立った状態でスマホを見ているとき、この姿勢になっている方が多いです。いつもこの姿勢でいると、お尻の筋肉が垂れやすく、脚が太くなり、下腹が出て、背中に肉がついて二の腕が太くなります。さらに、巻き肩になるので、肩が上がって首が短くなり、顔が大きくなります。

気づいたら座り姿勢をリセットして、スタイルアップ

パソコン操作や文字を書いていると、背中が丸まりがちです。

それがクセになると、バストが落ちてお腹に肉がつき、巻き肩になって顔が大きくなります。

理想の座り姿勢は、お尻の骨で椅子の座面を押して、肩が下がり、あごが軽く引けている状態です。

でも、良い姿勢を作ろうとすると、腰を必要以上にそらせてしまい、痛めてしまう場合もあります。

私のオススメは、次のような姿勢のリセット法です。これで誰でも完ぺきな姿勢がとれます。

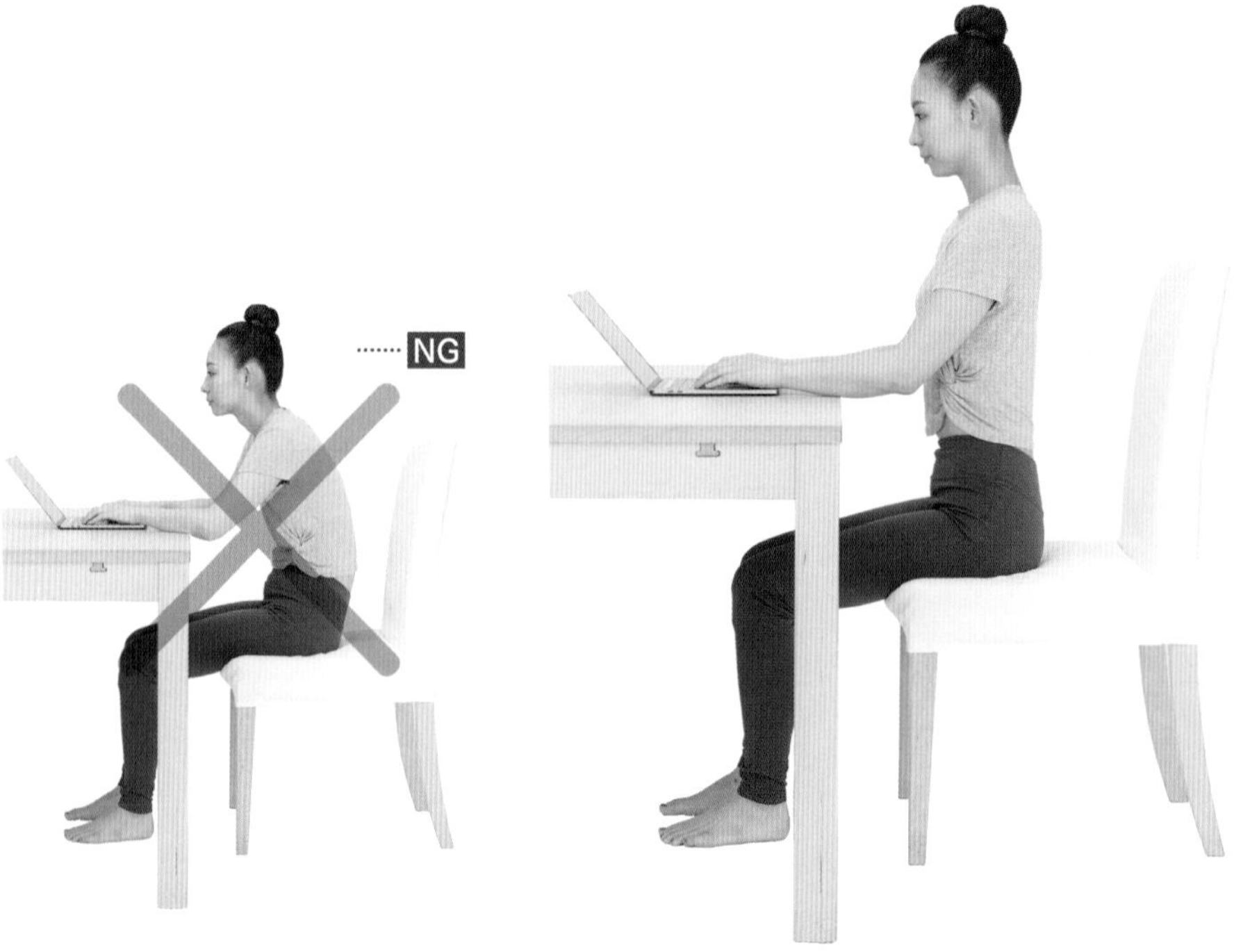

座り姿勢のリセット法

①

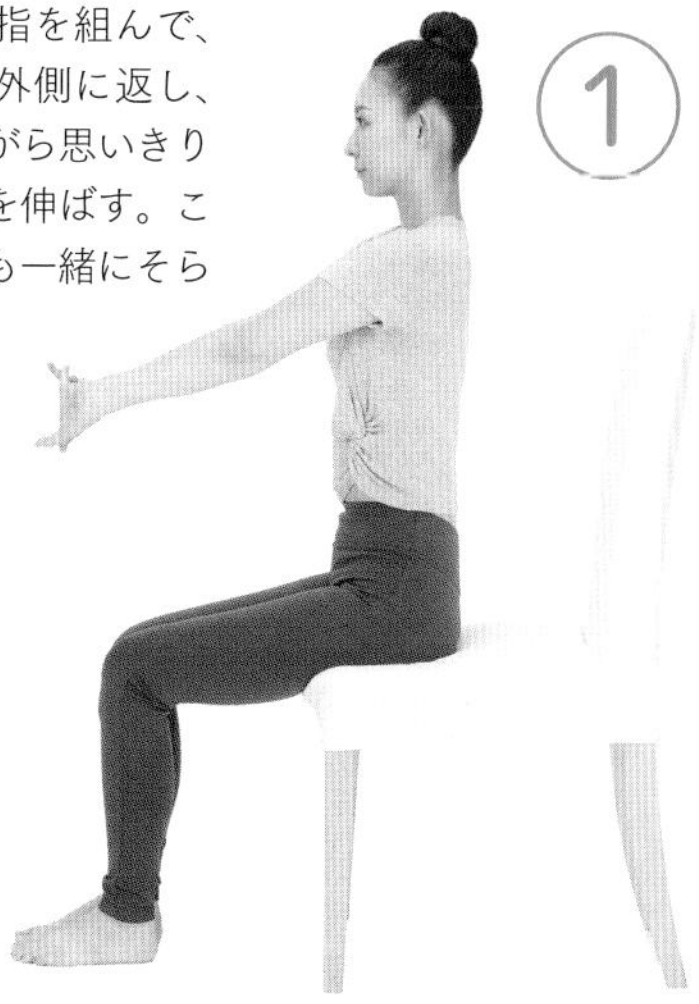

座ったまま指を組んで、手のひらを外側に返し、息を吸いながら思いきり頭の上に腕を伸ばす。このとき、腰も一緒にそらせてOK。

②

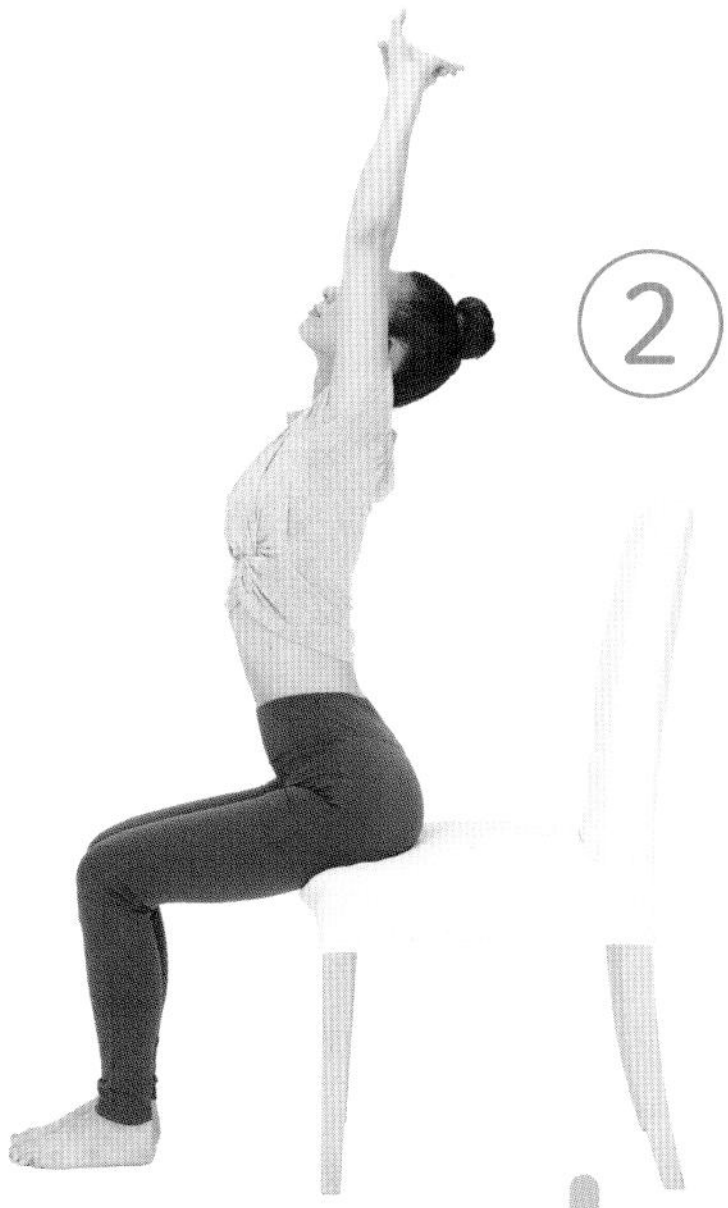

③

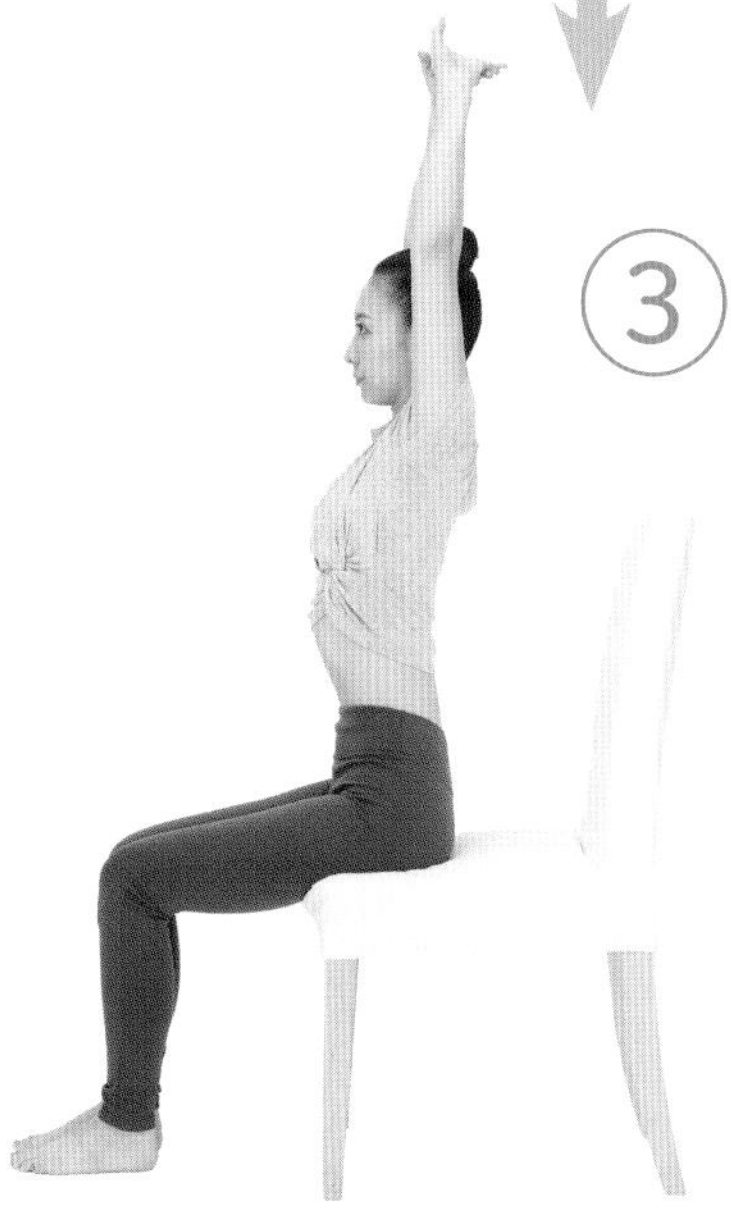

このまま顔だけを正面に向けて、腰を少し丸めてお尻の骨を座面につけ、両手を横から下ろす。

④

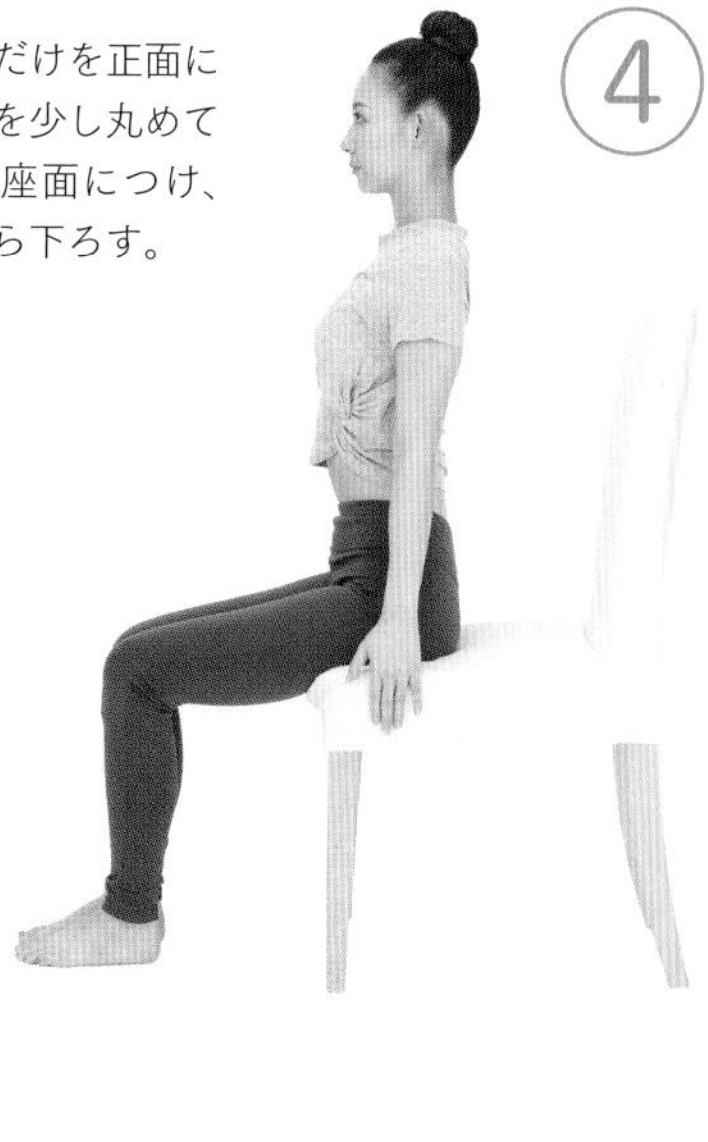

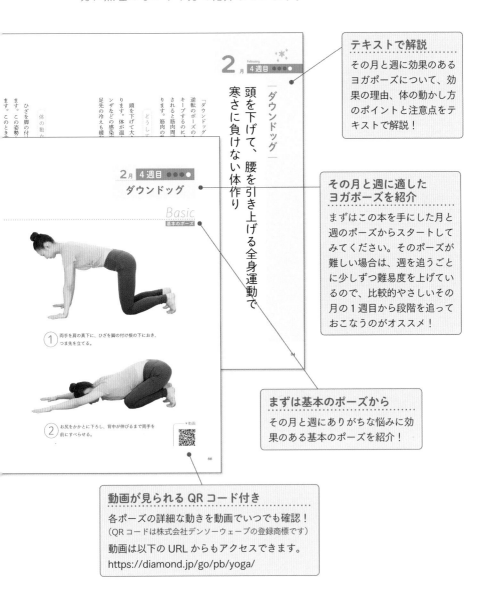

この本の使い方

ヨガにはいくつもの流派があり、ポーズややり方もさまざまありますが、本書では初心者でも取り組みやすいポーズを厳選し、できるだけ多くの方に無理のないやり方で紹介しています。

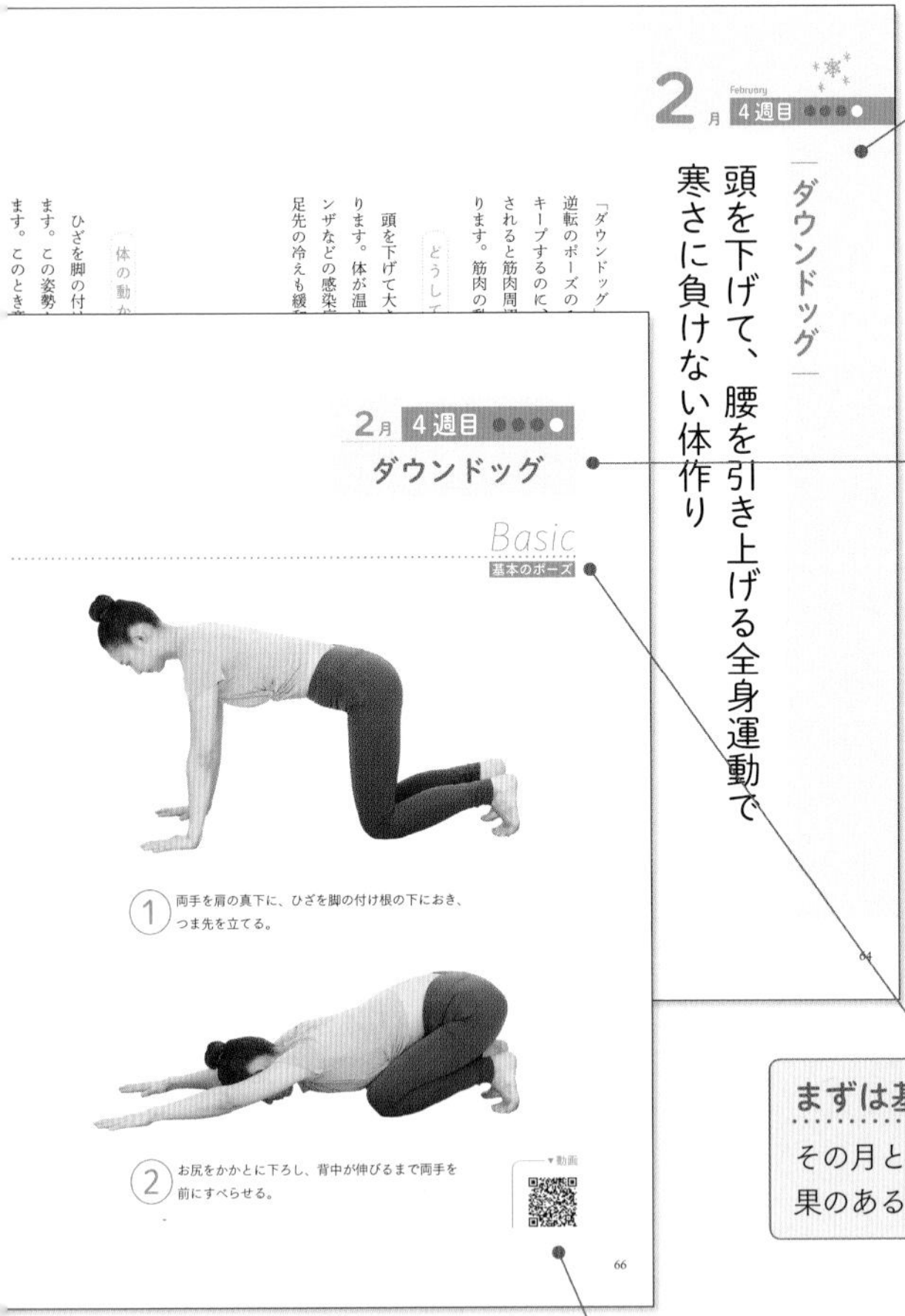
2月 February 4週目
ダウンドッグ
頭を下げて、腰を引き上げる全身運動で寒さに負けない体作り
2月 4週目
ダウンドッグ
Basic
基本のポーズ
① 両手を肩の真下に、ひざを脚の付け根の下におき、つま先を立てる。
② お尻をかかとに下ろし、背中が伸びるまで両手を前にすべらせる。
動画
66
64

テキストで解説

その月と週に効果のあるヨガポーズについて、効果の理由、体の動かし方のポイントと注意点をテキストで解説！

その月と週に適したヨガポーズを紹介

まずはこの本を手にした月と週のポーズからスタートしてみてください。そのポーズが難しい場合は、週を追うごとに少しずつ難易度を上げているので、比較的やさしいその月の1週目から段階を追っておこなうのがオススメ！

まずは基本のポーズから

その月と週にありがちな悩みに効果のある基本のポーズを紹介！

動画が見られる QR コード付き

各ポーズの詳細な動きを動画でいつでも確認！
（QR コードは株式会社デンソーウェーブの登録商標です）
動画は以下の URL からもアクセスできます。
https://diamond.jp/go/pb/yoga/

レベルに合ったバリエーションを紹介

基本のポーズが難しいという場合は、
「Easy 軽減ポーズ」
基本のポーズが簡単にできる場合は、
「Advanced 発展形」にトライ！

アーユルヴェーダにまつわるコラムを紹介

アーユルヴェーダに基づいた、その月のヨガの効果をさらに高める手法を紹介！

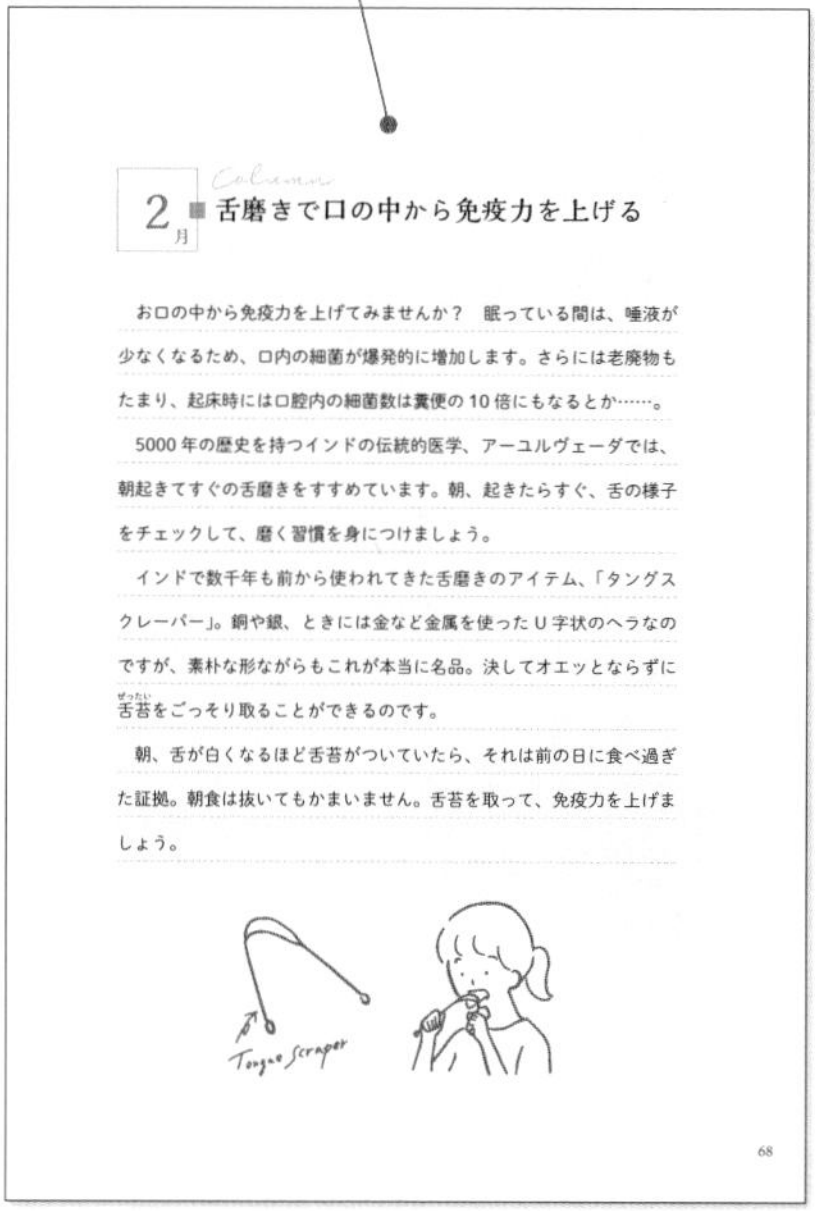

Column

2月 舌磨きで口の中から免疫力を上げる

お口の中から免疫力を上げてみませんか？　眠っている間は、唾液が少なくなるため、口内の細菌が爆発的に増加します。さらには老廃物もたまり、起床時には口腔内の細菌数は糞便の10倍にもなるとか……。

5000年の歴史を持つインドの伝統的医学、アーユルヴェーダでは、朝起きてすぐの舌磨きをすすめています。朝、起きたらすぐ、舌の様子をチェックして、磨く習慣を身につけましょう。

インドで数千年も前から使われてきた舌磨きのアイテム、「タングスクレーパー」。銅や銀、ときには金など金属を使ったU字状のヘラなのですが、素朴な形ながらもこれが本当に名品。決してオエッとならずに舌苔《ぜったい》をごっそり取ることができるのです。

朝、舌が白くなるほど舌苔がついていたら、それは前の日に食べ過ぎた証拠。朝食は抜いてもかまいません。舌苔を取って、免疫力を上げましょう。

Tongue Scraper

68

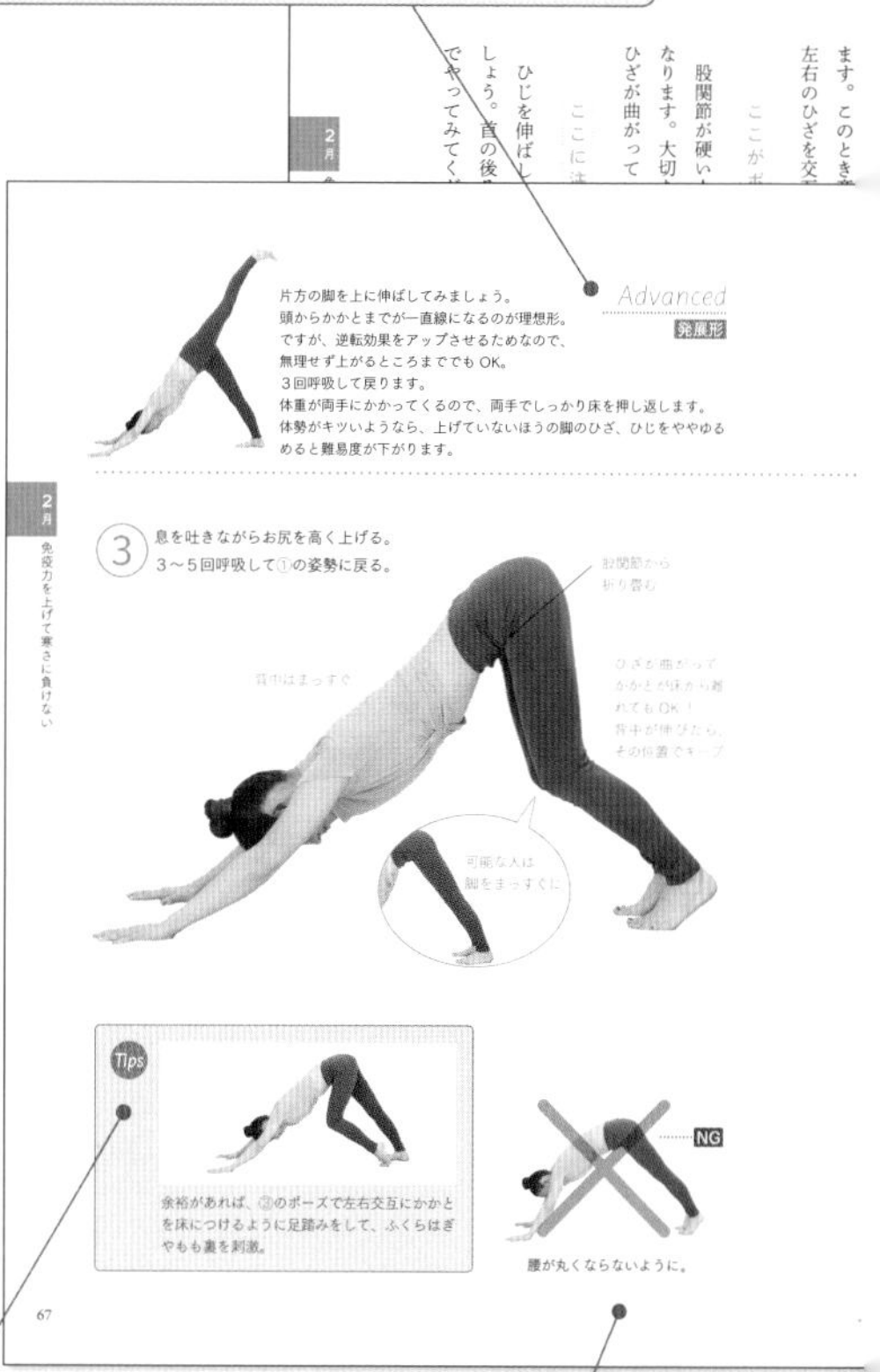

Advanced 発展形

片方の脚を上に伸ばしてみましょう。
頭からかかとまでが一直線になるのが理想形。
ですが、逆転効果をアップさせるためなので、
無理せず上がるところまででもOK。
３回呼吸して戻ります。
体重が両手にかかってくるので、両手でしっかり床を押し返します。
体勢がキツいようなら、上げていないほうの脚のひざ、ひじをややゆるめると難易度が下がります。

2月 免疫力を上げて寒さに負けない

③ 息を吐きながらお尻を高く上げる。
3〜5回呼吸して①の姿勢に戻る。

股関節から
折り畳む
背中はまっすぐ
ひざが曲がって
かかとが床から離れてもOK！
背中が伸びたら、その位置でキープ
可能な人は
脚をまっすぐに

Tips
余裕があれば、③のポーズで左右交互にかかとを床につけるように足踏みをして、ふくらはぎやもも裏を刺激。

NG
腰が丸くならないように。

67

Tipsで補足

基本のポーズがラクにできるようになるコツをわかりやすく解説！

NGポーズも一目瞭然

陥りやすい注意点も、もらさず解説！

ヨガを始める前に

準備するもの

ヨガマット

踏み込んだり手で体を支えたりするのに、フローリングやふとん、畳の上では滑ってしまいます。しっかりポーズをとるためにも適度なクッション性のあるヨガマットを用意してください。

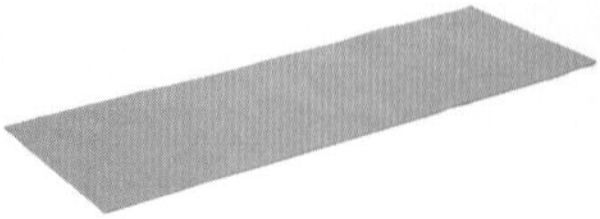

ヨガブロック

手元やお尻の下において、ポーズをとりやすくするために使います。ない場合は、クッションやペットボトル、重ねた本などでも大丈夫です。

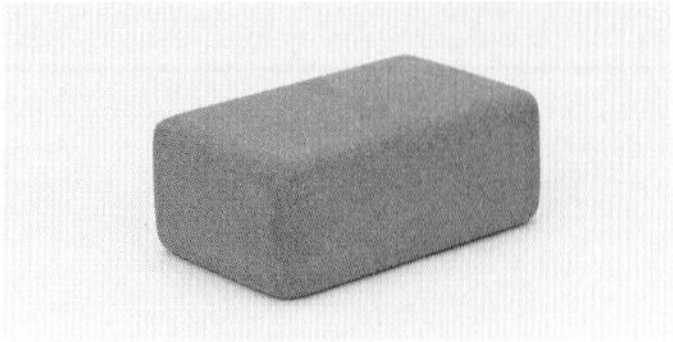

ヨガにぴったりの時間

朝起きたときや夜寝る前など好きな時間に！　筋肉を伸ばす動きも多いので、体が温まっている入浴後でもOKです。

ただし、食後は２時間程度あけてからおこないましょう。

注意！

妊娠中の方は医師に確認してからおこなってください。
生理中や高血圧の方は足を高くする逆転のポーズなどは控えましょう。
また、体に痛みがある場合も無理なポーズは避けてください。

1月

代謝アップで
お正月太りに悩まない

年が明けて気になるのはお正月太り。
でも、体を動かせば大丈夫！
お腹と背中を使うヨガのポーズで
体の柔軟性を高めていきましょう。
筋肉を動かすと、血流がよくなるだけでなく、
体が温まって、基礎代謝も上がります。
脂肪が定着しにくく、燃焼しやすい体になります。

キャット・アンド・カウ

背中をしっかり伸び縮みさせてお腹まわりにぐんぐん効かす

お正月休みは家族で過ごしたり、旅行に行ったりと、のんびりして、おいしいものを食べる機会も多いものです。なので数日もすると、「なんだかお腹まわりが気になる」「なんとなく腰まわりが重いなあ……」と感じてきたりも……。いざ、お出かけしようと思ったら、「スカートやパンツのウエストがキツい！」というのもありがちです。私のレッスンに来てくれる生徒さんも、休み明けは特に「お腹をどうにかしたい！」という方がたくさんいます。

どうしてこのポーズなの？

そういうときにオススメなのが、お腹にアプローチして、お腹まわりをスッキリさせるポーズです。お腹＝腹筋に働きかけたいとき、大事なのは何だと思いますか？　答えは「背骨の動き」です。背中が硬くて動かしにくいと、腹筋へのアプローチが難しいのです。ですから、まずは背中をしっかり動かすポーズで重くなった体を動かしていきます。

背中を丸める猫のポーズと、反対に背中をそらせて胸を開く牛のポーズ、この2つを流れよくおこなうことで、背中もお腹もほぐれ、体幹も温まり、脂肪燃焼効果が上がります。

体の動かし方

猫のポーズで体を丸めると、お腹の縦に走る筋肉をぎゅっと縮めることで、背中が伸ばされ、さらに肩甲骨が開きます。牛のポーズでは、背中をそらせて胸を開くことで、お腹や胸が伸びて、背骨が縮まります。

両方のポーズを繰り返すとき、意識してほしいのは呼吸。まずスタートのよつんばいの姿勢から軽く息を吸い、ゆっくり長く息を吐きながら背中を丸めて猫のポーズへ。続いて、ゆっくり息を吸いながら牛のポーズへと移ります。これを5回繰り返します。ゆっくり息を吸ったり吐いたりすることで深く呼吸ができるようになり、体に酸素をたっぷり取り込めるようになるので代謝もアップします。

ここに注意!

背中をそらす牛のポーズで、腰が落ちないように注意してください。腹筋に力を入れ、お尻のほっぺたをきゅっとくっつける意識でやると、うまくいきます。腰が下に落ちてそってしまうと、腰痛の原因になることもあるので気をつけてくださいね。

Advanced
発展形

腰がそりすぎると、お腹の力が抜けてしまうため、お腹をへこませて腰を守りながらおこないましょう。

1月 1週目

キャット・アンド・カウ

Basic
基本のポーズ

1 よつんばいになる。
両手を肩の真下に、ひざを脚の付け根の下におく。
両手はだいたい肩幅に開いて、ひじは自然に伸ばす。
両ひざの間はこぶし１つ半くらい（腰幅）あける。
軽く息を吸って。

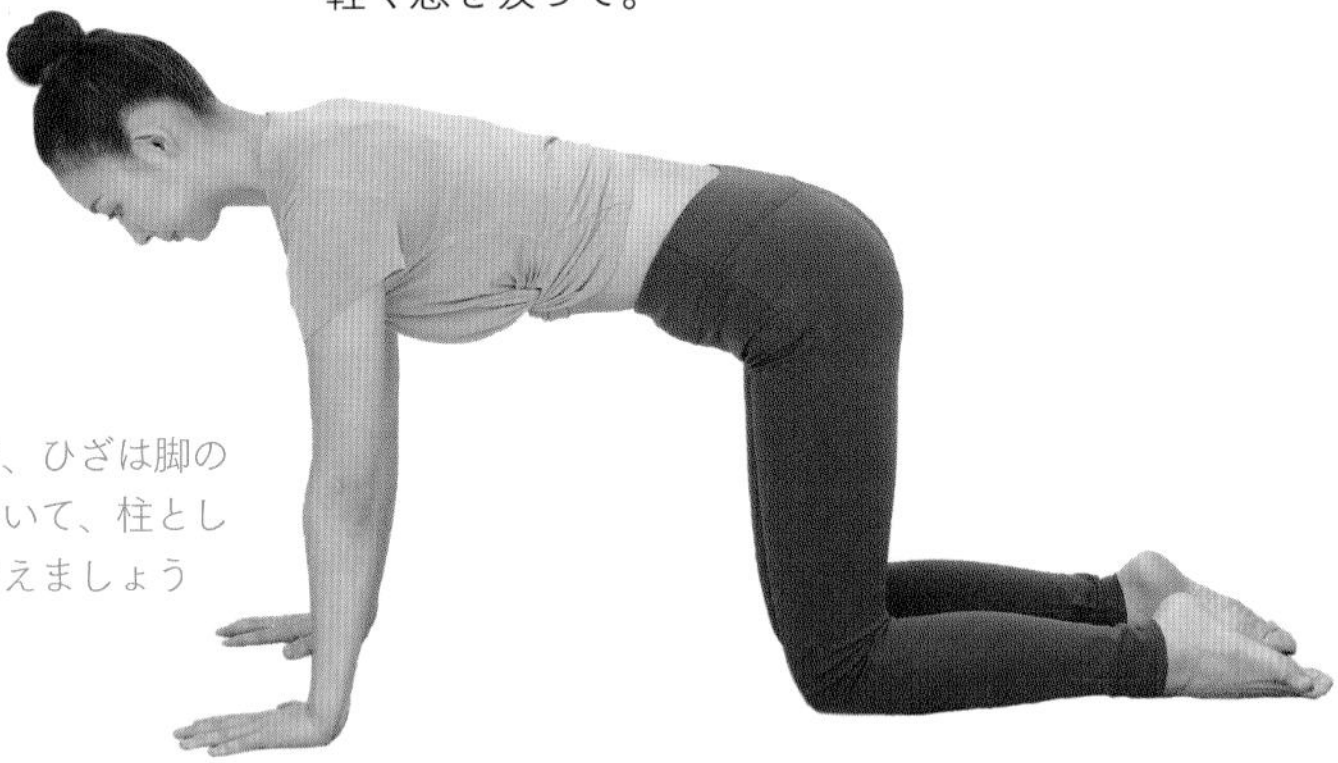

手は必ず肩の真下、ひざは脚の付け根の真下において、柱としてしっかり体を支えましょう

2 息を吐きながら、首筋からお尻まで、背中全体を丸くする。お腹の空気を抜き、おへそを背中にくっつけていくイメージで下腹に力を入れる。
腰を丸めて、お尻の骨を床へ向け、下腹部まで使って息を吐ききる。

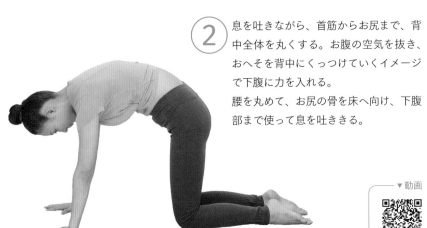

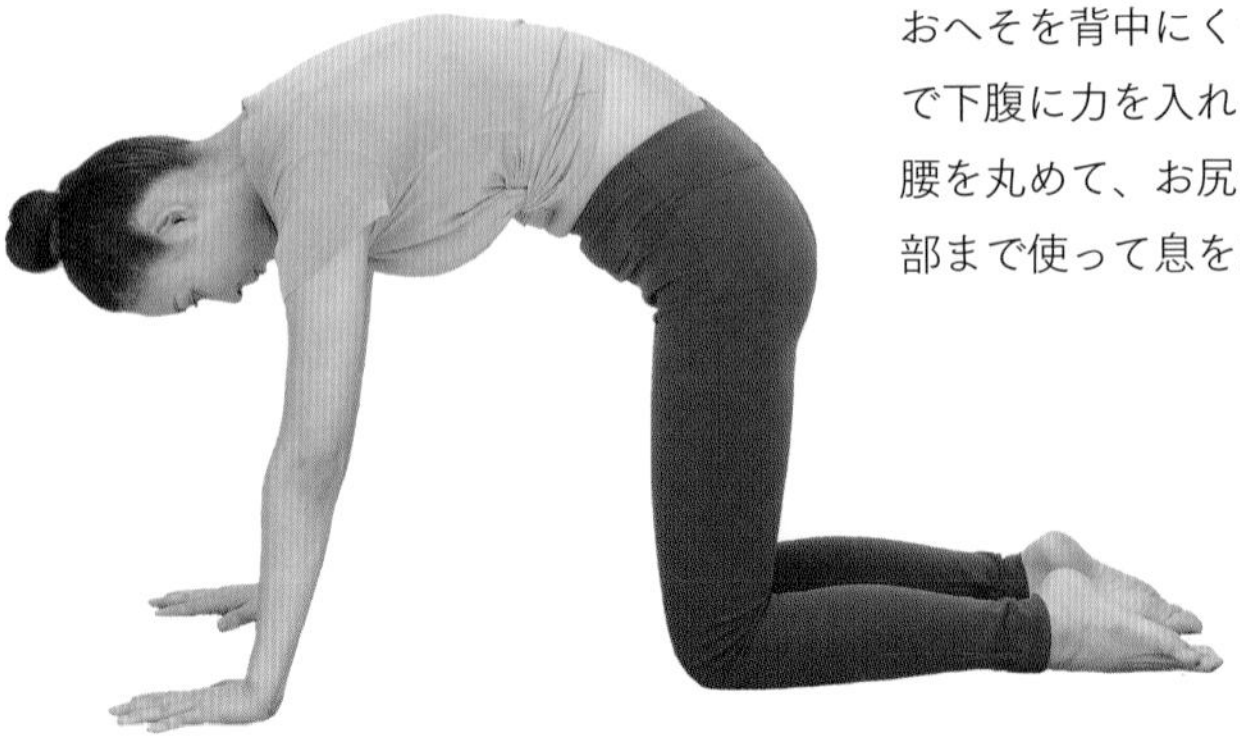

▼動画

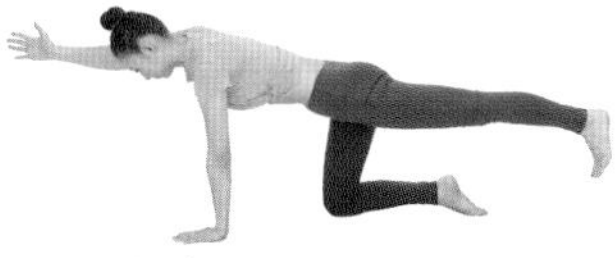

右手を前に伸ばして手のひらは内向き、左脚を後ろに伸ばしてつま先を下に向ける。

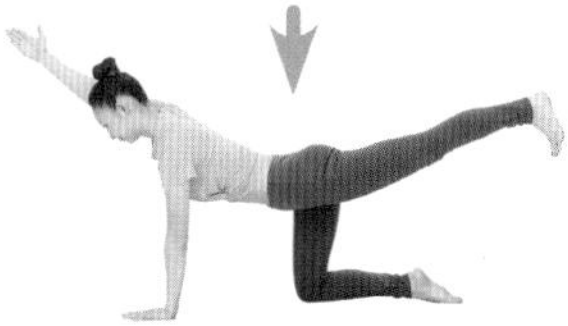

息を吐きながら、右手と左脚を上に持ち上げて背中をぎゅっと縮め、息を吸って元の姿勢に戻す。
これを５回繰り返す。反対側も同様に。

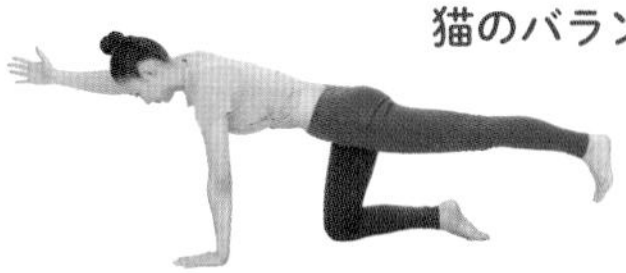

右手を前に伸ばして手のひらは内向き、左脚を後ろに伸ばして、つま先を下に向ける。

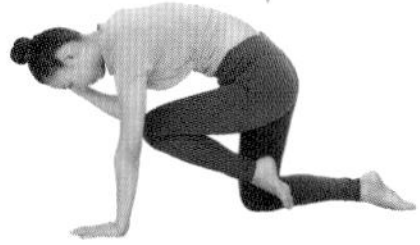

余裕のある人は、息を吐きながら背中を丸め、右ひじと左ひざを近づけて、お腹の下あたりでタッチ。息を吸いながら元の姿勢に戻す。
これを５回ほど繰り返す。反対側も同様に。

③ 息を吸いながら、亀のように首を伸ばして、胸を前に向けるイメージでお腹を伸ばす。
頭のてっぺんと、お尻で引っぱり合う意識でおこなう。
その後②に戻る。これを５回繰り返す。

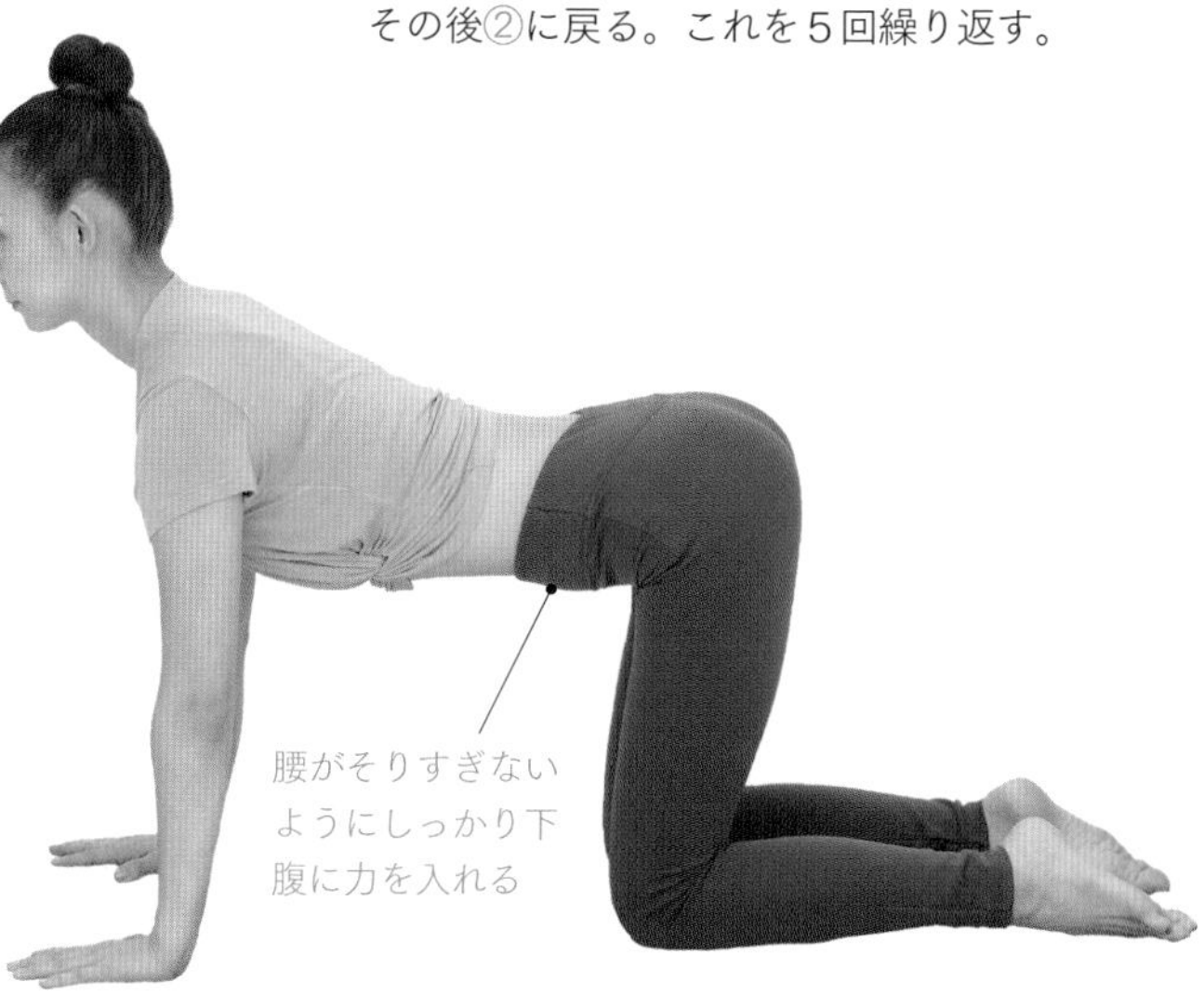
腰がそりすぎないようにしっかり下腹に力を入れる

板のポーズ

お腹と背中、わき腹に正しくアプローチ。意外と簡単にできるプランク！

2週目は、お腹全体と背中にアプローチしていきます。チャレンジするのは「板のポーズ」。体幹トレーニングの定番「プランク」としても、よく知られています。

形は、腕立て伏せのスタートのポーズをキープする、といったシンプルなもの。ヨガの基本ポーズの1つなのですが、「プランクはキツいから苦手」という声をよく耳にします。

どうしてこのポーズなの？

プランクがツラいと感じる方は、案外間違った方法でやっていることが多いです。正しい方法でやればお腹、わき腹にぎゅっと効くし、とっても簡単。しかも、お腹や背中のみならず、骨盤、ふくらはぎ、肩など全身の筋肉を働かせることができます。全身運動なので、体温が上がり脂肪燃焼効果もアップします。また深い呼吸をすることで、気持ちがリフレッシュします。特に休み明けで「なかなか気持ちがオンにならない」というときにオススメのポーズです。

体の動かし方

ひざをついた状態から、両手を肩の真下におきます。体をしっかり支える柱の土台となるので、指は目いっぱい開きましょう。両脚を後ろに引き、ひざを伸ばしてつま先を立て、かかとは後ろをけるような感覚で、腕立て伏せの形を作ります。このポーズをキープして、ゆっくり5~10回呼吸します。

ここがポイント

ポーズをキープするとき、頭頂部からかかとまでが一直線になり、板の形になっていることが大切です。頭頂部は、見えない壁を頭突きするイメージを持って、視線は斜め前に。両手はしっかりと床を押し込み、胸が落ちないようにします。首は肩の間に埋もれないように、手で床を押し、ゆるやかに伸ばしましょう。

ここに注意！

お腹がゆるんで下に落ちると、肩と腰に負担がかかって苦しくなります。腰を少し丸めて、背中におへそをくっつけるイメージを持つとやりやすくなります。あるいは、お尻のほっぺたをきゅっと締めると、骨盤が後ろに傾き、腰が安定します。そうして体が一直線になると、頭頂部とかかと、お腹と背中の4方向に重力が分散されるので、ポーズのキープがぐっとラクになります。

1月 2週目 ●●●●

板のポーズ

Easy

軽減ポーズ

ひじを伸ばして体を支えるのがキツい場合は、負荷低めでもOK。肩の真下にひじをついて、手は軽く握る。首が肩に埋もれないようにひじで床を押し、腰が落ちないように腹筋に力を入れる。視線は斜め45度に落として、ゆっくりと5〜10回呼吸する。

Basic

基本のポーズ

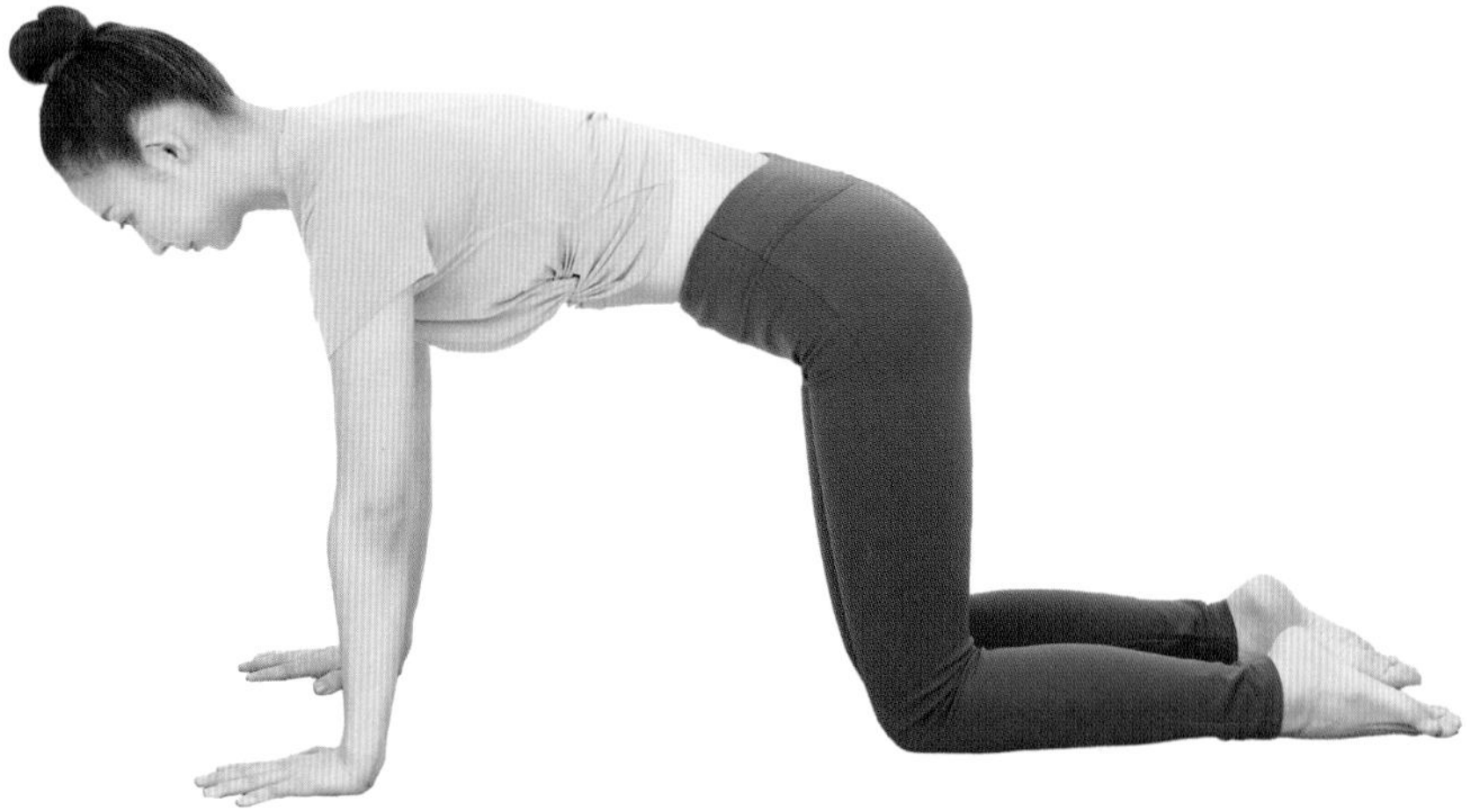

① 両手を肩の真下におく。

Tips ポーズを決めたら、呼吸をカウントしていきましょう。呼吸は鼻でおこないます。1回吸って吐くと5〜6秒になるので、5回の呼吸で30秒。10回で1分ほどになります。時計の針を眺めて1分耐えるというイメージではなく、自分の呼吸に意識を集中。深い呼吸をして内側から脂肪を燃やしていきましょう！

▼動画

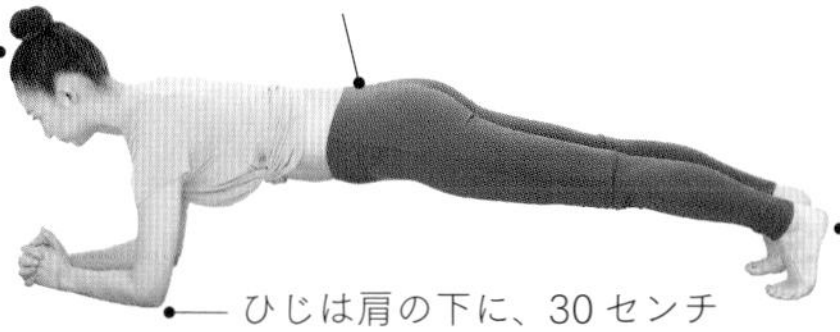
お腹をへこませ、
軽くお尻を締める！
頭頂部は頭突き
するイメージ
つま先を立てて、
かかとは後ろの壁
をけるイメージ
ひじは肩の下に、30センチ
ほど幅をあけて

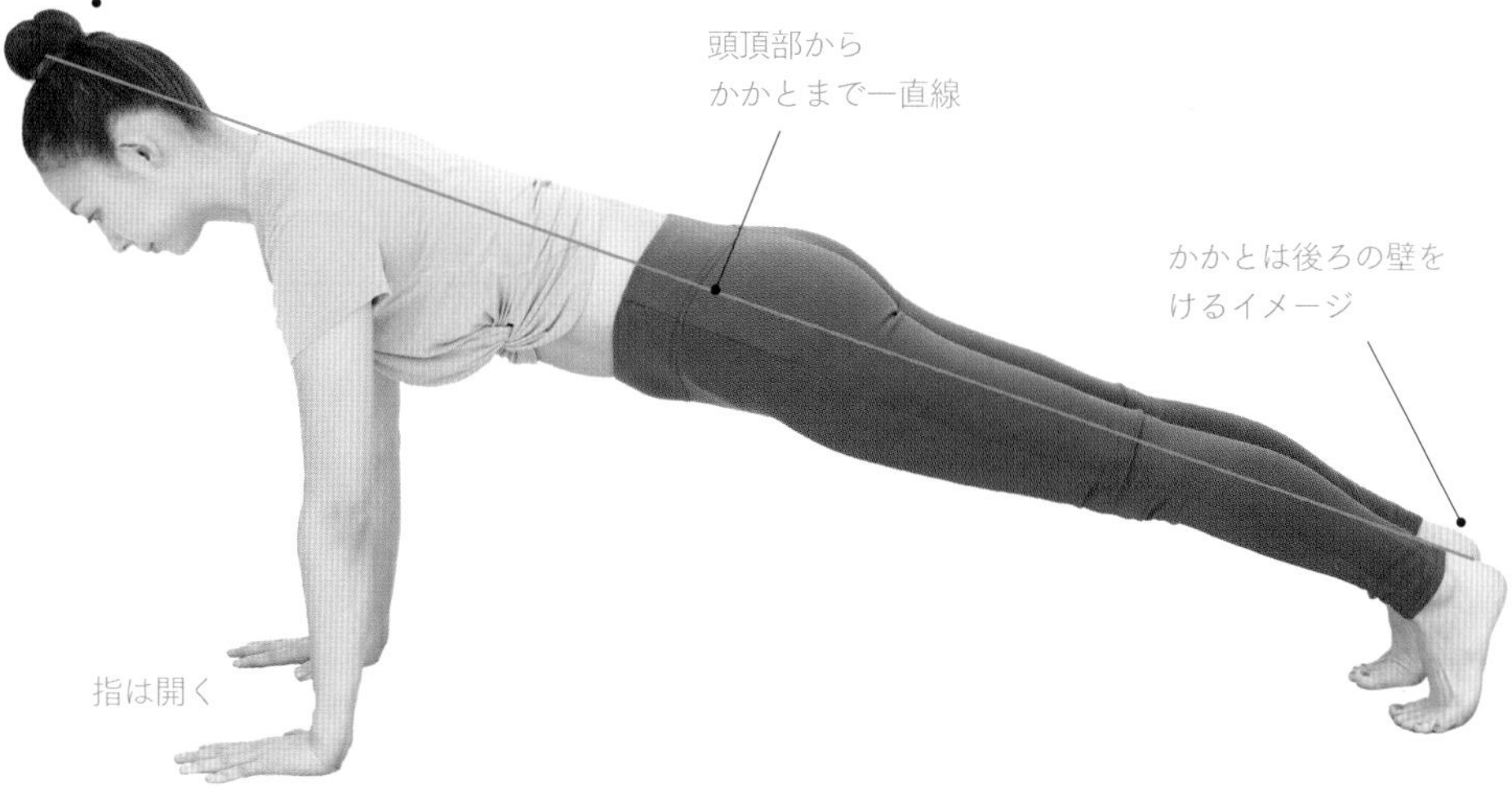
頭突きするイメージ
頭頂部から
かかとまで一直線
かかとは後ろの壁を
けるイメージ
指は開く

② 両脚を後ろに引き、ひざを伸ばして、つま先を立てる。かかとは後ろの壁をけるような感覚で押し出す。
息を吐くたびにお腹をへこませて、腰が落ちないようにする。
ゆっくり5～10回呼吸する。

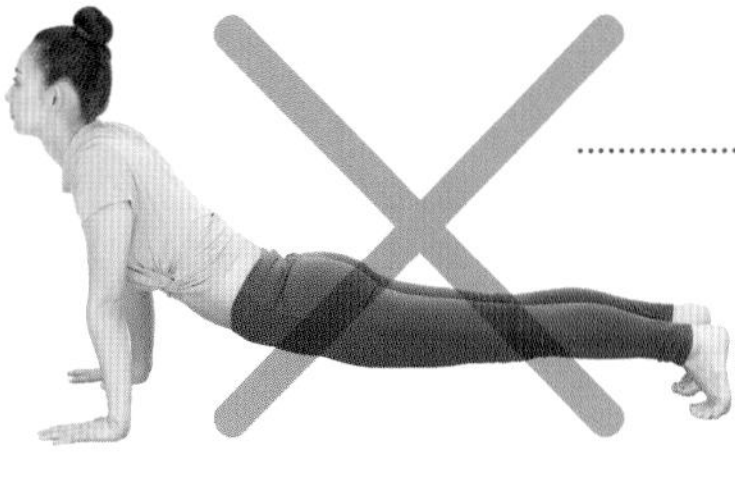

NG

腰が下に落ちてそってしまうと、腰痛の原因に！　どうしてもそってしまう方はお尻を締めて腰を丸める意識を持ってみて。

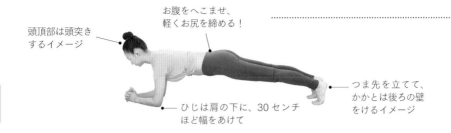

三角のポーズ

お腹で上半身をビシッと締めて全身シェイプアップ

3週目では、しっかり足をついておこなう立ちポーズで全身に働きかける「三角のポーズ」をご紹介します。大きく手足を開いて、上半身を左右に傾けるこのポーズは一見簡単そうですが、案外ハード。ポイントを説明していきますので、1つひとつクリアにして、きちんとお腹に効かせるポーズを完成させていきましょう。

どうしてこのポーズなの？

「三角のポーズ」は、傾けた上半身がへたっとならないように、腹斜筋と腹横筋、背骨でしっかり支える必要があります。お腹の筋肉が働くので、引き締め効果抜群です。立ってできるので、テレビを見ながらでも、キッチンに立ちながらでも、ちょっとした時間にやってみてください。

体の動かし方

足を肩幅の１・５倍くらい開いて立ち、左足のつま先はやや内向き、右足のつま先は90度外に向けます。両手を脚の付け根に添えて、息を吐きながら上半身を右側にゆっくり倒していきます。このとき手を添えた脚の付け根から傾けることを意識します。右脚の内ももが伸びる感覚があればＯＫ。背中が湾曲して前に倒れやすいので、胸を正面に向け背中は斜め上にまっすぐ伸ばすように意識します。位置が決まったら、一度息を吸って、吐きながら右手を下に、左手を上に伸ばしてキープ。視線は左手の先に。そのまま３呼吸くらい、慣れてきたら５呼吸まで。反対側も同様におこないます。

ここがポイント

脚の付け根から傾け、お腹、背中をしっかりとめておくことでお腹に効かせます。上半身を深く倒そうとするよりも、お腹まわりの筋肉が働いているか感じながらおこないましょう。発展形は、両手を耳の横まで上げます。腕の重みでさらに腹筋への負荷がかかります。

ここに注意！

はじめのうちは、右足のつま先を90度外側に向けて脚の付け根から上半身を倒すのが難しい方もいるかもしれません。その場合は、少しつま先を内側に向け、上半身は浅くてもいいので真横に倒してみましょう。深く倒そうとすると胸が下を向きやすく、お腹に効きにくくなってしまうので、浅くても真横に傾けることを意識します。

1月 3週目 ●●●●●

三角のポーズ

Basic

基本のポーズ

① 脚を肩幅の 1.5 倍くらい開いて立ち、左足のつま先はやや内向き、右足のつま先は 90 度外に向ける。
両手は脚の付け根に添える。

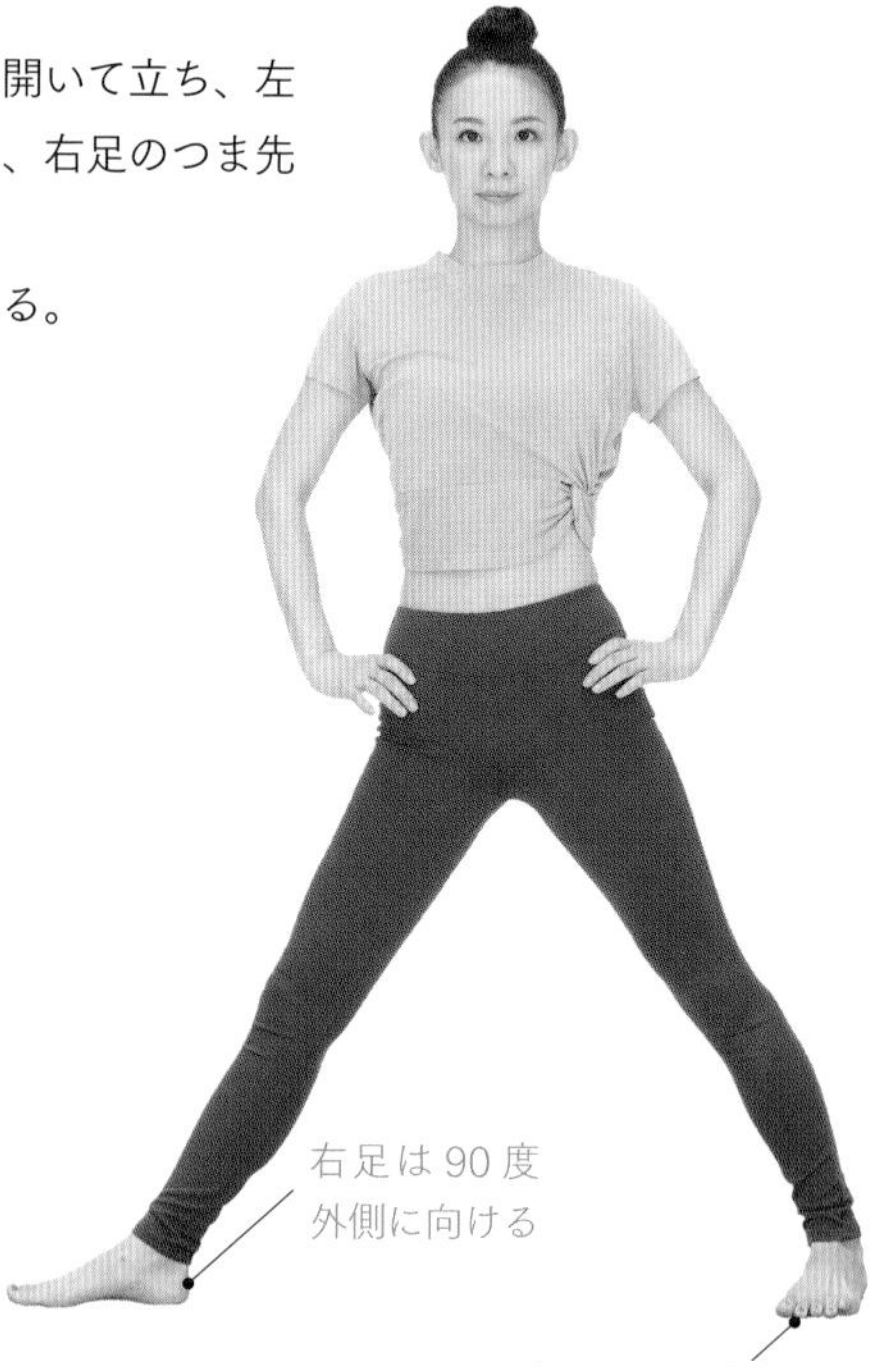
右足は 90 度
外側に向ける
左足はやや内側に
向ける

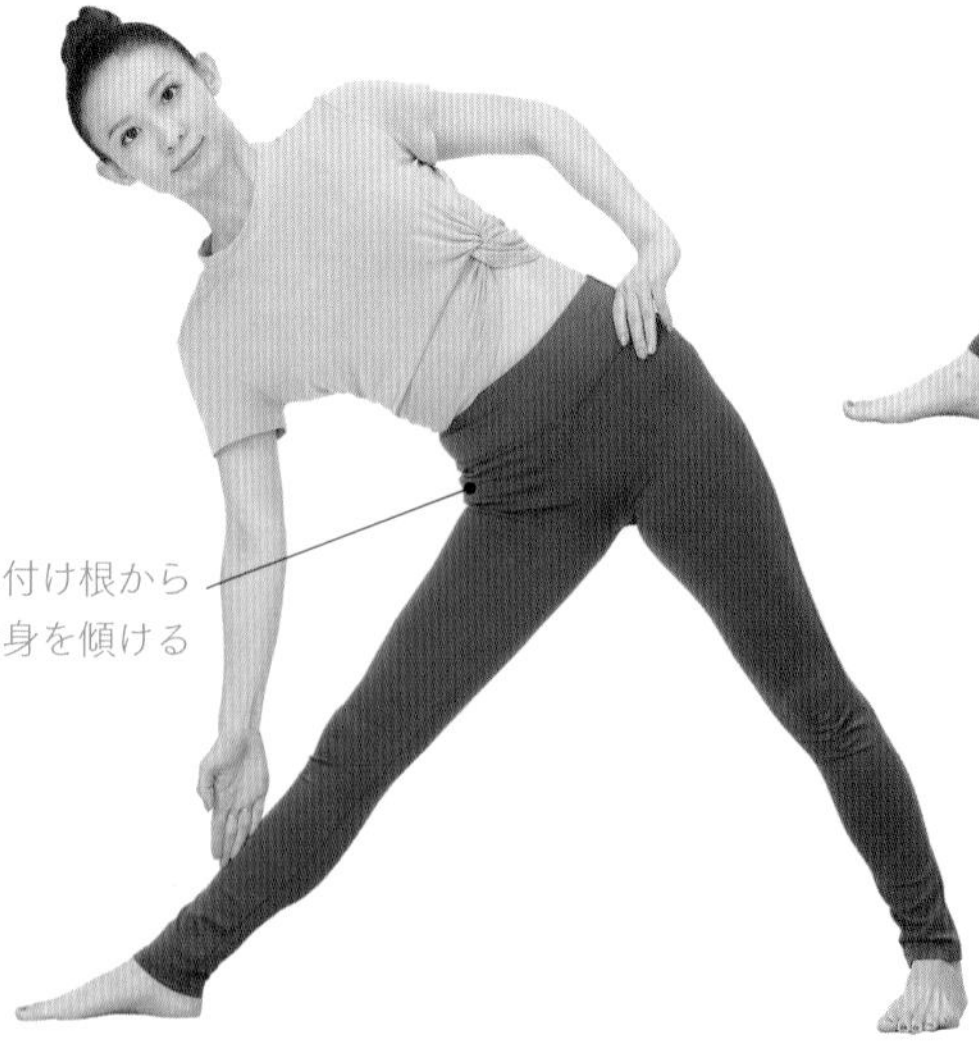
脚の付け根から
上半身を傾ける

② 息を吐きながら、上半身を右側にゆっくり倒していく。
このときお尻は軽く締め、お腹はへこませる。

▼動画

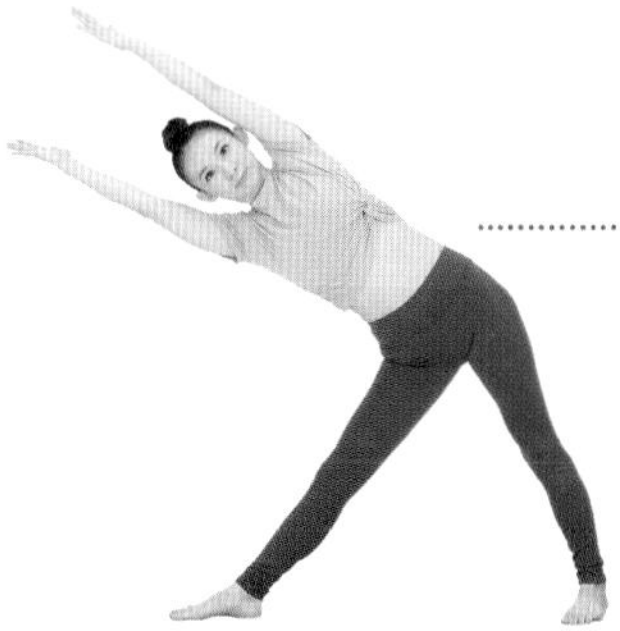

Advanced

発展形

基本のポーズでは手を上下に開きますが、発展形では両手を耳の横まで上げてバンザイの形でキープ。

③ 倒せるところまで倒したら、一度息を吸って、吐きながら右手を下に伸ばし、左手を上に伸ばして、３呼吸する。
３呼吸目の息を吐いたら、吸いながらゆっくり体を起こし、吐いて左手を下ろす。
反対側も同様に。

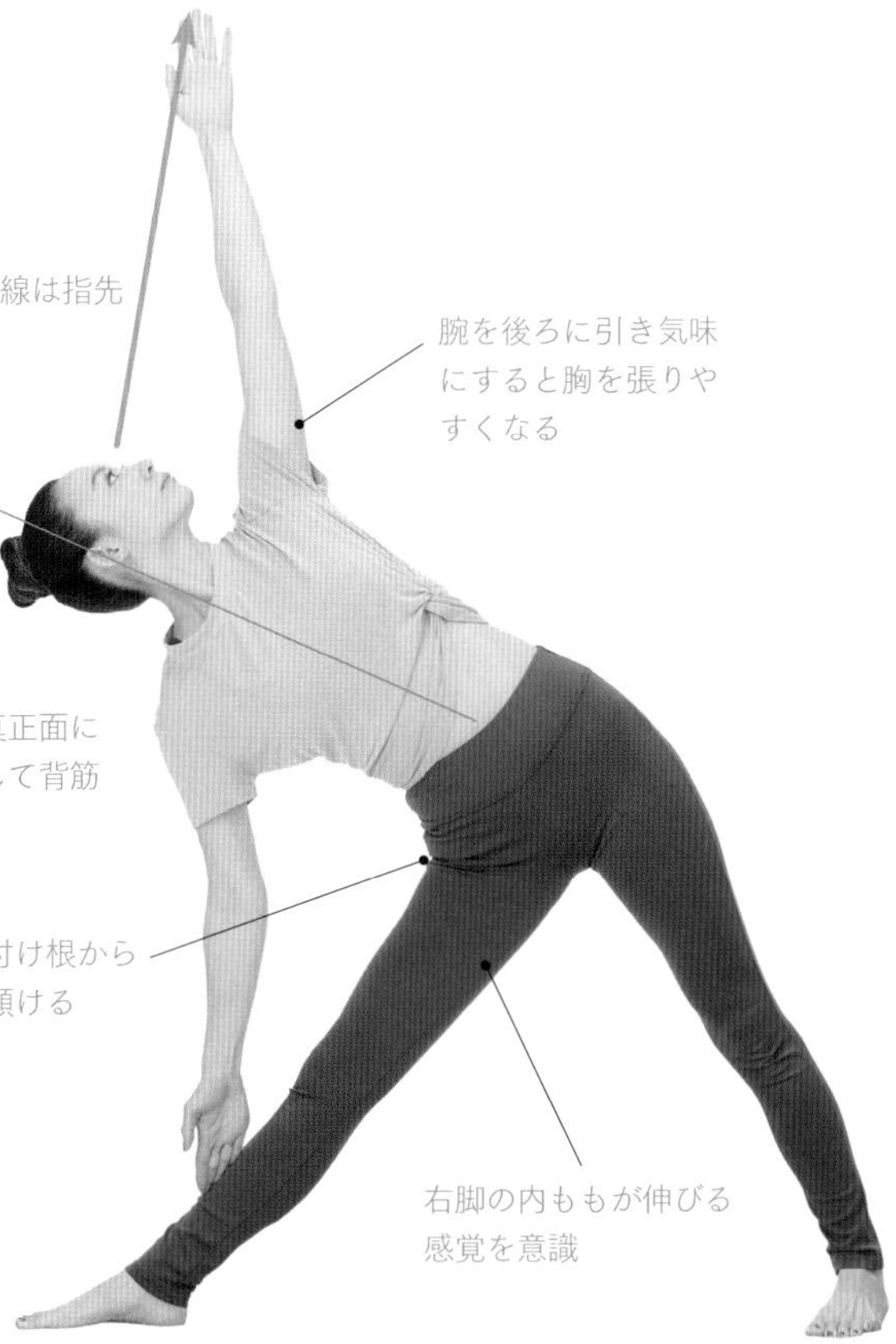
視線は指先
腕を後ろに引き気味にすると胸を張りやすくなる
背骨が一直線になるように
胸を開いて、真正面に向けるようにして背筋をまっすぐ
脚の付け根から体を傾ける
右脚の内ももが伸びる感覚を意識

Tips 背中が前に倒れていないかを確認したいときは、壁際に背中をつけてやってみましょう。

―ひざを曲げた舟のポーズ―

腹筋と背筋にフォーカスしてメラメラ脂肪を燃やす

どうしてこのポーズなの？

1月仕上げの最終週は、「ひざを曲げた舟のポーズ」で腹筋や背筋を仕上げていきます。筋肉を動かして、基礎代謝をアップ。これでもう、お正月太りにさようならです！

基礎代謝とは、心臓や呼吸、体温維持など私たちが生きていくために最低限必要なエネルギー代謝のことです。一般的な女性の1日の平均消費カロリーは1200キロカロリーといいますが、運動不足や加齢によって代謝は下がっていきます。すると、食べたもののカロリーが消費されにくくなり、脂肪として体に蓄積されやすくなります。そこで、動くことが大切になるのです。特に、エネルギー消費量が多いのは筋肉。全身の筋肉をよく動かして柔らかくすると、血行もよくなり、さらに代謝もアップします。背中やお腹、もも、お尻などの筋肉は大きいので、エネルギー消費量も大きくなります。筋肉を味方につけて、どんどん脂肪を燃やしていきましょう。

このポーズは、体育座りの形から足を持ち上げていき、両手を前に出してバランスをとっていくものです。腹筋はもちろん、背中の筋肉を働かせて形を作っていくので、難易度が高めです。はじめのうちは脚を上げる高さを低めからスタートして、徐々に上げていきましょう。

体の動かし方

両ひざを立てて座り、お尻の肉を後ろに逃がし、お尻の骨を床にしっかりつける。両手をお尻のやや後ろについて、一度息を吸い、胸を張って背筋を伸ばし、息を吐いて肩の力を少し抜きましょう。少し体重を後ろに移動し、つま先を上げていきます。ひざの高さまで上げて、すねが床と平行になったら、片方ずつ手を前に伸ばします。両手を伸ばしたら、その形でキープ。呼吸を3～5回します。

ここがポイント

つま先を上げていくとき、お腹を引き上げるように意識します。胸を開いて背筋をまっすぐに。肩の力は抜き、首を伸ばしましょう。

ここに注意!

腰や背中が丸くなると効果が半減してしまうので、注意しましょう。

ひざを曲げた舟のポーズ

Basic
基本のポーズ

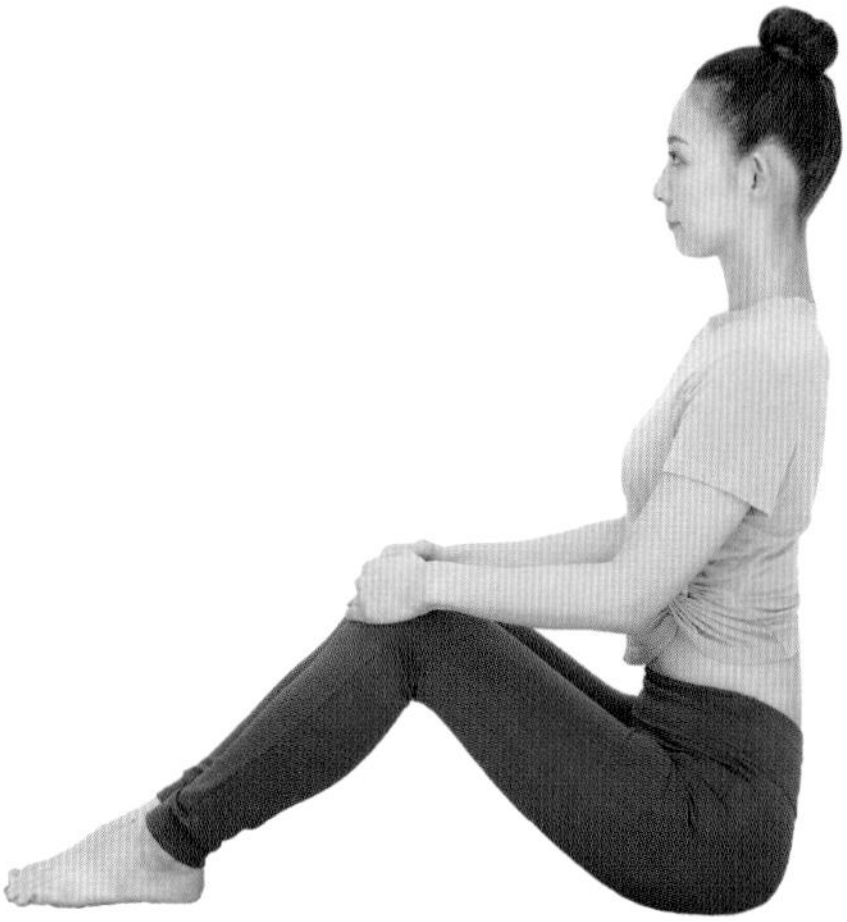

① 両ひざを立て、お尻の骨を床につけて座る。

② 両手をお尻のやや後ろについて、一度息を吸う。背筋を伸ばし、息を吐いて肩の力を抜く。

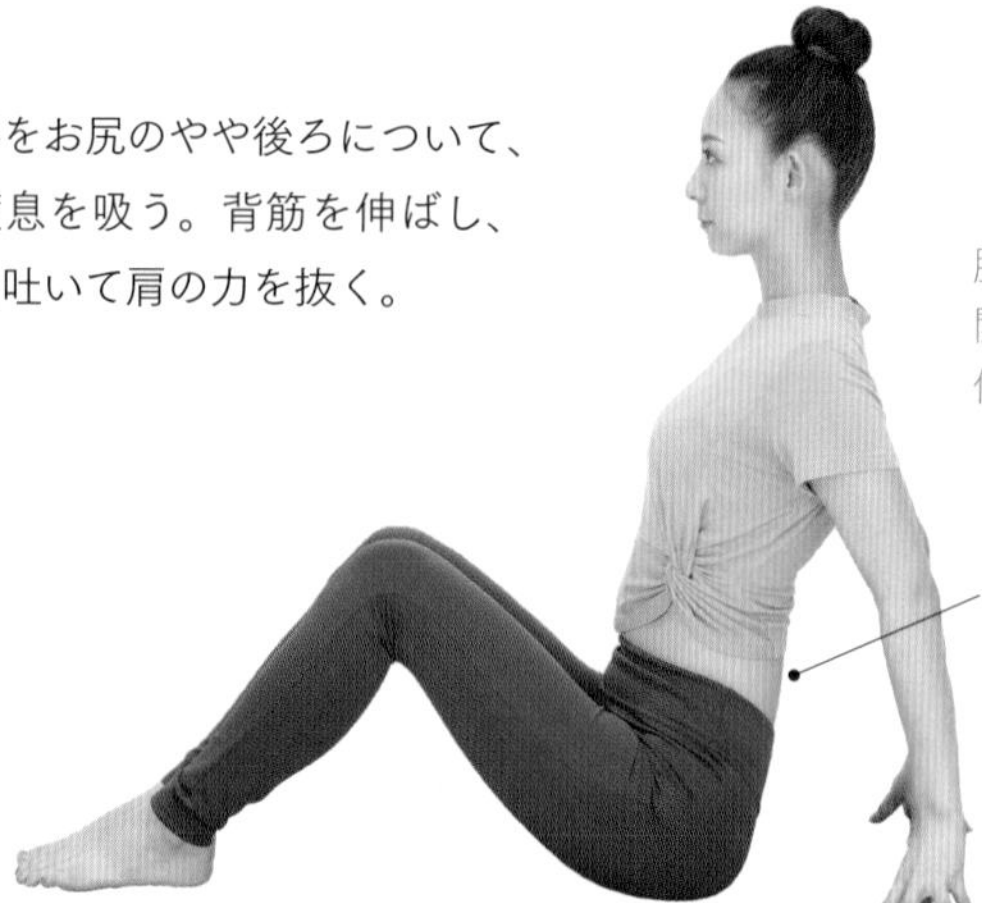
腹筋に力を入れ、胸を開くようにして背筋を伸ばす
腰が丸くならないようにする

▼動画

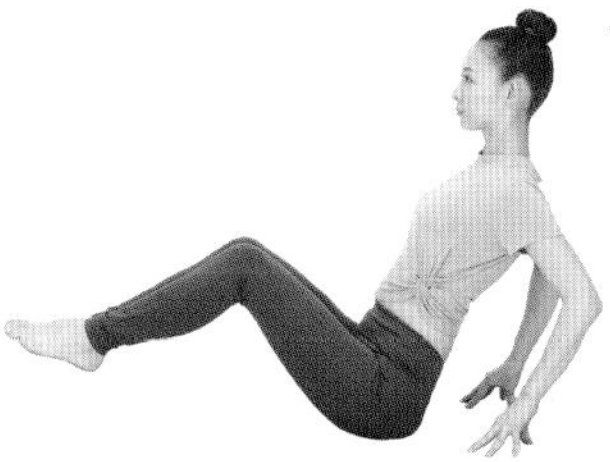

Easy

軽減ポーズ

脚が高く上がらない場合は、床から 10 ～ 15 センチ上げるだけでも OK。
大事なのは坐骨で座って背中を伸ばすこと。
それでもキツいときは、手を後ろについて背中を伸ばすだけでも OK。

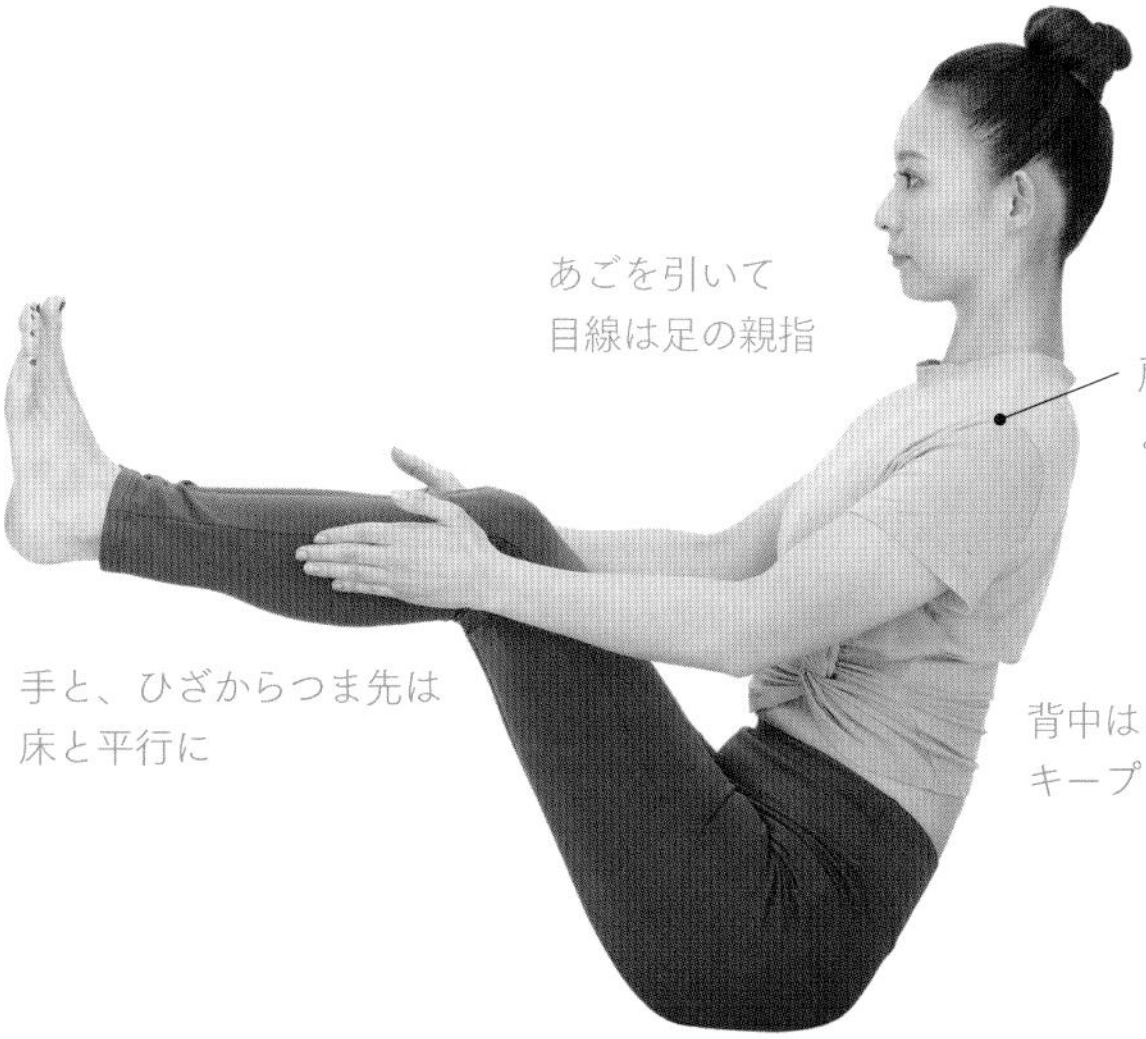
あごを引いて
目線は足の親指
肩が上がらない
ように注意
手と、ひざからつま先は
床と平行に
背中はまっすぐ
キープ

③ もう一度息を吸いながら、重心を少し後ろに移動し、両脚をゆっくり上げる。
すねと床が平行になる高さまで上げたら、片方ずつ手を前に伸ばしてキープ。
自然な呼吸を３～５回する。

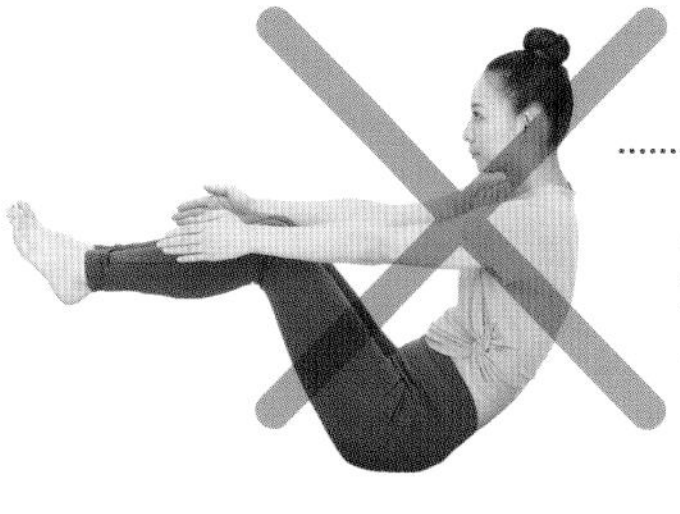

NG

腰が落ちて背中が丸まってしまうと背中に効かないので、がんばって腹筋と背中でポーズをキープしましょう。

Column

1月 代謝を上げるスパイスティーを

体の中から活性化してくれるスパイスティーを飲む

年が明けたと思ったら新年会ラッシュ。ごちそうやお酒が続くこの時期、胃が重い日は、朝食を抜いてもかまいません。

スパイスティーを１日に2、３杯飲むと、体が温まり、消化力と代謝がアップ！　一気に飲まず、少しずつ飲むようにするのがポイントです。

材料

水……300mℓ
生姜スライス……２枚
クローブ……２粒
クミン……小さじ 1/2
黒砂糖……お好みで

作り方

水の状態から黒砂糖以外のすべての材料を入れ、2/3 ほどの量になるまで煮詰めます。しっかり香りと成分を移してから、お好みで黒砂糖を加えます。

スパイシーな香りが漂って、その香りだけでも胃が反応してくるはず。

スパイスの香りが苦手な人は紅茶葉を少し入れても。

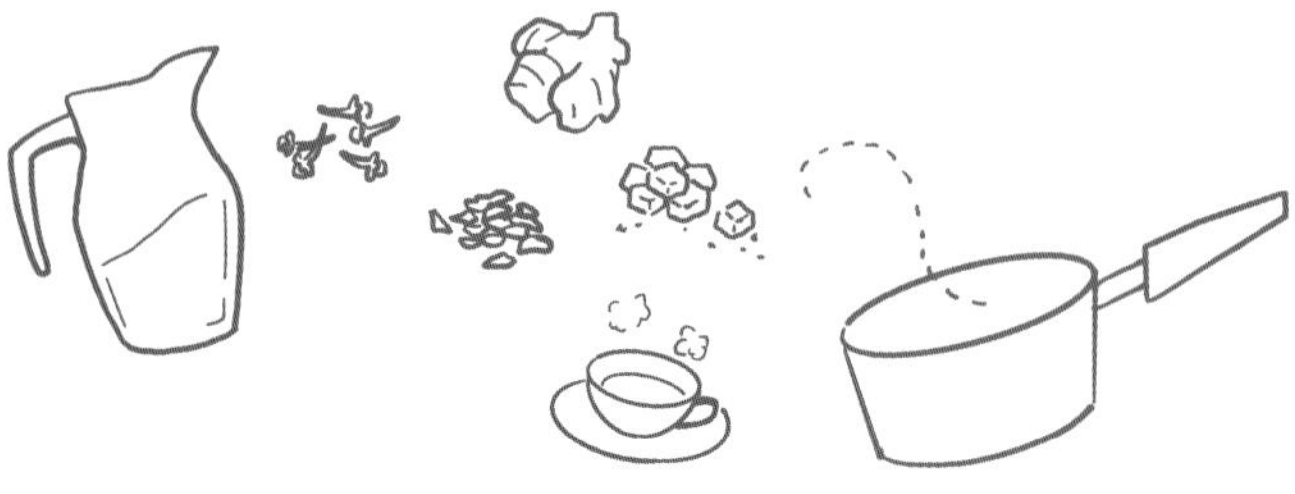

2月

免疫力を上げて寒さに負けない

１年で最も寒い日が多く、
体調を崩しやすくなる２月。
頭より脚を高く上げる逆転のポーズで、
血液の流れをよくして
寒さに縮こまりがちな体も
気持ちよく動かして筋肉を刺激し、
手足の冷えを緩和しながら
免疫力をアップさせていきましょう。

脚を壁に上げるポーズ

脚を高く上げて重力を利用して血液の循環を促す

1月末から2月上旬にかけては、1年でもっとも寒くなる時期。手足の冷えが気になる人も多いのではないでしょうか。またこのころは空気の乾燥もピークになって、風邪の流行が重なることもあります。こういうときこそ、ヨガのポーズで血液循環を促して体温を上げ、免疫力をアップさせていきましょう。今回は、脚を上げ、頭を下にした「逆転のポーズ」と呼ばれるものの1つです。

どうしてこのポーズなの？

ふだん私たちは脚を下にしているので、下半身の循環が滞りがち。そこで、逆に脚を高く上げることで、血液が心臓に戻りやすくなり、循環が促されるのです。立ち仕事などで起こる脚のむくみ解消にも効果があります。疲れて帰ってきて、「もう、今日は何もしたくない！」というときにこそオススメのポーズです。

体の動かし方

壁に向かって体育座りをして、近くまで寄ったら、手をお尻の左右について体を支えます。ひじをついて、ひざを右か左に傾けてお尻を壁につけながら体を後ろに傾けていき、背中を床につけましょう。そして壁にそって脚を上げます。足首も直角に曲げて、かかとを上に押し出し、軽くふくらはぎをストレッチしてもOK。キツい場合は足首をゆるめてもかまいません。壁につけている間、ゆったりした気持ちでリラックス。ひざが壁から離れていても大丈夫です。

両手は自然に左右に開き、床に伸ばしておきましょう。この形で目を閉じ、リラックスして5～10回呼吸しましょう。

ここがポイント

できるだけお尻を壁につけて、脚をまっすぐ壁にそって伸ばします。

お尻を壁につけて直角に上げるのがキツいと感じる場合は、ラクに脚を伸ばせる位置まで壁からお尻を離してもかまいません。ポイントはできるだけ脚を上にして血液の逆行を促すことなので、徐々に壁に近づいていけるようにしましょう。

ここに注意!

脚を上にするポーズなので、生理中や高血圧の方は控えましょう。

脚を壁に上げるポーズ

Basic
基本のポーズ

① 壁に向かって体育座りをして近くまで寄り、手をお尻の左右について体を支える。

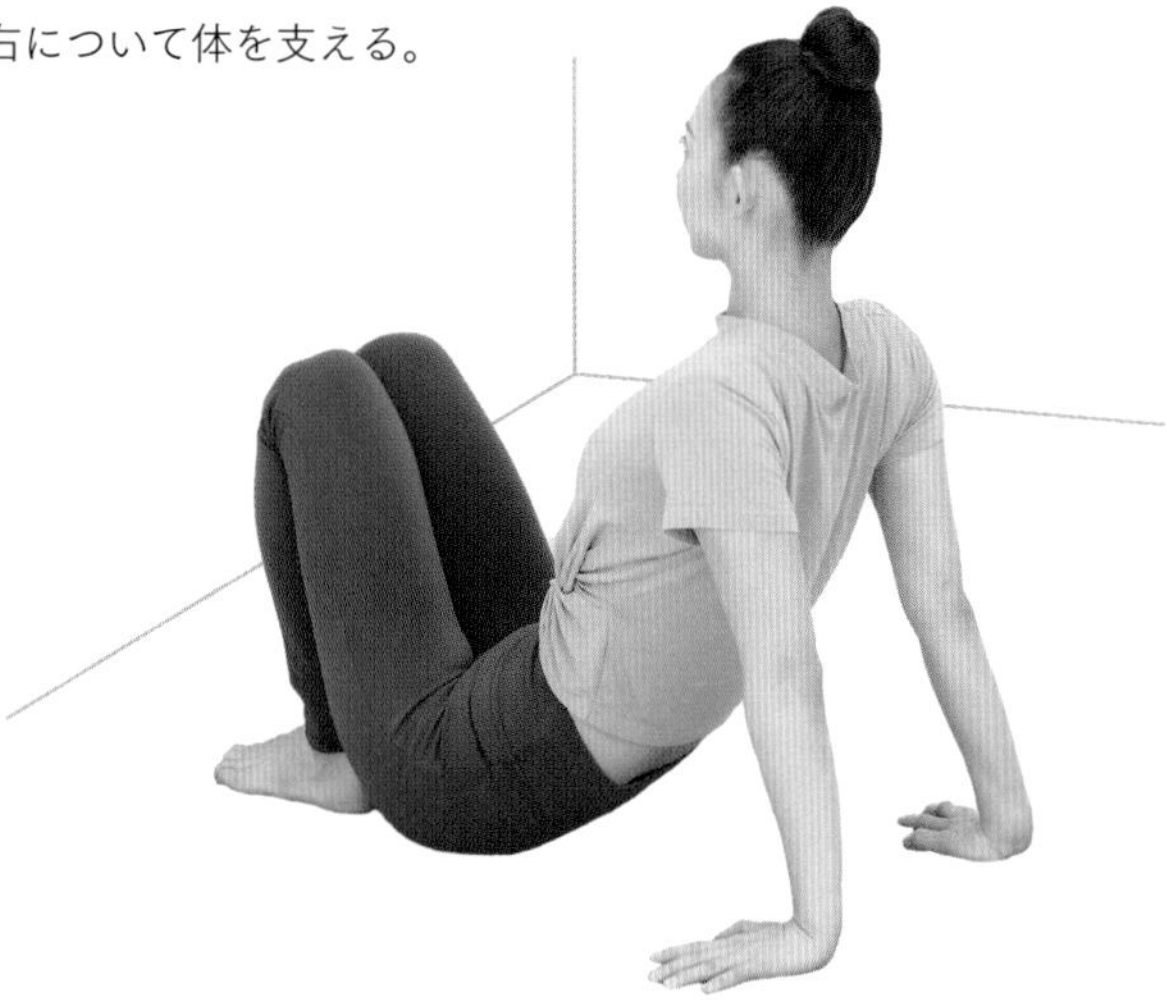

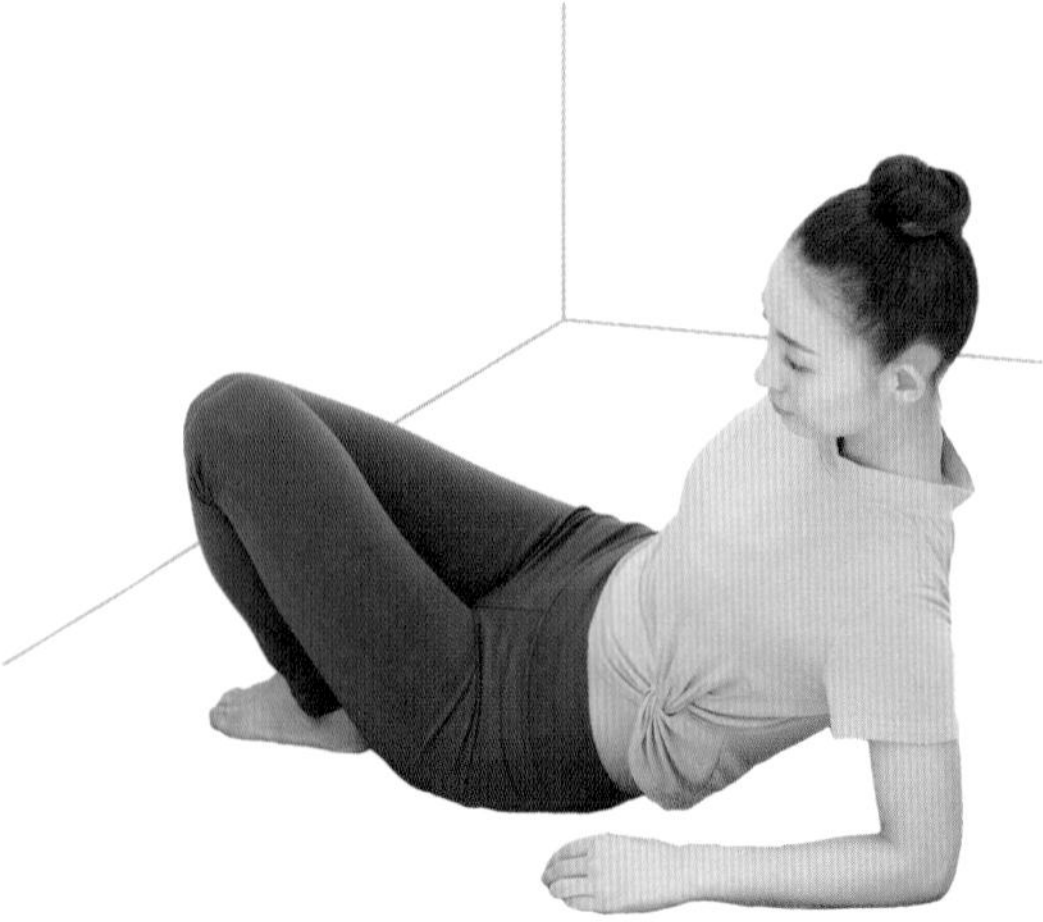

② ひじを床につけ、ひざを左右どちらかに傾けてお尻を壁に近づけていき、徐々に体も後ろに傾けて背中を床につける。

▼動画

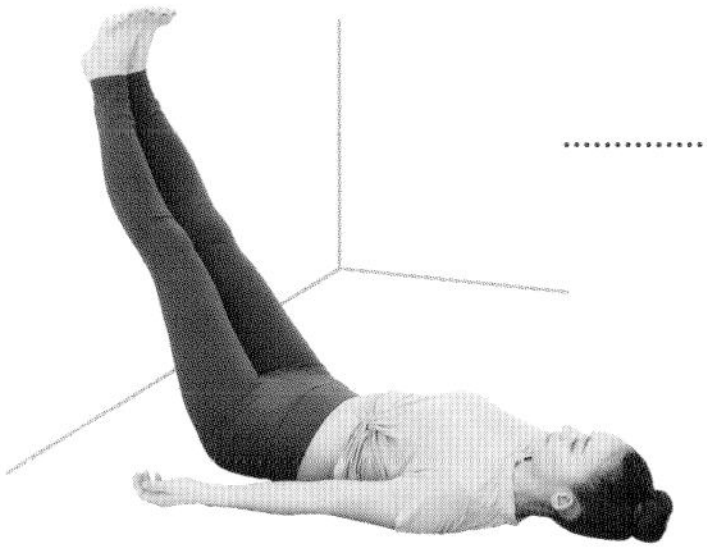

Easy
軽減ポーズ

壁に脚をぴったりつけるのがキツい場合は、壁からお尻を離して脚を上げる角度を低くしてもかまいません。

足の上に砂袋など、安全な重りをのせて負荷をプラスしても OK

足首も直角に曲げて、ふくらはぎ、太ももを伸ばす

両手は自然に左右に開いて伸ばす

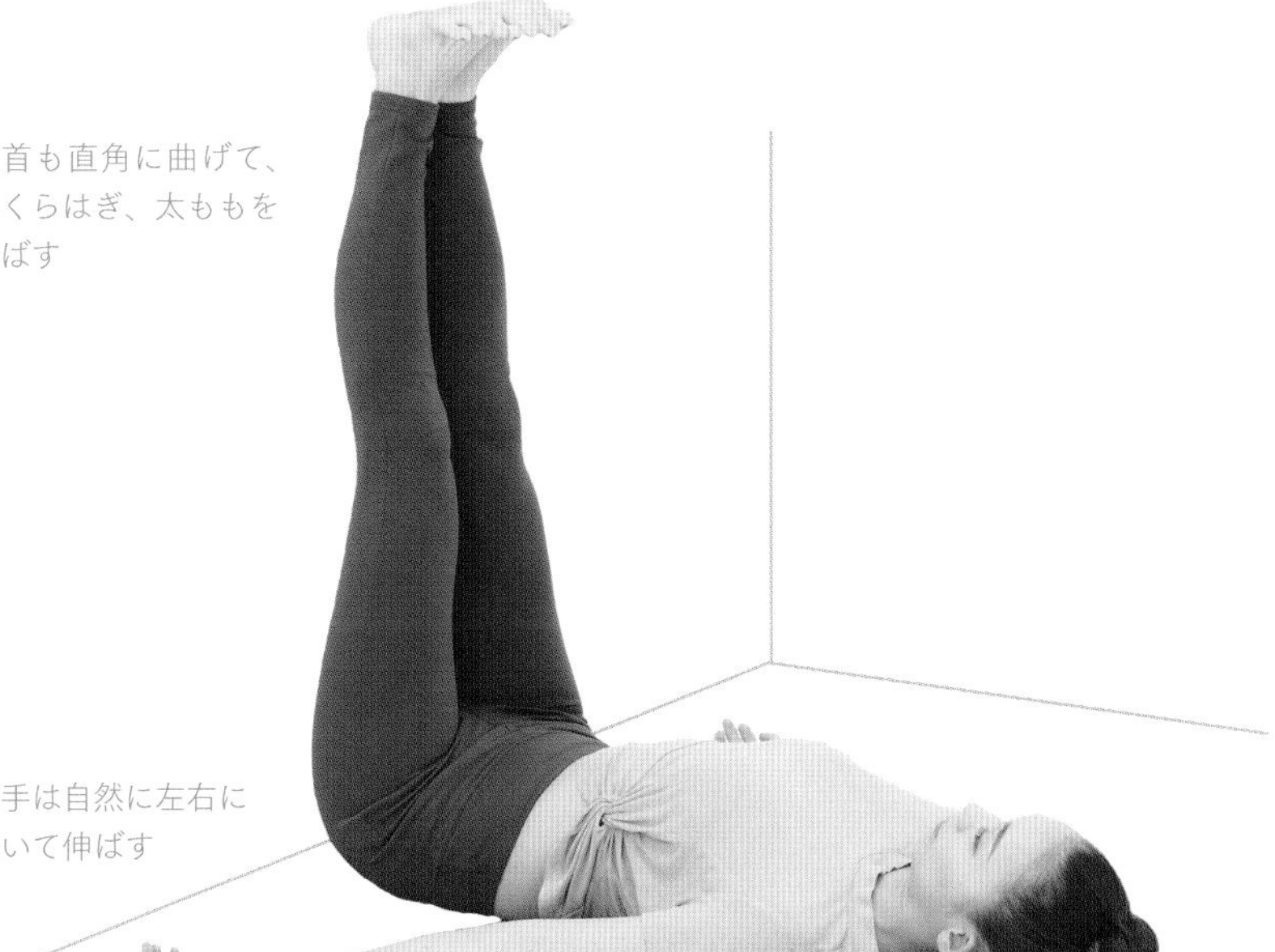

③ お尻を壁にぴったりつけたら、脚を直角に上げる。
目を閉じて、5～10 回呼吸する。

ひざを曲げた鋤《すき》のポーズ

お尻を高く上げてむくみや疲れを解消

2週目も頭と脚の逆転のポーズを続けていきます。ひざを伸ばして、つま先を頭の上につける「鋤のポーズ」の軽減ポーズです。

どうしてこのポーズなの？

いつも下にある脚を上、頭を下にすることで、血液の循環を促す目的があります。また重力に逆らっておこなうこのポーズは、「若返りのポーズ」とも呼ばれています。体の老廃物を排出したり、ウイルスなどを撃退したりするリンパ液の流れをよくすることで、むくみや疲れの解消につながるからです。また、ポーズを終えたあと、肩や首などの緊張が解けて血流が盛んになり、呼吸も深まるので、リラックス効果もあります。

体の動かし方

あおむけになり、ひざは軽く曲げておきます。手のひらで床を押しながら、つま先とひざを持ち上げつつ、お尻を上げていきます。ある程度お尻が持ち上がったら、手で腰を支え、背骨をまっすぐにしていくようにお尻をさらに上げていきましょう。ひざを軽く曲げたまま、額のあたりに持ってきてキープし、3～5回呼吸します。この時点では、うなじと肩、ひじで体を支えている形になります。ポーズを終えたら、両手で腰を支えながら背中をゆっくりと床につけていきましょう。

ここがポイント

頭が下になっていることがポイントなので、ポーズがきっちりできているかどうかはあまり気にせず、気持ちのいい姿勢でキープしてください。慣れてきてできそうなら、背中をよりまっすぐ上に向けるようにやってみましょう。できる方は発展形で紹介している正式なポーズにチャレンジ！

ここに注意！

このポーズをおこなっているときには、視線をおへそのあたりに固定します。誤って首を急に動かしたり倒れたりすると、ケガの原因になるので注意しましょう。首の後ろにある頸椎《けいつい》には、さまざまな神経が通っています。慣れるまでは必ず両手で背中をしっかりと支えてください。

また、首や肩にトラブルがある方、高血圧、生理中の方は避けましょう。

2月 2週目 ●●●●●

ひざを曲げた鋤のポーズ

Basic
基本のポーズ

1 あおむけになり、ひざを軽く曲げ、手は自然に下に伸ばす。

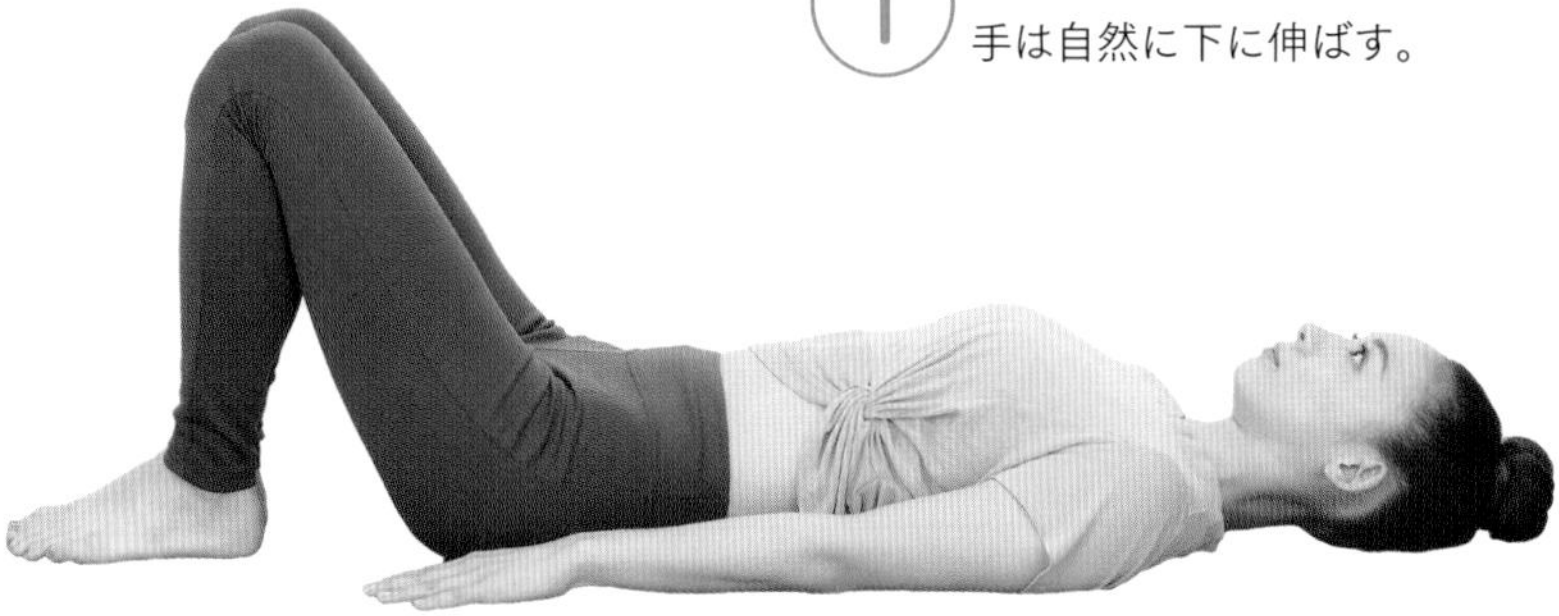

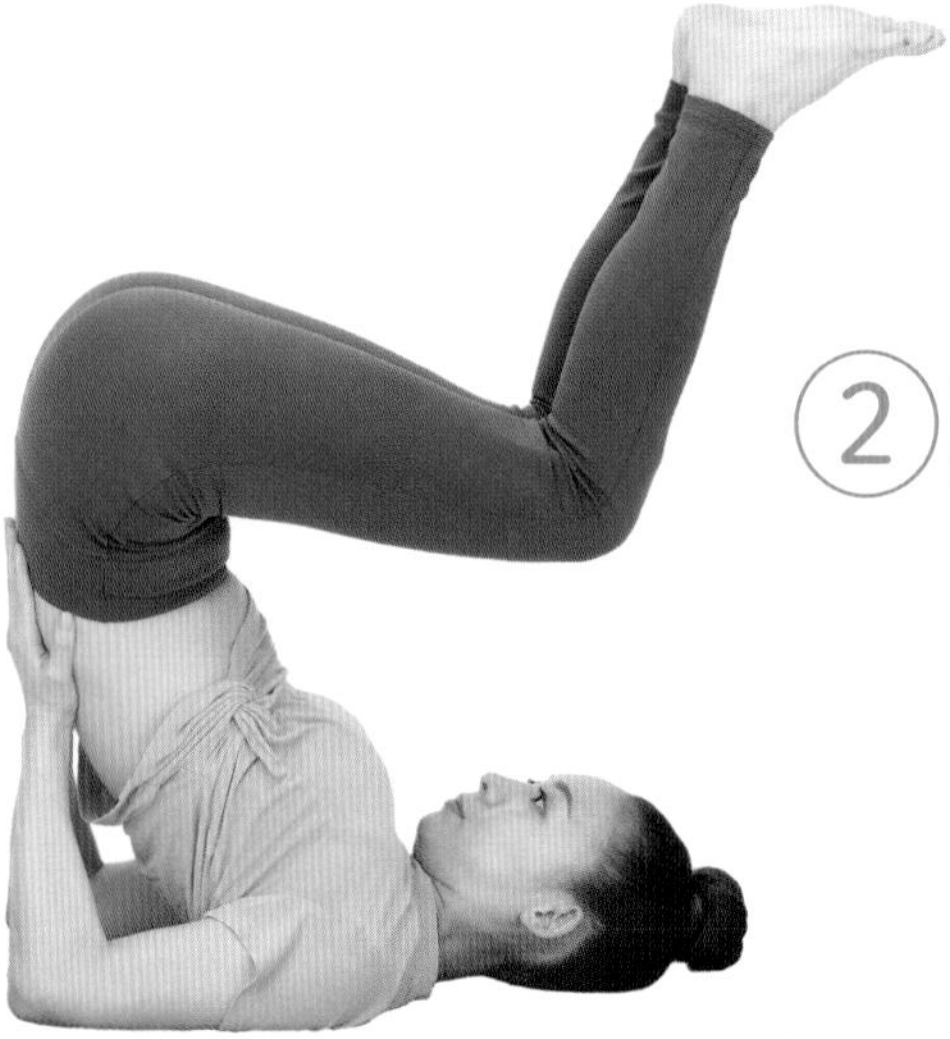

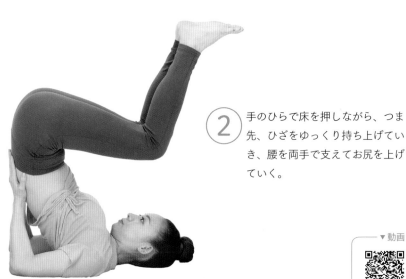

2 手のひらで床を押しながら、つま先、ひざをゆっくり持ち上げていき、腰を両手で支えてお尻を上げていく。

▼動画

Advanced

発展形

鋤のポーズ

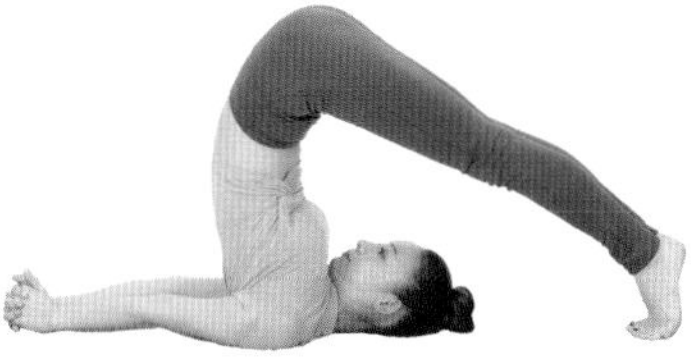

ひざを伸ばして、つま先が床につく人は正式な「鋤のポーズ」にチャレンジ。
両手を腰から離し、指を組んでこぶしで床を押します。
つま先を床について、ひざを曲げてもかまいません。

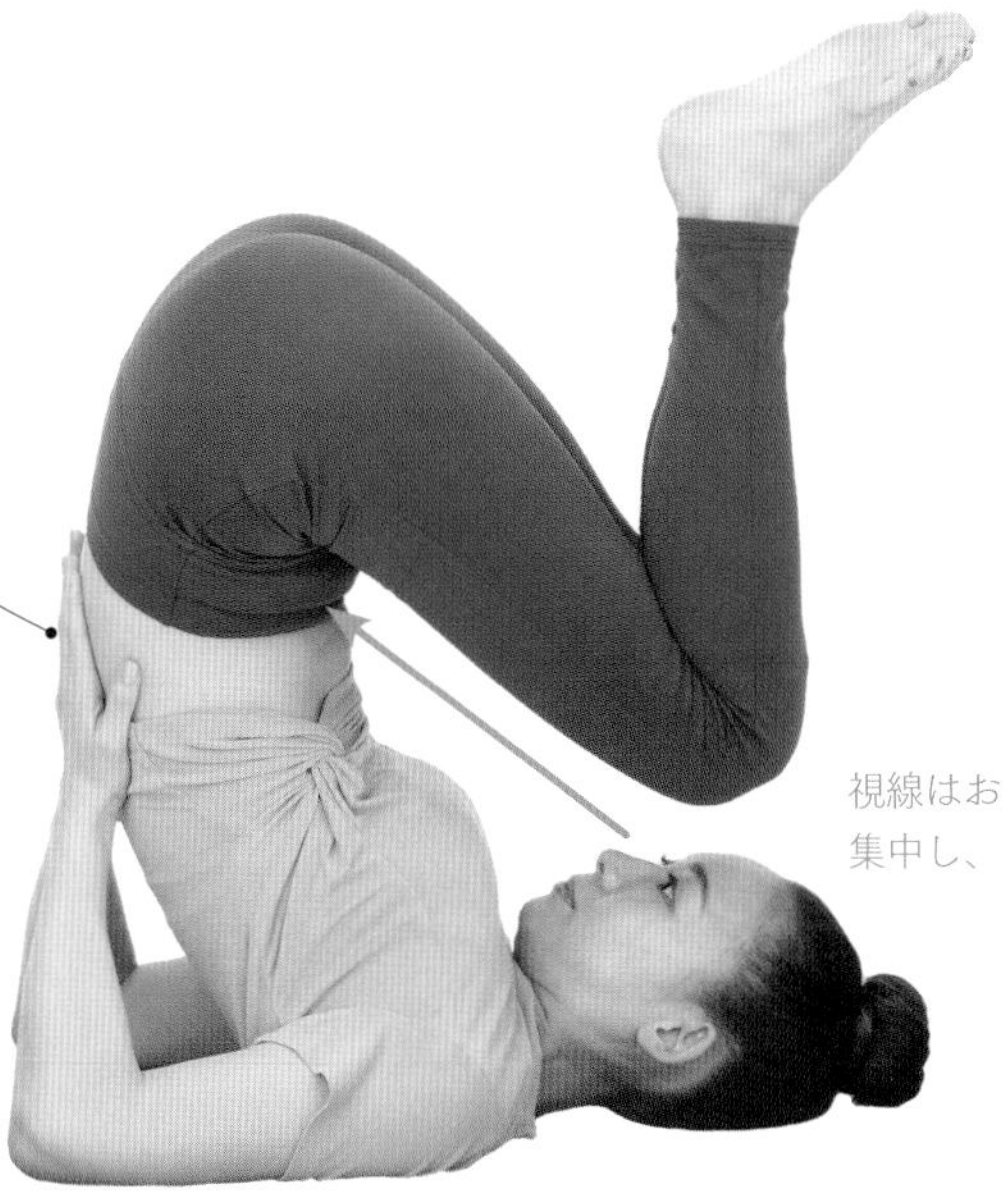
手で腰をしっかり支える
視線はおへそ一点に集中し、動かさない

③ 背中を上に伸ばし、つま先を頭のほうに引き寄せ、ひざを額のあたりに持ってきてキープ。3～5回呼吸する。
戻るときは、背骨を1つずつ床につけていくような気持ちで、ゆっくりと背中を下ろして①の姿勢に戻る。

ウサギのポーズ

頭頂部のツボを気持ちよく刺激してリフレッシュ！

正座の姿勢から頭のてっぺんを床につけるポーズです。頭のてっぺんを床につけて百会《ひゃくえ》のツボ（→63ページ）を刺激します。また後頭部の下のほうにある後頭下筋を伸ばすので、肩こり、眼精疲労を緩和します。

どうしてこのポーズなの？

1週目、2週目に続く逆転のポーズです。頭頂部を床につけて百会のツボを刺激するので、目の疲れを癒やしたり、リフレッシュしたりする効果があります。特に一日中パソコンやスマホなどの画面を見ている人にオススメ。疲れが癒やされると、リラックスの神経である副交感神経が働いて、血管が広がり、体温が上がりやすくなった結果、免疫力がアップします。ぜひ、気持ちよさを感じながらポーズをとってみてください。

体の動かし方

正座の姿勢から前傾していき、両手を肩幅程度に開いておき、その間に額をつけます。そこから息を吸い、吐きながらゆっくりとお尻を上げていきます。頭頂部より少し手前を床に押しつけるような気持ちでやってみましょう。この形で自然な呼吸を3〜5回します。額を床につけるので、メガネをかけている人は取っておいたほうがやりやすいです。

ここがポイント

頭頂部の百会のツボを、自分の体の重みで刺激していきます。無理のないところで止まり、気持ちのいいところで呼吸に集中しましょう。

ここに注意！

頭頂部を床につけたら、顔は左右に動かさずに固定し、視線を一点に定めます。顔を左右に動かすと、首に強い負担がかかりやすく、痛めてしまう恐れがあるためです。

2月 3週目 ●●●●●

ウサギのポーズ

Basic
基本のポーズ

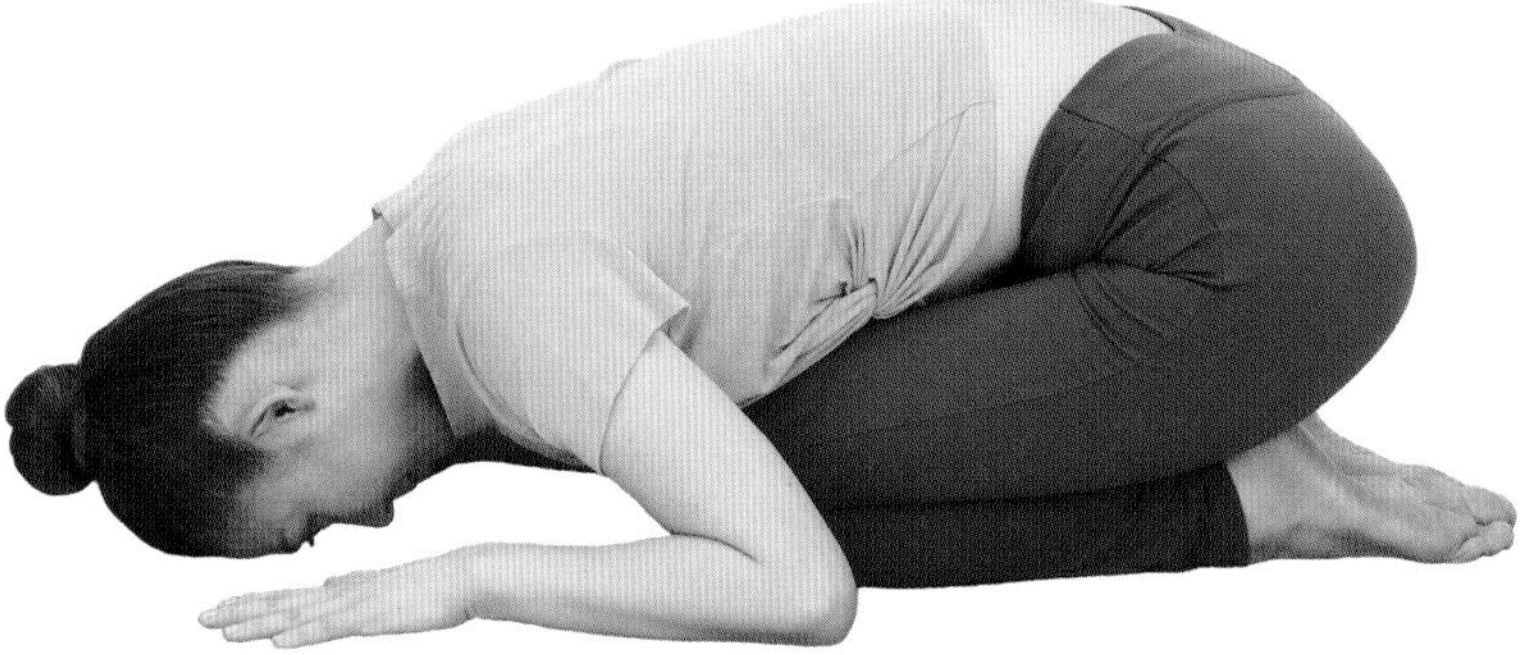

① 正座をして、両手のひらをひざから30センチほど前につき、床に額をつける。

▼動画

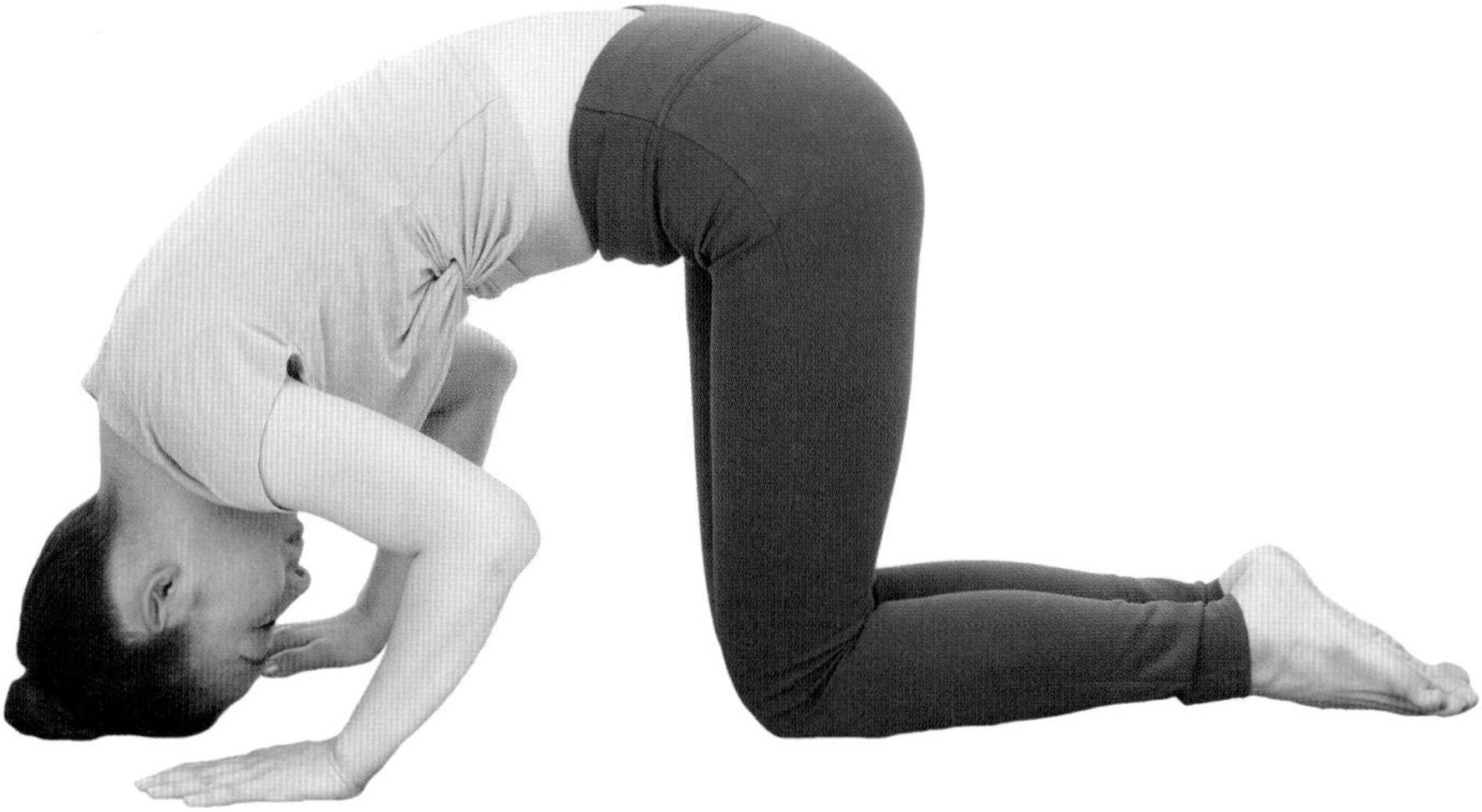

② 両手で体を支えながら、ゆっくりお尻を上げていき、軽くあごを引いて頭頂部より少し手前あたりを床に押しあてる。目を閉じるか、視線を一点に定めてキープ。自然な呼吸を３～５回する。

Tips

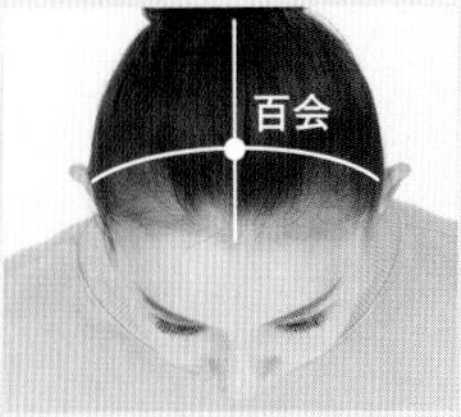

百会のツボ

左右の耳の上端を結んだ頭頂部にあります。

百会という文字のとおり、多数（百）の気の流れが集まる（会する）場所とされています。

ここを刺激すると、血管やリンパ液の流れはもちろん、神経、内臓、筋肉などに幅広く働きかけることができます。

ダウンドッグ

頭を下げて、腰を引き上げる全身運動で寒さに負けない体作り

「ダウンドッグ」は、「下向きの犬のポーズ」ともいわれるヨガのポーズの中では定番のポーズです。逆転のポーズの1つで、頭にどっと血液を送ってリフレッシュする効果があります。また、ポーズをキープするのに、腕や背中、もも、ふくらはぎなど全身の筋肉がぴーんと伸ばされます。筋肉が圧迫されると筋肉周辺の血管も圧迫され、筋肉がゆるむと血管もゆるむので、その刺激で血流が盛んになります。筋肉の動きでリンパ液の流れも促されるので、むくみも解消されます。

どうしてこのポーズなの？

頭を下げて大きく動く「ダウンドッグ」は、寒くて縮こまりがちな体に血液の循環を促す効果があります。体が温まり、基礎代謝もアップ。体温が上がると免疫力も高まるので、寒さにもインフルエンザなどの感染症にも強い体を目指します。お尻を引き上げることで股関節の柔軟性もアップして、足先の冷えも緩和されます。

体の動かし方

ひざを脚の付け根の下におき、よつんばいになります。手は肩の下において、しっかりと指を開きます。この姿勢から、両手を伸ばして床を押しながら、徐々にお尻を高く上げていき、ひざを伸ばします。このとき意識してほしいのは、股関節をしっかり折り畳むこと。さらにできるなら、そのまま左右のひざを交互に曲げたり伸ばしたりして足踏みをして、ももの裏側をストレッチしてもOKです。

ここがポイント

股関節が硬い人の場合、ひざを伸ばしきって、かかとを床につけようとすると、腰が丸まりやすくなります。大切なのは、股関節が屈曲して背中が伸びていること。なので、かかとがつかなくても、ひざが曲がっていてもかまいません。

ここに注意！

ひじを伸ばしすぎると、首が肩に埋もれてしまうので、ひじはピーンと伸ばさず、少しゆるめましょう。首の後ろにシワが寄らないように視線は足先のほうに向け、肩は耳から離すようなイメージでやってみてください。

ダウンドッグ

Basic
基本のポーズ

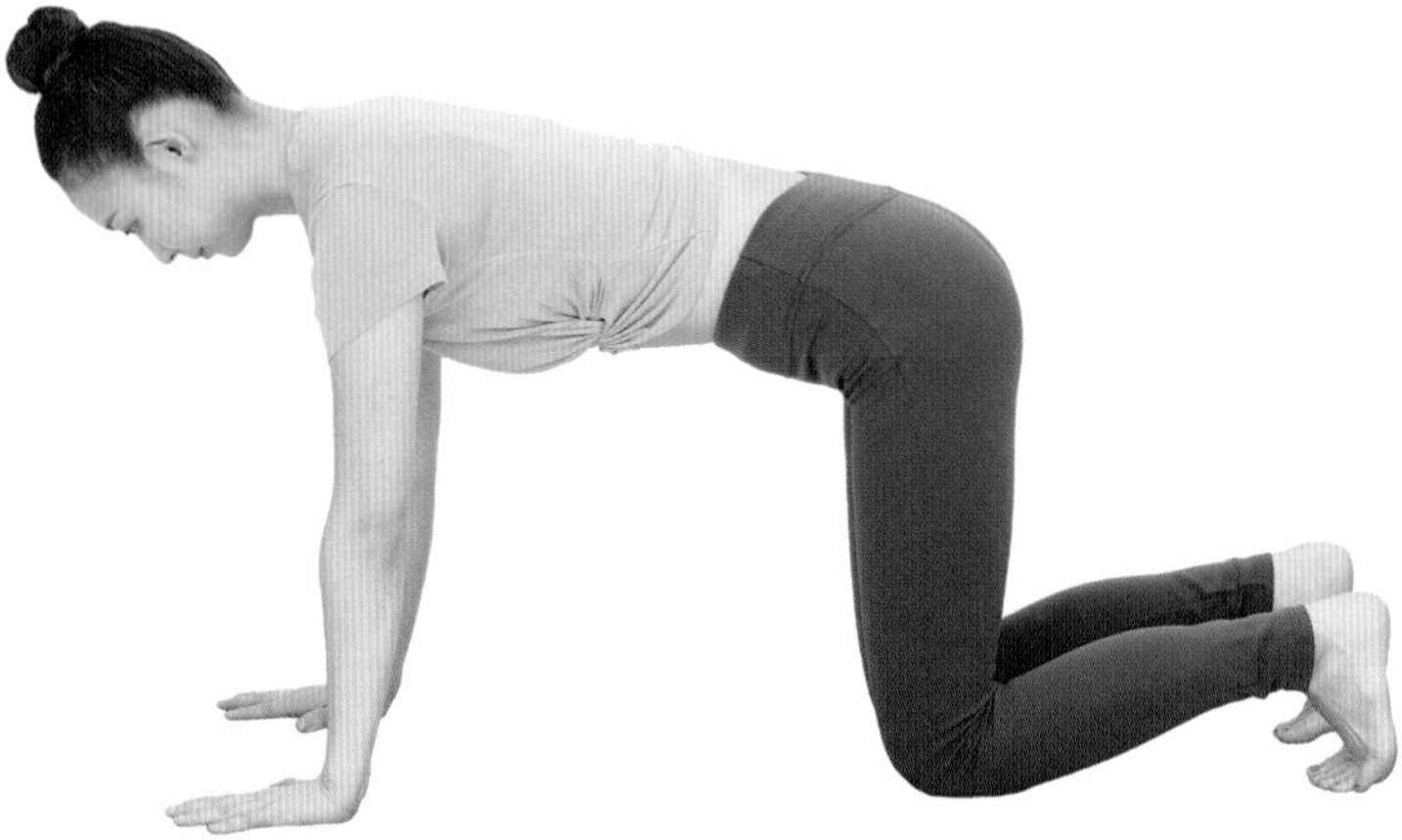

① 両手を肩の真下に、ひざを脚の付け根の下におき、つま先を立てる。

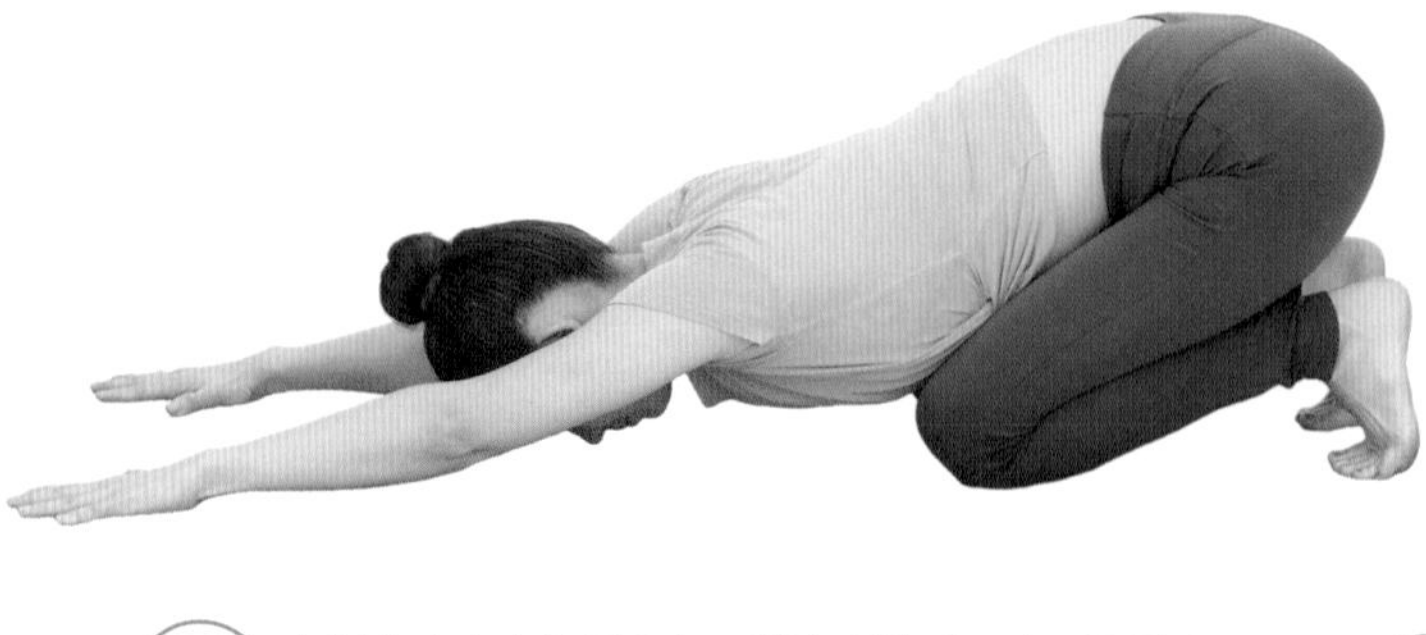

② お尻をかかとに下ろし、背中が伸びるまで両手を前にすべらせる。

▼動画

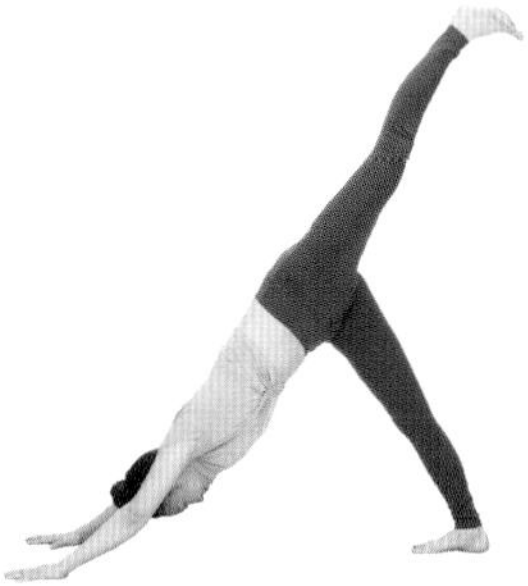

Advanced 発展形

片方の脚を上に伸ばしてみましょう。

頭からかかとまでが一直線になるのが理想形。

ですが、逆転効果をアップさせるためなので、
無理せず上がるところまででもOK。

３回呼吸して戻ります。

体重が両手にかかってくるので、両手でしっかり床を押し返します。

体勢がキツいようなら、上げていないほうの脚のひざ、ひじをややゆるめると難易度が下がります。

③ 息を吐きながらお尻を高く上げる。３〜５回呼吸して①の姿勢に戻る。

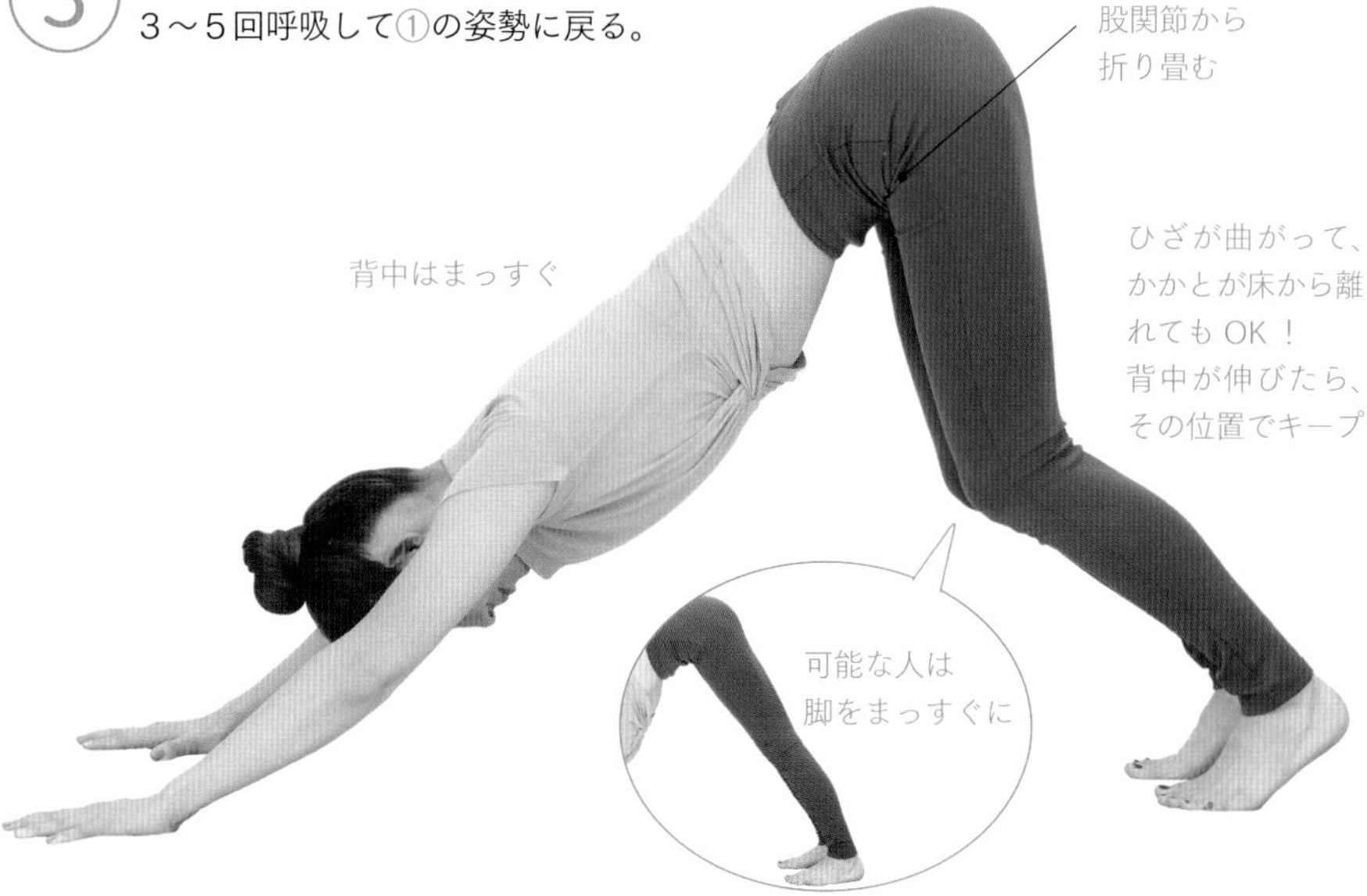
股関節から折り畳む
背中はまっすぐ
ひざが曲がって、かかとが床から離れてもOK！背中が伸びたら、その位置でキープ
可能な人は脚をまっすぐに

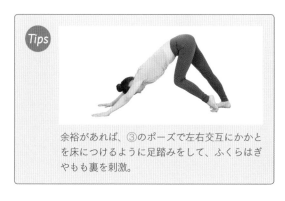

Tips

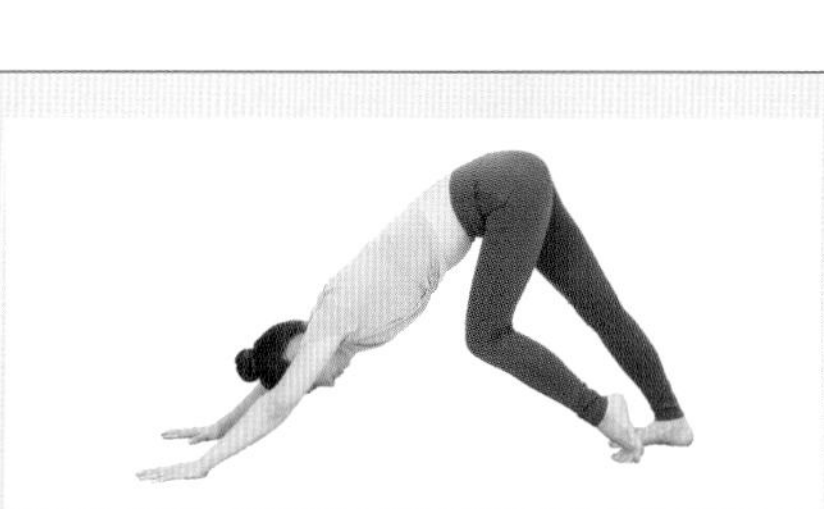

余裕があれば、③のポーズで左右交互にかかとを床につけるように足踏みをして、ふくらはぎやもも裏を刺激。

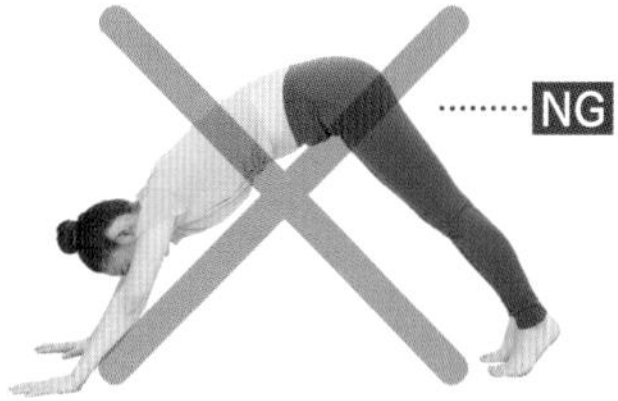
NG

腰が丸くならないように。

Column

2月 舌磨きで口の中から免疫力を上げる

お口の中から免疫力を上げてみませんか？　眠っている間は、唾液が少なくなるため、口内の細菌が爆発的に増加します。さらには老廃物もたまり、起床時には口腔内の細菌数は糞便の10倍にもなるとか……。

5000年の歴史を持つインドの伝統的医学、アーユルヴェーダでは、朝起きてすぐの舌磨きをすすめています。朝、起きたらすぐ、舌の様子をチェックして、磨く習慣を身につけましょう。

インドで数千年も前から使われてきた舌磨きのアイテム、「タングスクレーパー」。銅や銀、ときには金など金属を使ったU字状のヘラなのですが、素朴な形ながらもこれが本当に名品。決してオエッとならずに舌苔《ぜったい》をごっそり取ることができるのです。

朝、舌が白くなるほど舌苔がついていたら、それは前の日に食べ過ぎた証拠。朝食は抜いてもかまいません。舌苔を取って、免疫力を上げましょう。

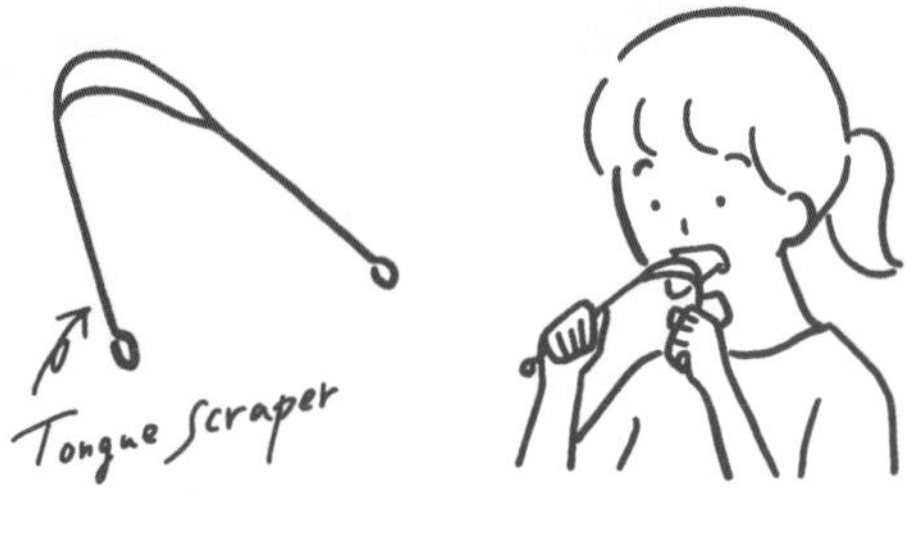

3月

忙しさにざわつく心を
穏やかにする

肩の緊張と心のざわつきはリンクしています。
年度末で忙しい方や
進学や引越しの準備に追われる方もいるでしょう。
ときには、ひと息ついて
肩まわりをほぐして、柔らかくしていきましょう。
肩がほぐれると、呼吸がしやすくなって
気持ちもやわらいできます。

肩回し

肩を回し 胸を開いて心を解放

お勤めの人は、年度末を迎えて慌ただしくなる時期ですね。忙しかったり、緊張することが多かったりすると、知らず知らずのうちに体に力が入ってしまい、筋肉が硬くなってしまうことがあります。その結果、肩こりや頭痛、目の疲れなどの症状が表れることも。そこで、オフィスなどで座っていてもできるポーズをご紹介します。

どうしてこのポーズなの？

体が緊張していると、心も緊張してストレスを感じやすくなります。緊張やストレスは肩に出やすいといわれています。ストレスを長く感じていると、だんだん肩が上がってきます。肩が上がると、前に出る巻き肩になり、猫背になりやすくなります。すると、胸が狭まることで横隔膜の動きが小さくなり、呼吸が浅くなることに。視線も下がるので、ネガティブになりやすいという傾向も。

逆に、肩を後ろに回して引いて、胸を開くと呼吸も深くなります。自然に視線も上がってくるので、心も前向きになります。肩の向きひとつで呼吸も心持ちも変わります。

こんな簡単な動きでも肩まわりがほぐれてきて、息苦しさも軽くなります。ちょっとした時間に、繰り返しやってみてください。

体の動かし方

まず準備として、椅子や床に座って、息を吸いながら肩を耳に近づけていくようなイメージで上げていき、ため息をつくように口から「はーっ」と息を吐き、肩を落とします。3~5回おこなってみましょう。

基本のポーズでは、両手の指先を肩先（鎖骨のいちばん端のあたり）におきます。息を吸いながらひじをくっつけるくらい寄せて、そのままひじで大きく円を描くように後ろに回し、息を吐きながら下げていきます。これを3~5回繰り返しましょう。

ここに注意！

ひじを後ろに大きく回すとき、腰がそってしまうと胸が開きにくいので、軽く腹筋に力を入れておこないましょう。お尻の骨が床や椅子の座面についている状態で座り、骨盤をしっかり立てた姿勢で胸を開くのがポイントです。

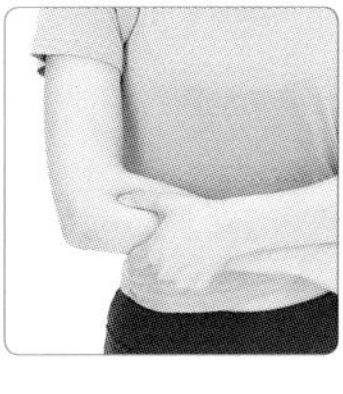

手のスマホ疲れをほぐしましょう

スマホでいろいろな作業をやっていると手が疲れてきますね。パソコン作業も同様です。そんなときは「曲池《きょくち》」のツボを刺激してみましょう。ひじを曲げたとき外側にできるシワのすぐ下あたりにあるくぼみが「曲池」です。そこを親指で押してほぐしてあげましょう。

Advanced
発展形

ものを持ち上げたりするときに使う肩の付け根にある三角筋。ここをストレッチして肩のだるさを解消します。

3月 1週目 ●●●●

肩回し

準備

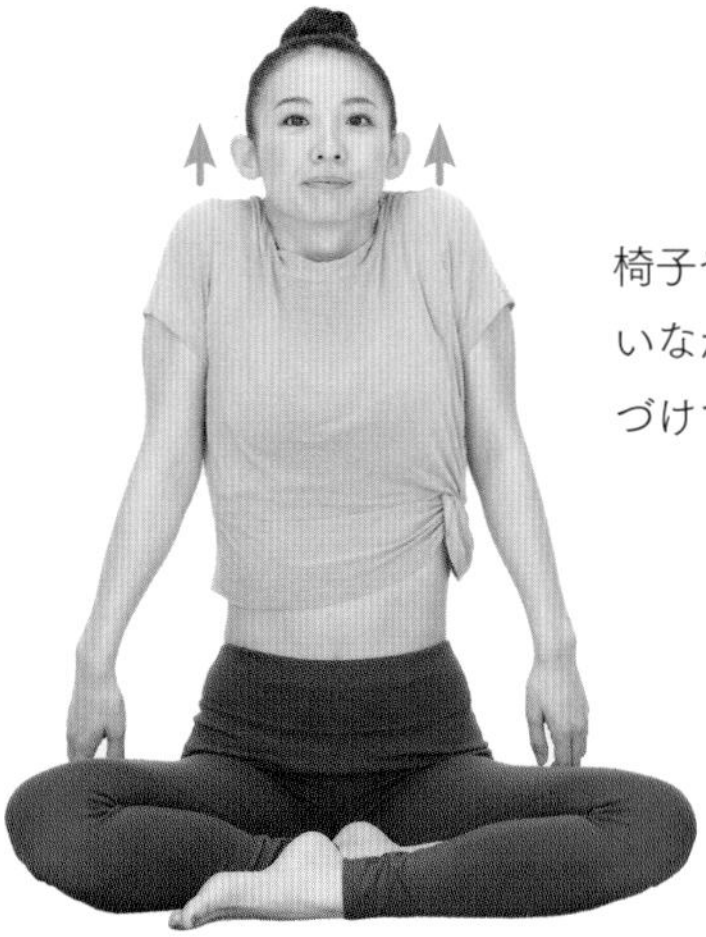

椅子や床に座って、息を吸いながら肩を上げて耳に近づけていく。

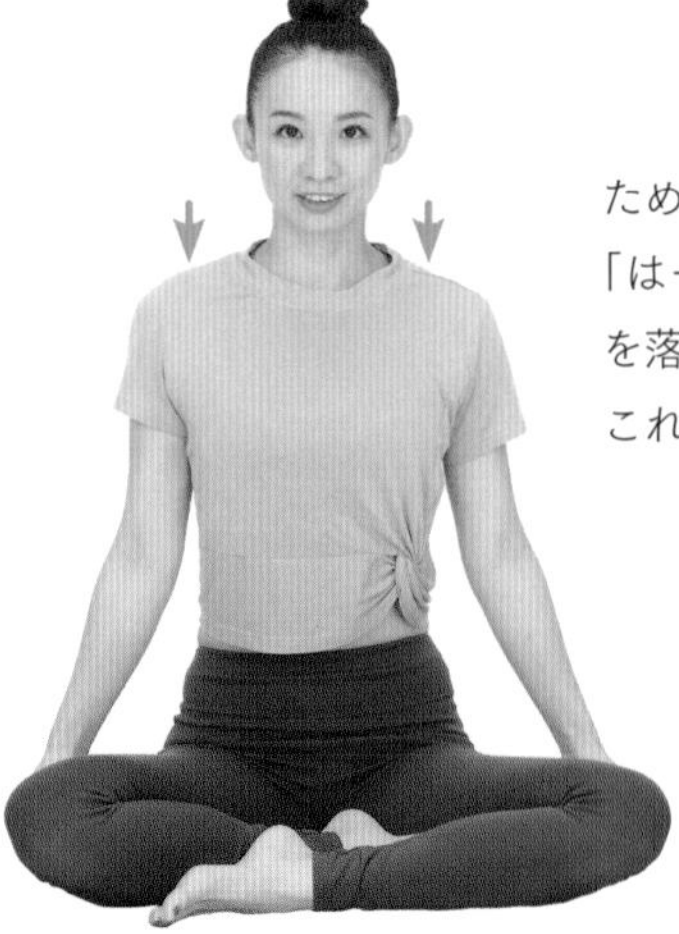

ため息をつくように口から「はーっ」と息を吐き、肩を落とす。
これを3～5回おこなう。

▼動画

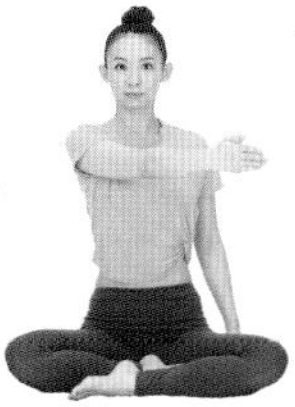

右腕を左前方に伸ばす。

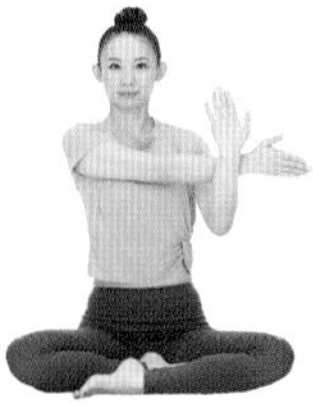

左腕で下からキャッチ。右肩は上がりすぎないように。右腕をまっすぐ伸ばしたまま息を吸って、吐きながら左腕で右腕をグッと胸のほうに引き寄せていく。

Basic
基本のポーズ

① 両手の指先を、肩先におく。

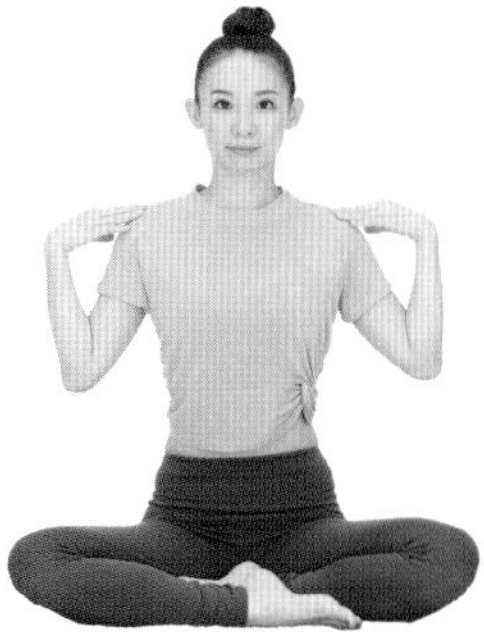

② 息を吸いながら、両ひじをくっつけるくらいに寄せて、そのままひじで大きく円を描くように腕を上げていく。

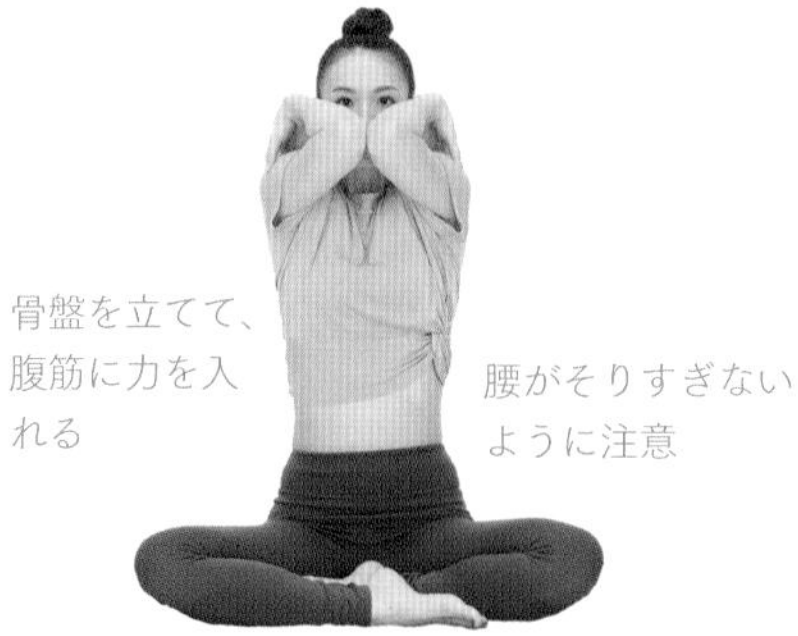
骨盤を立てて、腹筋に力を入れる
腰がそりすぎないように注意

③ 息を吐きながら腕を上から、できる限り後ろへ回して、肩先を後ろに引き、耳から肩を遠ざけるように下げきる。また①に戻って、3～5回繰り返す。

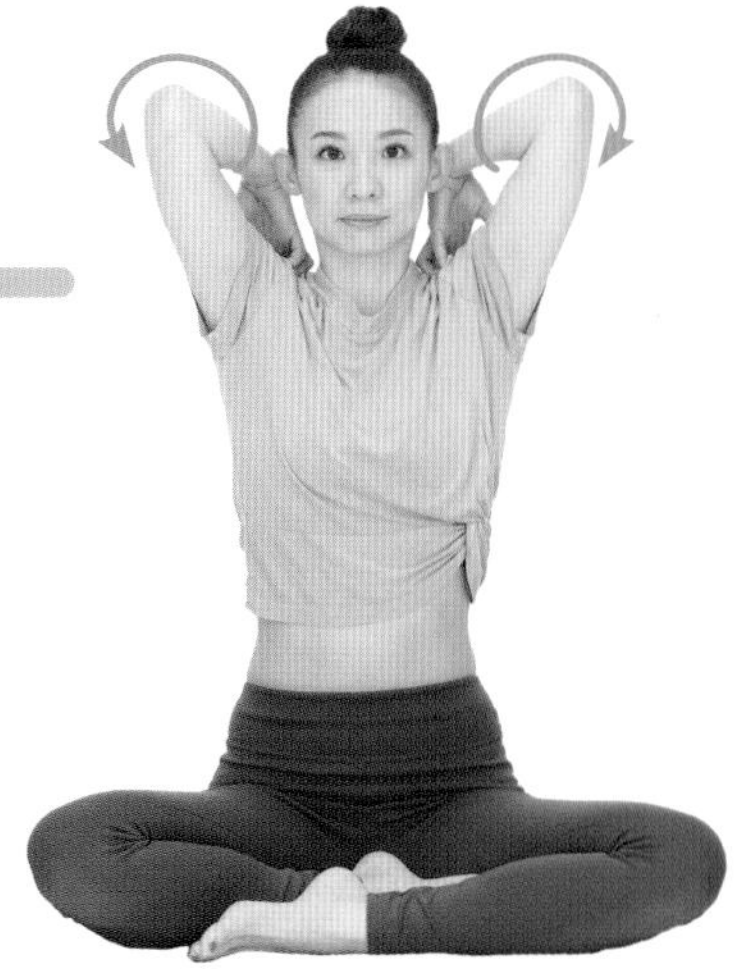

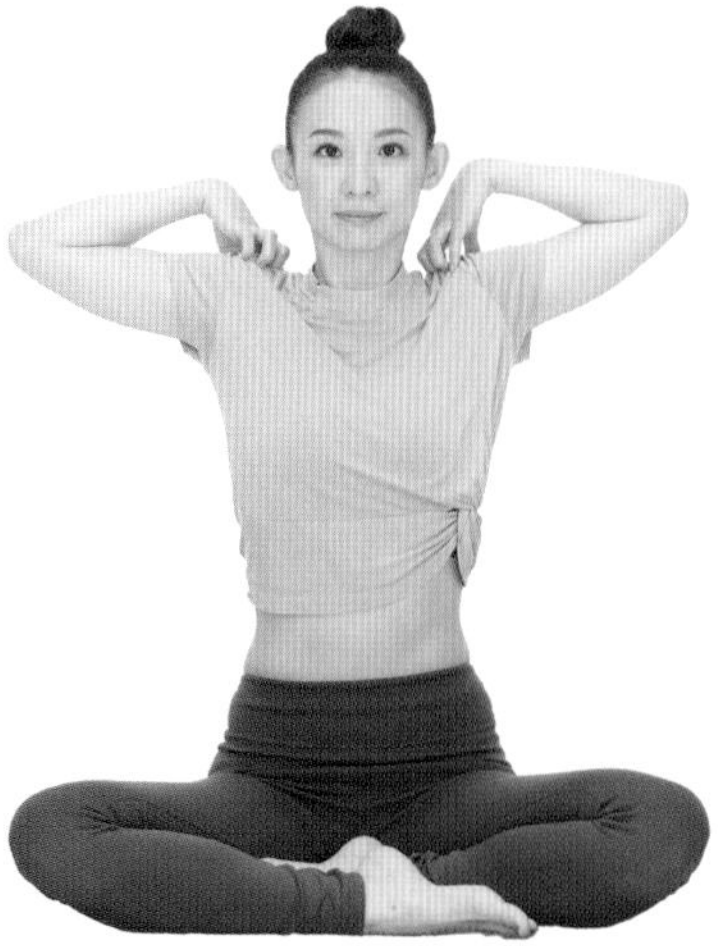

—座位のワシのポーズ—

肩甲骨を開いて背中や肩を柔らかくする

「ワシのポーズ」（7月4週目）は、一本足でバランスをとる独特なポーズで有名ですが、今月は、「座位のワシのポーズ」にトライしていきます。デスクワークなどで長時間、同じ姿勢でいたり、気持ちが落ちつかないときにもオススメです。

どうしてこのポーズなの？

ワシのポーズは、肩はもちろん、硬くなりがちな肩甲骨と背骨の間を開くことで、上半身の血流をよくして、肩の動きを滑らかにしていきます。肩甲骨が動くようになると胸が開きやすくなり、呼吸が深くなります。酸素をたっぷり取り込むことができれば、思考もクリアになり、気持ちも穏やかになっていきます。

体の動かし方

あぐら（→23ページ参照）で座るか、椅子に座ります。両手を前に伸ばして手のひらを上に向けます。そのまま右腕を下にして左腕とクロス。ひじ同士が深くクロスできているとてもいいです。腕をクロスしたまま、ひじを90度に曲げて、左右の手の甲をくっつけます。余裕のある方はもうひとひねりして、手のひら同士をくっつけます。手の甲、または手のひらをくっつけた状態で息を吸いながら、ひじをあごのあたりまで上げていきます。そして息を吐きながら元に戻します。これを3～5回繰り返し、腕の左右をかえて同様におこないます。

ここがポイント

バランスが大切なので、どちらも同じようにできるのが理想です。そのため、やりにくいほうを2、3回多めにおこなうと、だんだん体のバランスが整っていきます。

ここに注意！

事務仕事やパソコンでの作業を長時間おこなっている人は、肩まわりが硬くなっていることが多いので最初は両腕をひじから90度に曲げるとき、うまくひじが重ならないかもしれません。それでも1週間やっていると、だんだん動いてくるので、はじめは手をクロスして手の甲をつけ、ひじをあごのあたりまで上げる形でやってみてください。

座位のワシのポーズ

Basic
基本のポーズ

① あぐらで座り、お尻の骨が床に当たっているのを意識し、骨盤を立てる。
両手を前に伸ばし、手のひらを上に向け、右腕を下にして左腕とクロス。左ひじが、右ひじより右側にくるようにしっかりと重ねる。

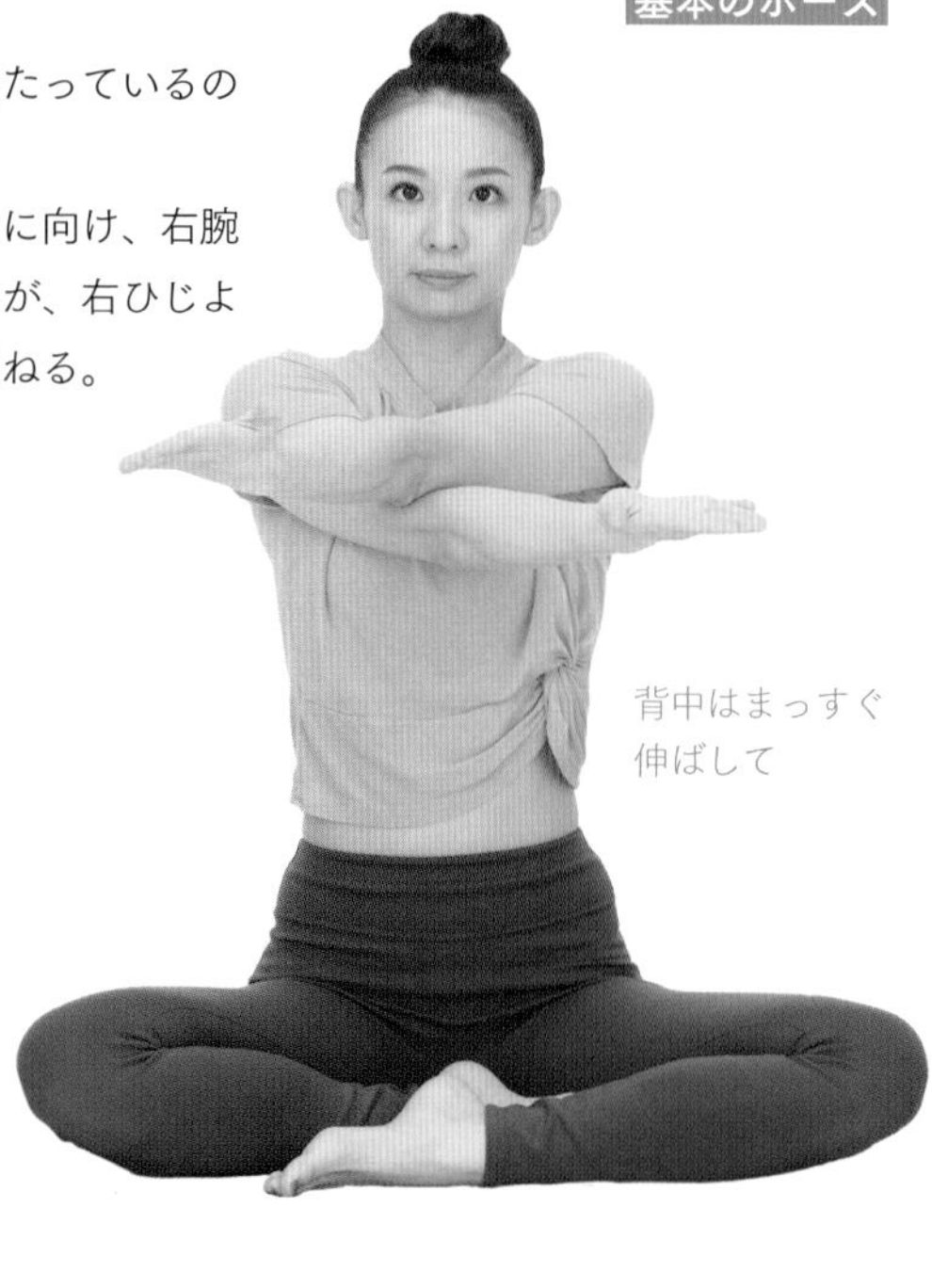

背中はまっすぐ伸ばして

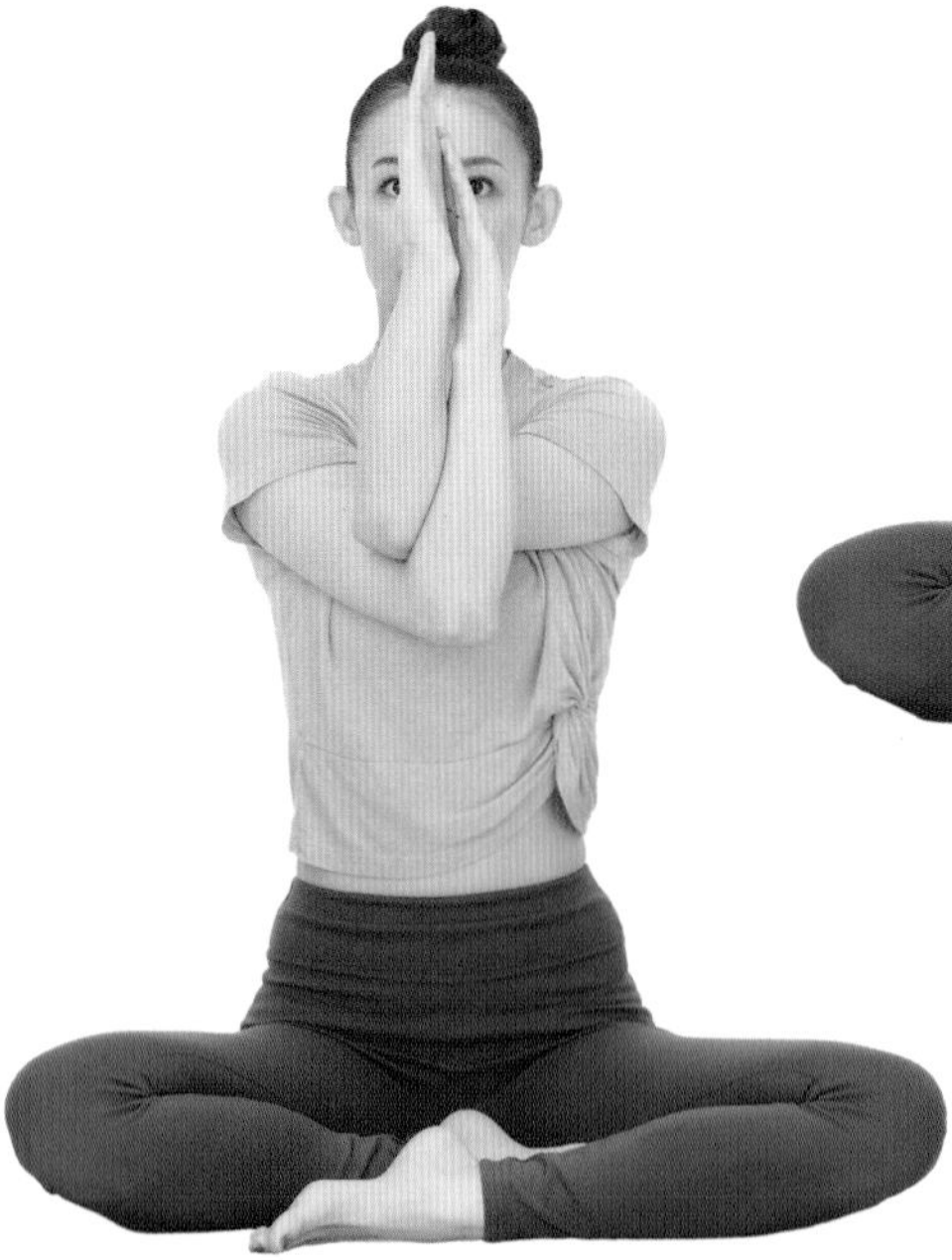

お尻の骨で座り、骨盤を立てることを意識

② 腕をクロスしたまま、ひじを90度に曲げて左右の手の甲をくっつける。
余裕のある方はもうひとひねりして、手のひら同士をくっつける。

▼動画

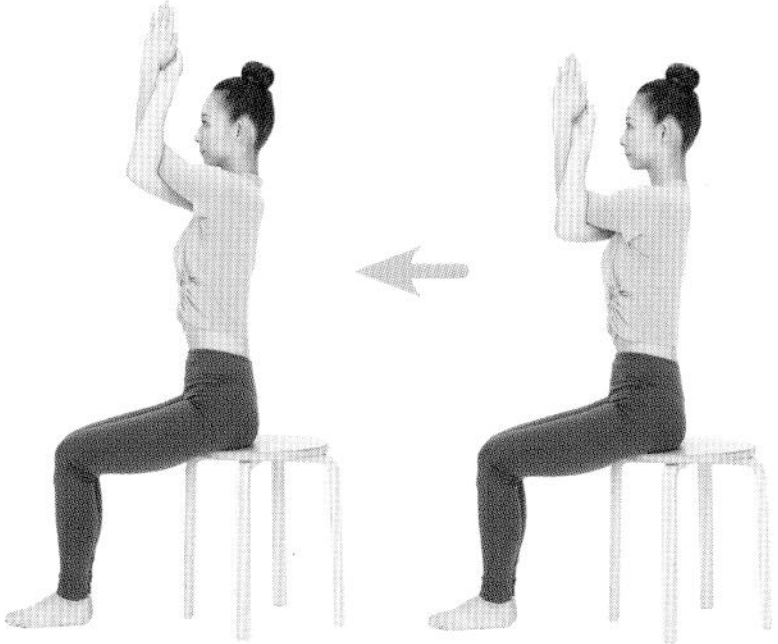

これでもOK

椅子に座っておこなってもOK。そのとき、お尻の骨が座面についていること、足の裏が床にぴったりついていることが大切。

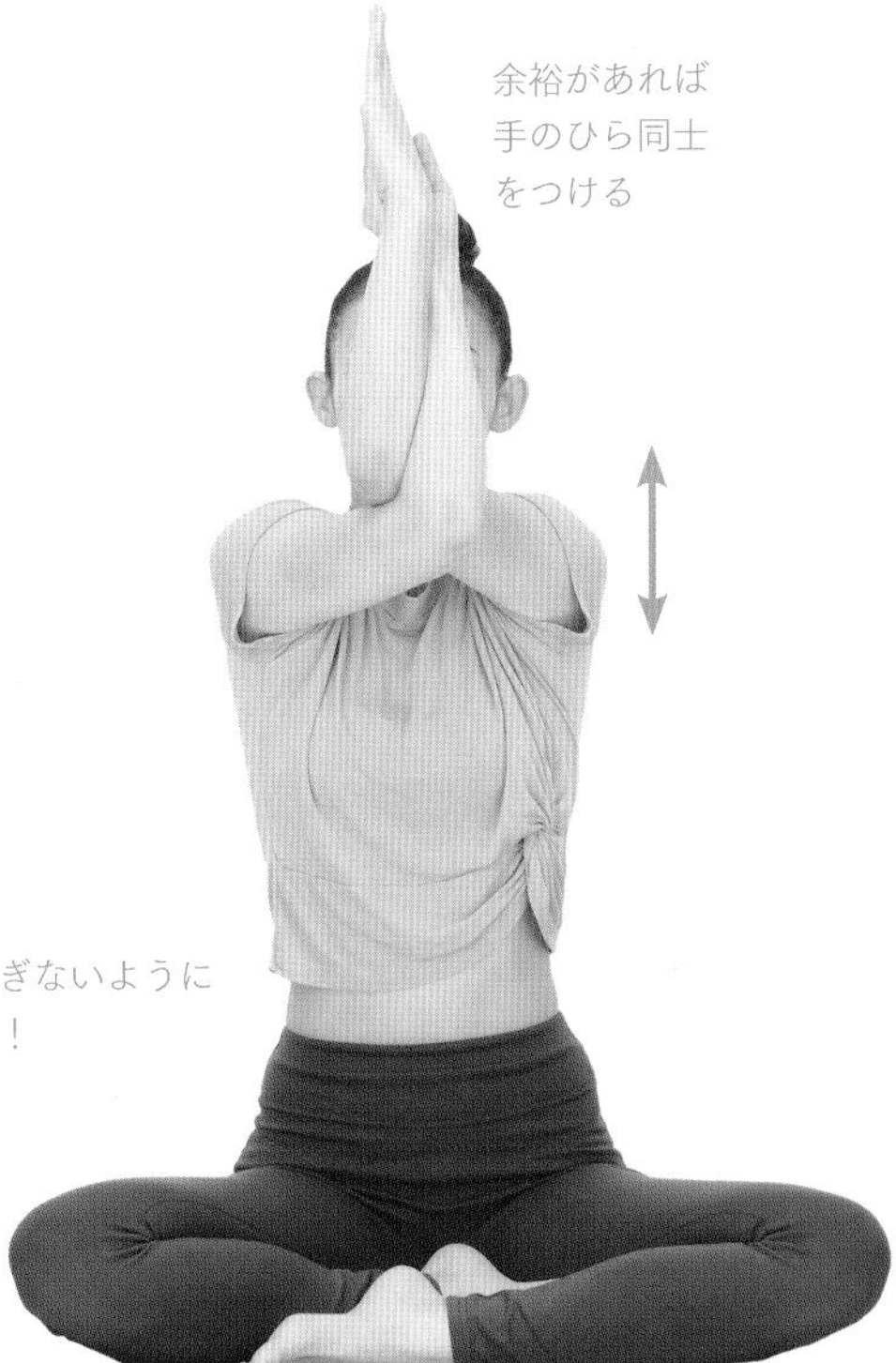

余裕があれば手のひら同士をつける

腰がそりすぎないように気をつけて！

3 ②のポーズができたら、息を吸いながら重ねたひじをあごのあたりまで上げて、息を吐きながら元に戻す。
これを3～5回繰り返す。
左腕を下にして右腕とクロスし、同様に。

針の糸通しのポーズ

体の重さを利用して肩甲骨をしっかり広げる

3月は、4月から環境が変わる人が多く、期待と不安が入り交じってなんとなくソワソワするときかもしれません。そんなざわついた不安感を、肩や肩甲骨をほぐしてあげることで緩和していきます。「なんだかちょっとイライラする」「ザワザワする」と感じたら、やってみてください。

どうしてこのポーズなの？

1週目でも説明しましたが、肩まわりをほぐしていくと、緊張していた気持ちがやわらいできます。このポーズは、片方の腕を体の反対側に伸ばし、自分の上半身の重みを利用しながら背骨をねじることで肩甲骨をしっかり開くことができます。片方ずつ伸びるイタ気持ちよさを感じながら、やってみましょう。

体の動かし方

よつんばいになり、ひざはこぶし1つ半ほどあけます。右の手のひらを上向きにして、左手のわきの下を通して左方向に伸ばし、右肩と側頭部を床につけます。視線は右手の指先。ここで息を吸って、吐きながら左手で床を押して背骨をツイストし、胸を左側へ向けていきます。また息を吸い、吐きながらさらに胸を左に向け、視線は右手の指先へ。3〜5回呼吸を繰り返したら、反対側も同様におこないます。

ここがポイント

左手で床を押し、胸を左に向けるとき、背骨と右腕の肩甲骨の間が最大に伸ばされるのを感じてみましょう。頭からお尻まで背骨は一直線をイメージして肩をつきましょう。

ここに注意！

脚はしっかり踏ん張って、浮かないように気をつけましょう。そうすることで背骨の位置が安定します。

ゆっくりと肩甲骨をほぐしていくこのポーズは、ふとんの上でもできるので、寝る前におこなうのもオススメです。ゆったりした呼吸でおこなうヨガは副交感神経の働きを促すので、質のいい睡眠を得るのにも効果的です。

3月 3週目 ●●●○●

針の糸通しのポーズ

Basic
基本のポーズ

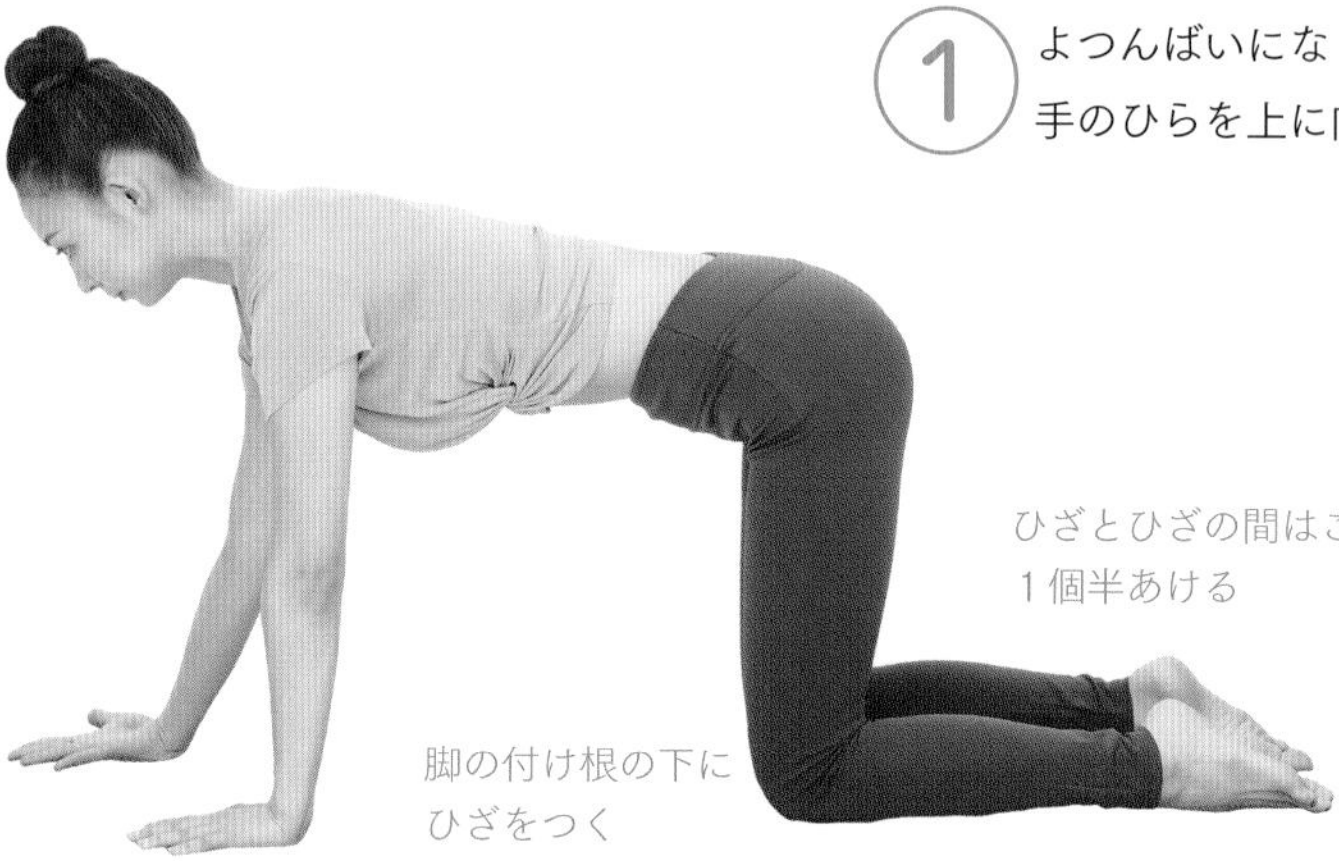

ひざとひざの間はこぶし
1個半あける
脚の付け根の下に
ひざをつく

① よつんばいになり、右の手のひらを上に向ける。

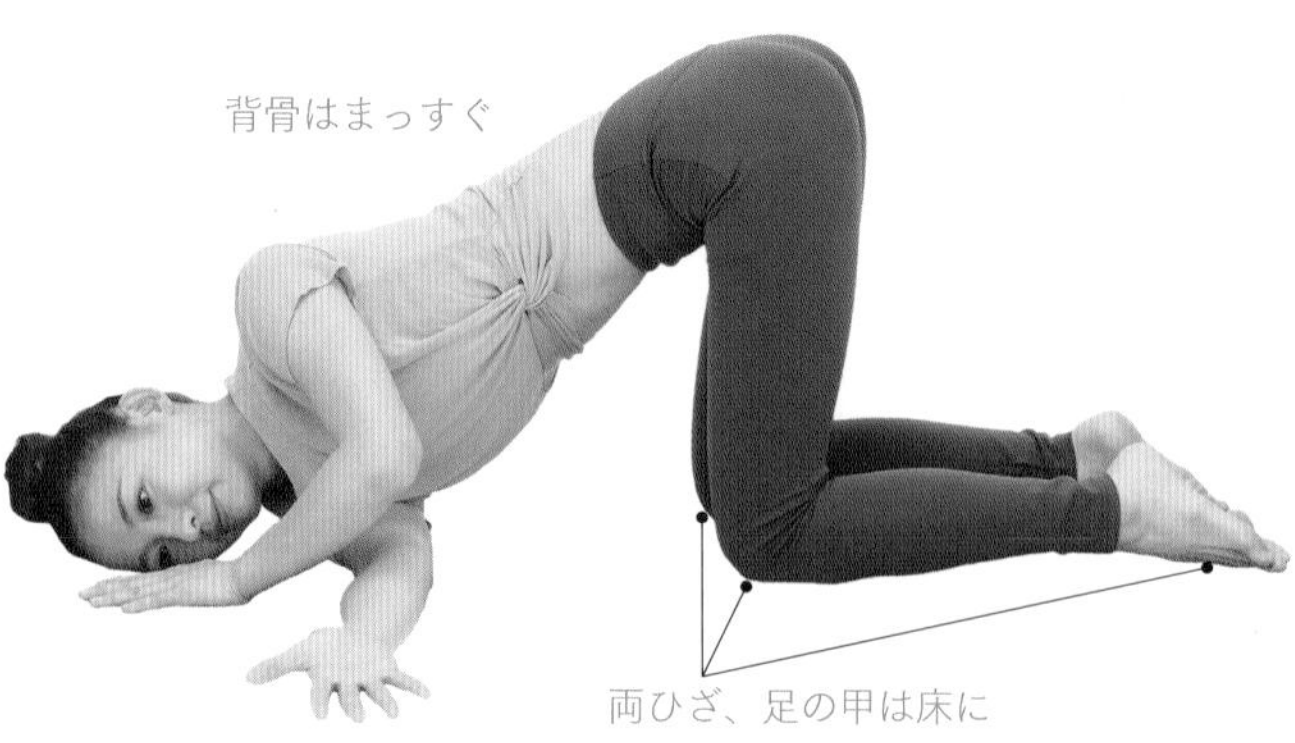

背骨はまっすぐ
両ひざ、足の甲は床に
しっかりつける

▼動画

② 右手を左手のわきの下を通して左方向に伸ばし、右肩と側頭部を床につける。

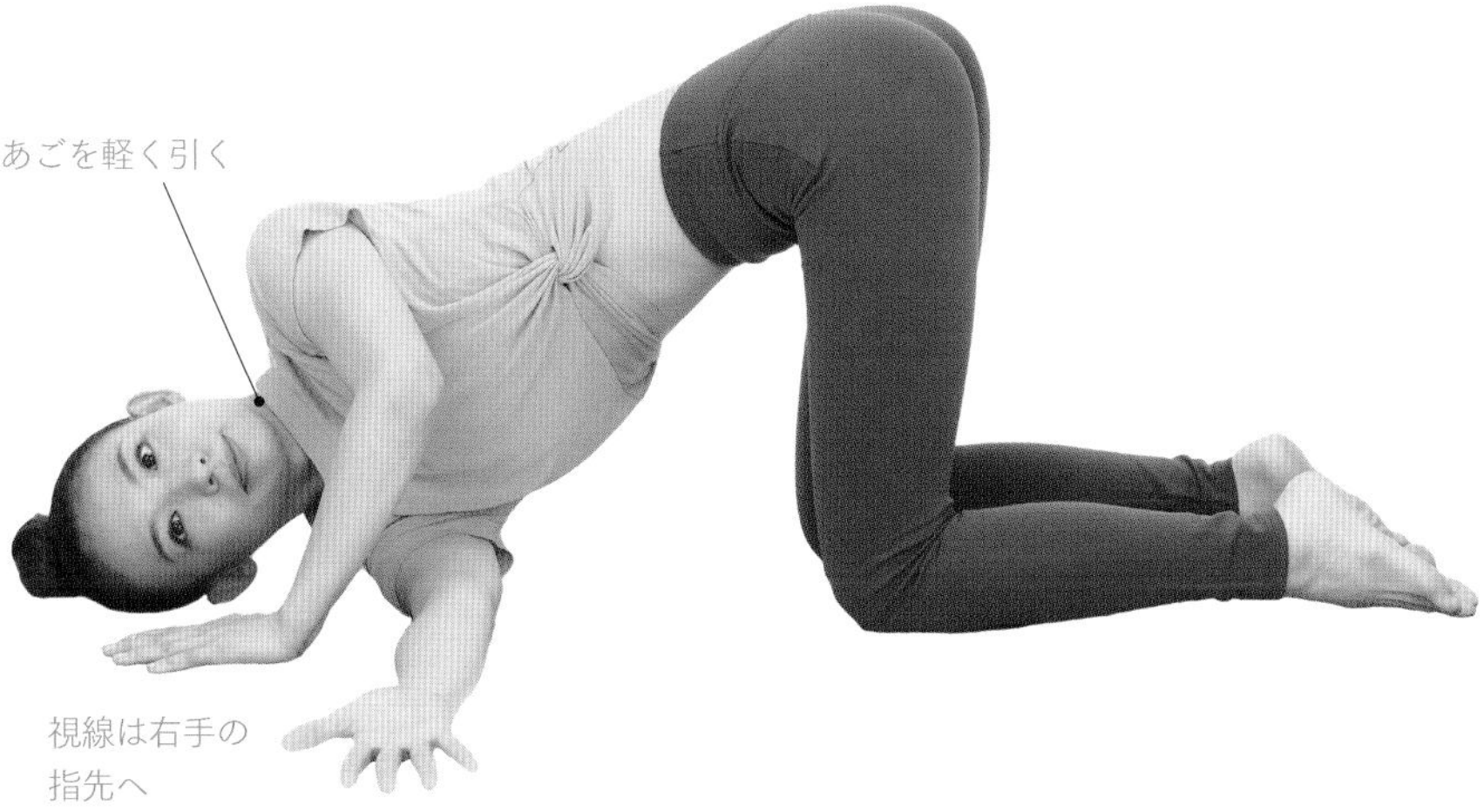

③ 息を吸って、吐きながら、左手で床を押し、胸を左側に向ける。息を吸って、吐きながら、さらに胸を左に向ける。3～5回呼吸を繰り返す。反対側も同様に。

牛面《ぎゅうめん》のポーズ

背中で手を結んで肩とわき腹の筋肉をストレッチ

3月最後の週は、ちょっと難易度が高いポーズになりますが、今月はずっと肩まわりを動かしているので、チャレンジしてみてください。

どうしてこのポーズなの？

1～3週目では、肩を上げる筋肉のストレッチと、休みがちな背中側の筋肉のストレッチをしてきましたが、最後はわきの下とわき腹も伸ばしていきます。胸を大きく開いて肩まわりをストレッチするので、肩まわりのコリがほぐれ、呼吸がラクになります。背中で手を結ぶとき、筋肉を引き締めて圧迫することになりますが、解放したとき血管に血液がどっと流れ込むので、血液の循環もぐっとよくなります。

体の動かし方

脚を深くクロスして座ります。無理な場合はあぐら（→23ページ参照）で座るか椅子に座り、左腕を耳の横に上げてひじを曲げ、右手で左ひじをつかみます。息を吸って背筋を伸ばし、息を吐きながら、右手で左ひじを下方向へ軽く押します。お尻の骨で床を押し、背中を伸ばしたら、視線を正面に向け、左手の指先を背骨に沿わせてゆったり3回呼吸しましょう。このとき、左ひじが前に倒れてこないように後頭部で軽く後ろに押すと背中が伸びやすいです。

次に右手をゆっくり離します。そのまま右手を下から背中に回し、右手の甲を背骨に沿わせながら、ゆっくり上げていき、左の指先とつなぎましょう。ここで3～5回呼吸します。このときも体が前傾しないように胸を開きましょう。結んだ手をほどき、腕を下ろしたら、腕の左右をかえて同様に繰り返します。

ここがポイント

肩とわきを伸ばし、背中で左右の手を結びますが、はじめは結べなくても大丈夫です。結べない人はタオルやロープを使いましょう。大切なのは肩と胸を開いて背筋を伸ばすことですから、無理のない範囲で進めてください。

ここに注意！

背中で両手を結んだときに前かがみにならないよう、左ひじを頭で軽く押して胸を張りましょう。

3月 4週目 ●●●●●

牛面のポーズ

Basic
基本のポーズ

① 脚を深くクロスするかあぐらで座る、あるいは椅子に座って、左腕を上に伸ばす。

② 左ひじを曲げて背中のほうに伸ばしたら、右手で左ひじをキャッチ。
息を吸って吐きながら、左ひじを右手で下に押し込む。
左手の指先は背骨に沿わせ、このまま３回呼吸してキープ。

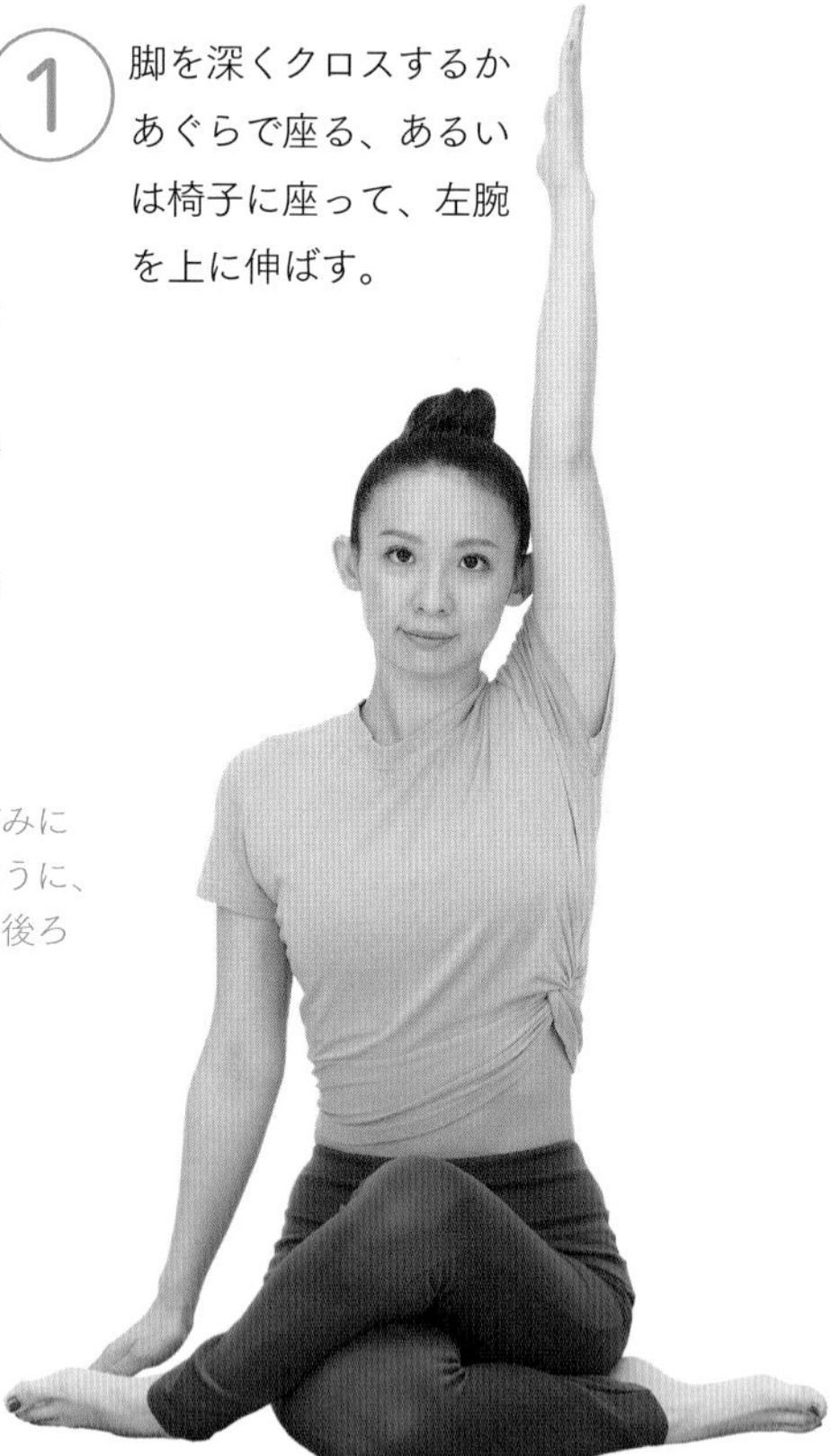

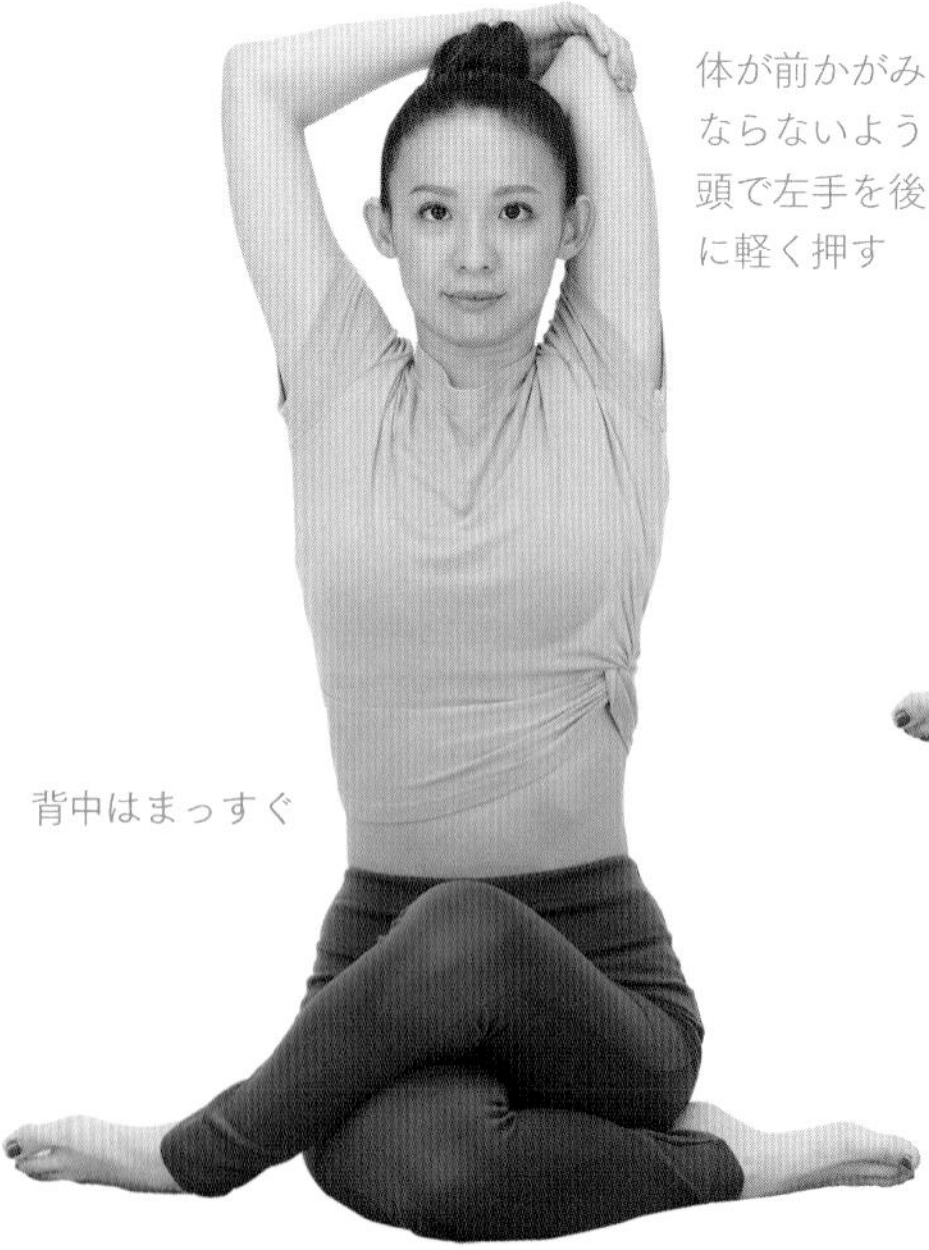

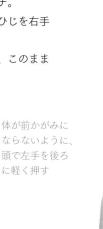

体が前かがみにならないように、頭で左手を後ろに軽く押す

背中はまっすぐ

▼動画

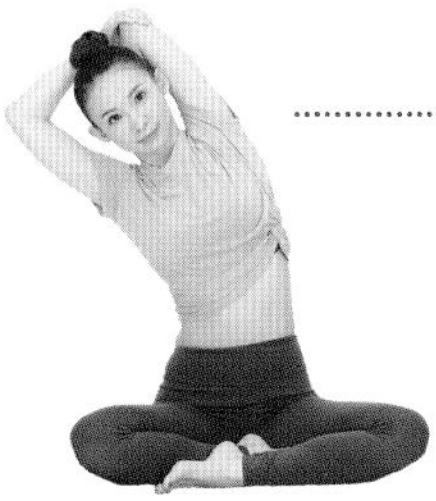

Fasy

軽減ポーズ

背中で手を結ぶのがキツいときは、基本②のポーズから、息を吸って、息を吐きながら右側に倒し、左わきをストレッチ。

ひと呼吸して、元の位置に戻ります。

これを3～5回繰り返し、反対側も同様に。

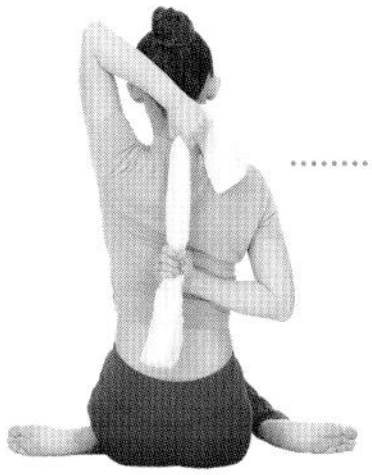

これでもOK

タオルを持って、引っ張り合って背中を伸ばすようにする。

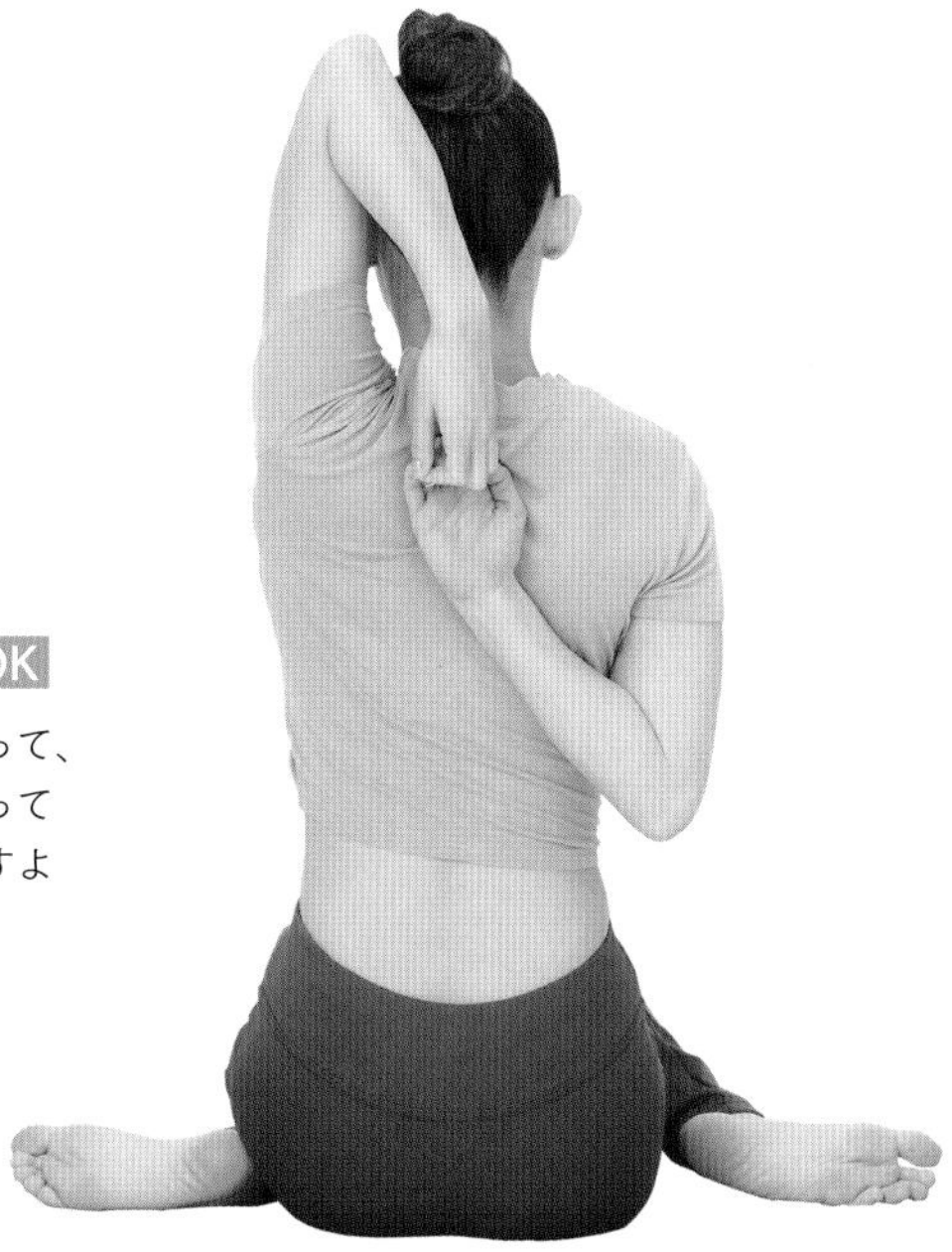

③ 左ひじを押さえる右手を離して、下から背中に回す。
右手の甲を背骨に沿わせながら左手に近づけていき、左手と結ぶ。

そのままゆっくり3～5回呼吸。

ゆっくりと手を離し、反対側も同様に。

脚を深くクロスしている場合は脚の左右もかえる。

Column

3月 不安や緊張を取り払う呼吸法

「ナーディー・ショーダナ呼吸法」は、片鼻ずつおこなう呼吸法です。緊張でナーバスになったり、眠れないなど、ヴァータ（風のエネルギー）を鎮めてリラックスしたいときに有効です。

ナーディー・ショーダナ呼吸法

1. 右の鼻孔を右手の親指でふさぎ、左の鼻孔から６秒かけて息を吸う。
2. ６秒止めた後、今度は左の鼻孔を右手の薬指でふさぎ、右の鼻孔を開いて６秒かけて息を吐く。
3. そのまま右の鼻孔から６秒かけて息を吸う。
4. ６秒止めた後、今度は右の鼻孔を右手の親指でふさぎ、左の鼻孔を開いて６秒かけて息を吐く。
5. これをワンセットとして４～５セットおこなう。

呼吸の音が聞こえないくらい静かにおこなってください。

副交感神経が優位になり、体がゆるむのを感じるはず。眠る前におこなうと、深い睡眠に導いてくれます。

4月

天候の変化で乱れた自律神経を整える

進級や入学、入社、また年度はじめを迎えるなど
新しい環境に身をおくことの多い４月。
期待や不安、緊張、天候の変化もあいまって
気持ちが落ちつかない日もあるのでは？
そういうときは意識して大きく胸を開くと、
気分がぐっと前向きになります。

わきを伸ばすポーズ

力を抜いて、体の重さでわきも胸ものびのび

4月は、さまざまな生活の変化で、刺激を受けやすくなる月です。新しい場に出ることが多く、緊張や不安から呼吸が浅くなりがちです。呼吸が浅くなると、肩が前に出てきて、胸の向きが下がり、視線も下がります。すると、気持ちも下向きになって、不安やイライラという重苦しいムードにはまりがちに……。そんな状況を強制的に上向きにできるのが、胸を開くポーズです。

どうしてこのポーズなの？

4月にご紹介するポーズはすべて、胸を開くことにフォーカスしています。なぜ胸かというと、胸の筋肉は呼吸と密接に関わっているにもかかわらず、硬くなってしまっている方がとても多いからです。胸を広げることで深い呼吸がしやすくなり、自律神経のバランスが整うため、リフレッシュしたり、やる気が出たりするのです。体と気持ちは結びついています。胸を開いて、上を向きましょう。

左右片方ずつの手を伸ばすこのポーズは、自分の体の重みを使って胸とわきの下、肩甲骨までを一気

に伸ばしていきます。

体の動かし方

よつんばいになって、手は肩の真下におき、ひざは脚の付け根の真下でこぶし1つ半ほど開きます。右の手のひらを内向きにして前におきます。息を吸って、吐きながら右腕を前に滑らせ、右側のこめかみを床に近づけていきます。左手は自然にひじをついてOK。そのままゆったり3〜5回呼吸したら、左手でゆっくり床を押して元のよつんばいに戻り、今度は左手を伸ばして同様におこないます。

ここがポイント

伸ばしている手の中指と、お尻が引っ張り合うイメージで伸ばしてみてください。ポーズができたら力を抜いて、自分の体の重みで、わきの下から右の肩甲骨の付け根あたりがぐーんと伸びていくのを感じましょう。

ここに注意！

お尻が腕と一緒に前に滑ってこないように気をつけましょう。上半身に重みがかかりすぎて呼吸がしづらくなってしまいます。また、こめかみが床につかない場合は、体を床にぐいぐい近づけようとするのではなく、「はーっ」と息を吐きながら力を抜き、自分の体の重さで床に近づいていくイメージでやってみてください。

わきを伸ばすポーズ

Basic
基本のポーズ

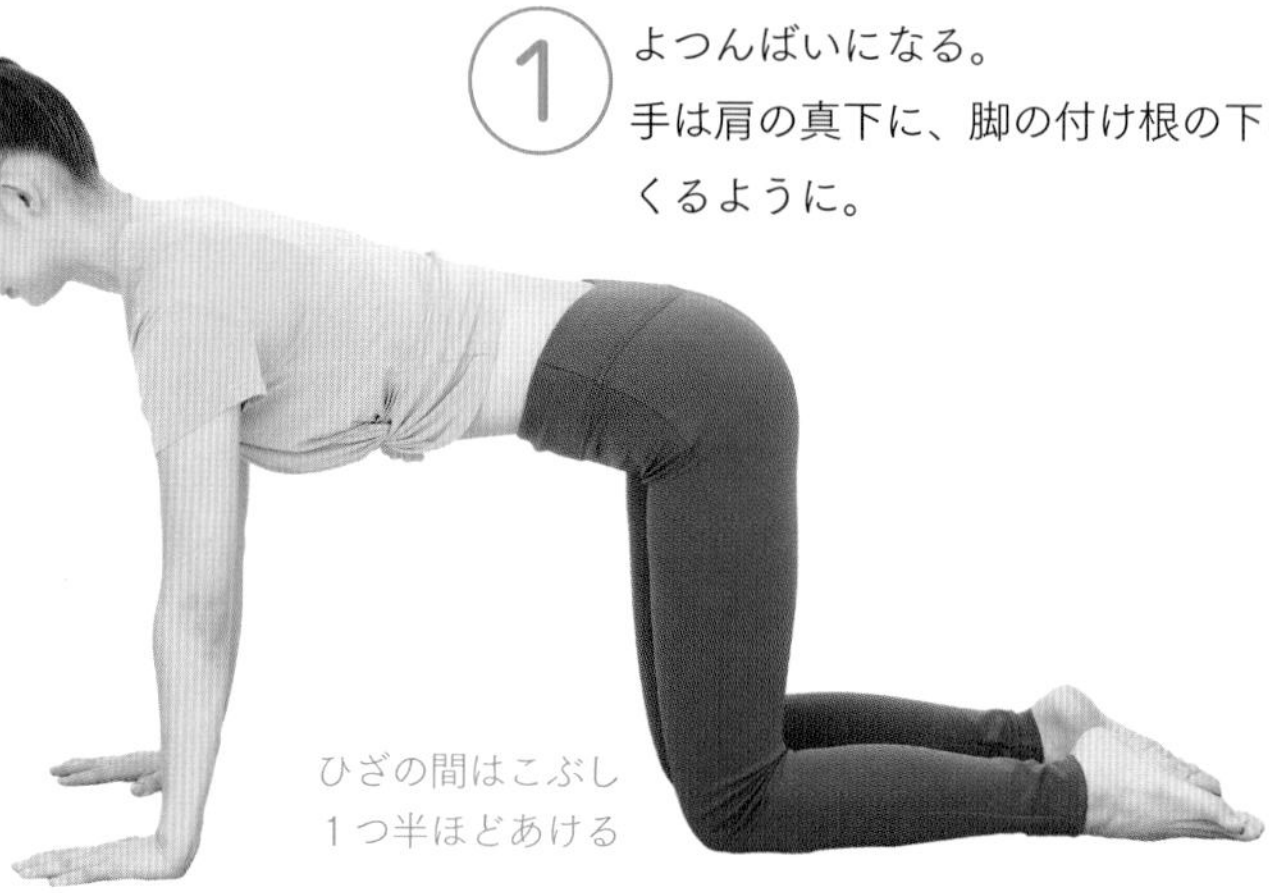

① よつんばいになる。
手は肩の真下に、脚の付け根の下にひざがくるように。

ひざの間はこぶし
1つ半ほどあける

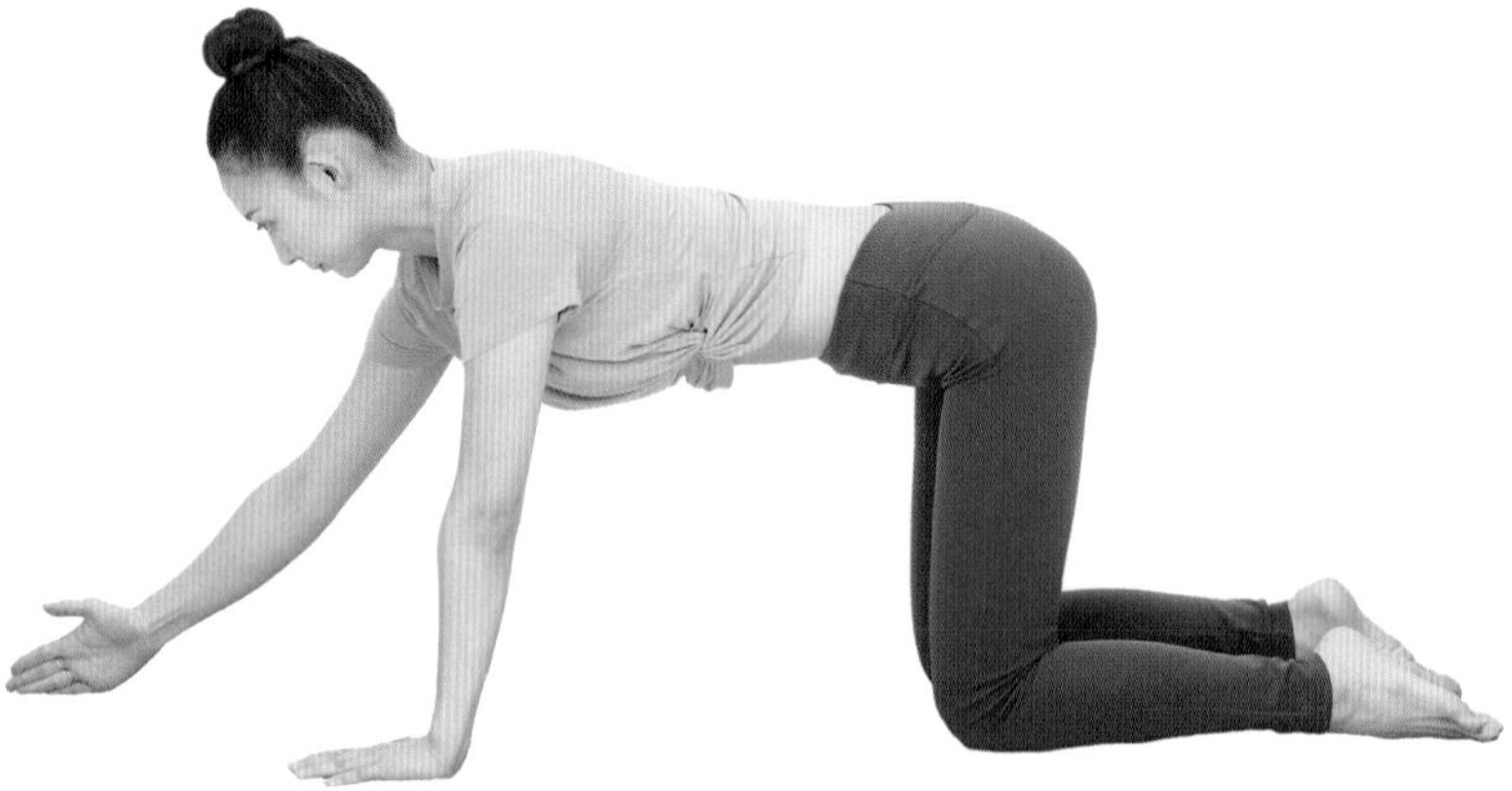

② 右の手のひらを内向きにして前に伸ばす。

▼動画

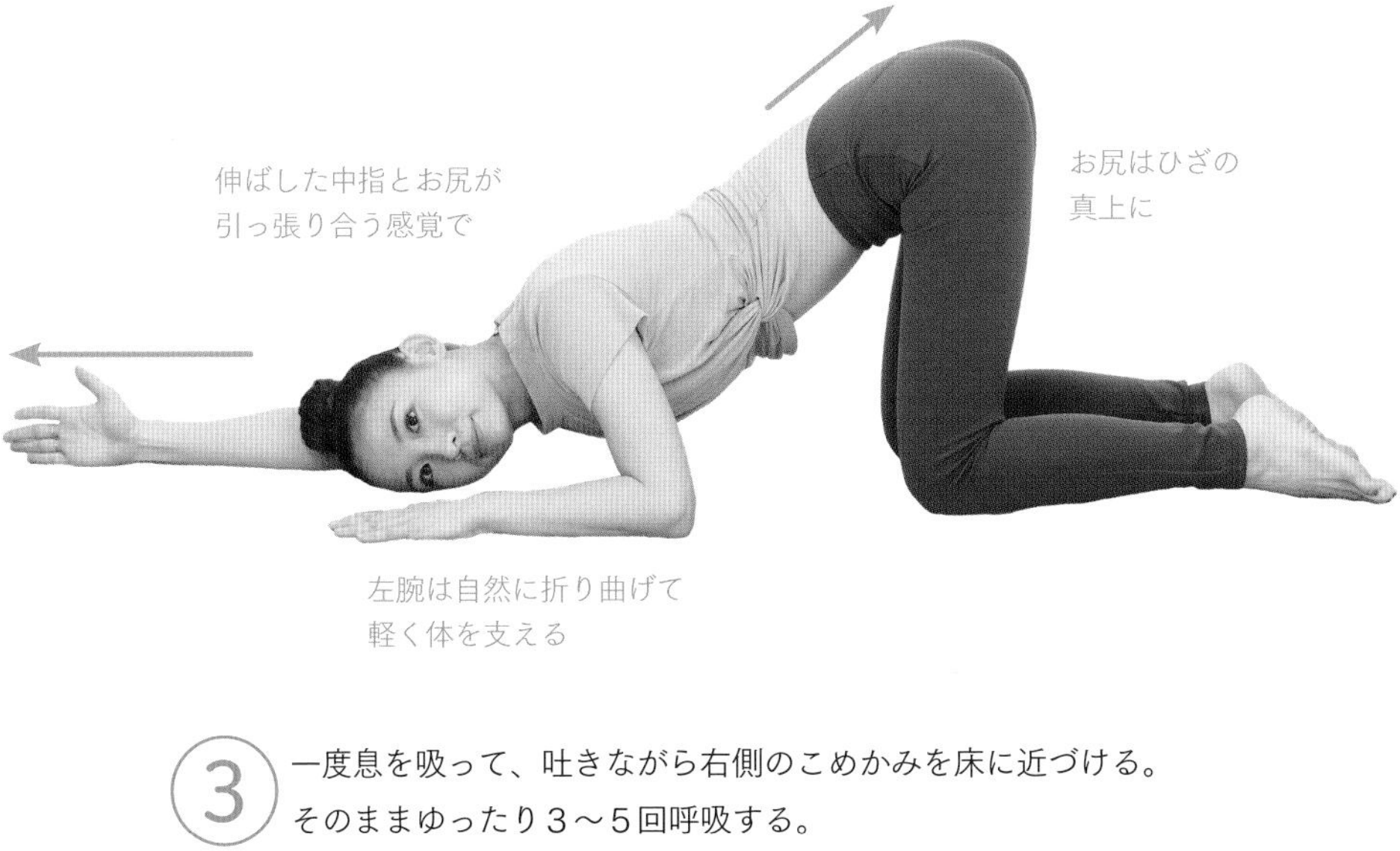
伸ばした中指とお尻が
引っ張り合う感覚で
お尻はひざの
真上に
左腕は自然に折り曲げて
軽く体を支える

③ 一度息を吸って、吐きながら右側のこめかみを床に近づける。
そのままゆったり3～5回呼吸する。
ひと呼吸ごとに力を抜いて、胸やわきの下が床に近づいていくイメージで。
終わったら左手でゆっくり床を押して①の姿勢に戻る。
左右の手をかえて反対側も同様に。

橋のポーズ

体の前面をゆうゆうと伸ばして気持ちを晴れやかに

新しい場所でいい刺激を受けて気持ちが上がるときもあれば、逆に期待通りにいかなくて気持ちが急降下してしまうこともあるかもしれません。そんなふうに気分のアップダウンが大きいと、心身ともに疲れてしまって、自律神経の乱れにつながることも。胸を開くポーズで、そうした変化にも対応できる柔軟な心を整えていきましょう。

どうしてこのポーズなの？

このポーズでは鎖骨をしっかり後ろに引っ張って、胸を最大限に広げていきます。先週に引き続き、しっかり呼吸できる体を作ることが目的です。胸が上を向いてくると、横隔膜の動きがよくなって呼吸がしやすくなるので、自律神経も整います。

体の動かし方

準備では、骨盤を立ててあぐら（→23ページ参照）で座る、または椅子に座り、両手を背中側に回して腰のあたりで手を組んでこぶしを作ります。息を吸いながら、肩を後ろに引いて胸を開き、息を吐きながらこぶしを後ろに引いて胸をそらせます。このときにあごが上を向かないように軽く引きましょう。その姿勢で3〜5回呼吸します。

これで胸が開けていれば、「橋のポーズ」も楽勝です。あおむけになって両ひざを立てたら、かかとはひざの下、両手はお尻の横におき、手のひらを床につけます。息を吸ってお尻を持ち上げます。お尻のほっぺたをくっつけるように意識し、腰がそりすぎないように。余裕があれば背中の下で両手を組んで肩を背中側に巻き込み、胸を開いて3〜5回呼吸します。背骨を上から順番に床につけるようにして戻ります。

ここがポイント

準備でも「橋のポーズ」でも、組んだ手を引くときは鎖骨も一緒に連れていく意識で胸を大きく開きましょう。

ここに注意！

背中で手を組んで、すぐに下に引っ張ってしまうと、腰だけがそりやすくなり胸を開く効果が半減します。開きたいのは胸なので、手を後ろで組んだら、まずは肩を後ろに引いてあごも軽く引き、自分の姿勢を確認してから、こぶしをゆっくり下に引いていくイメージでやってみましょう。

橋のポーズ

準備

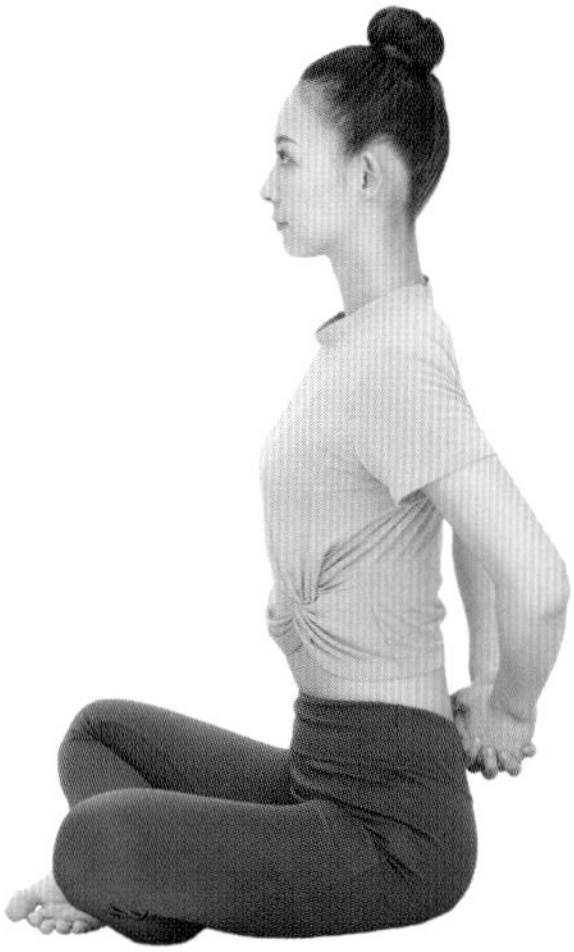

骨盤を立ててあぐらで座るか、椅子に座って、背中の腰のあたりで手を組む。

鎖骨を背中のほうに引いていくイメージで

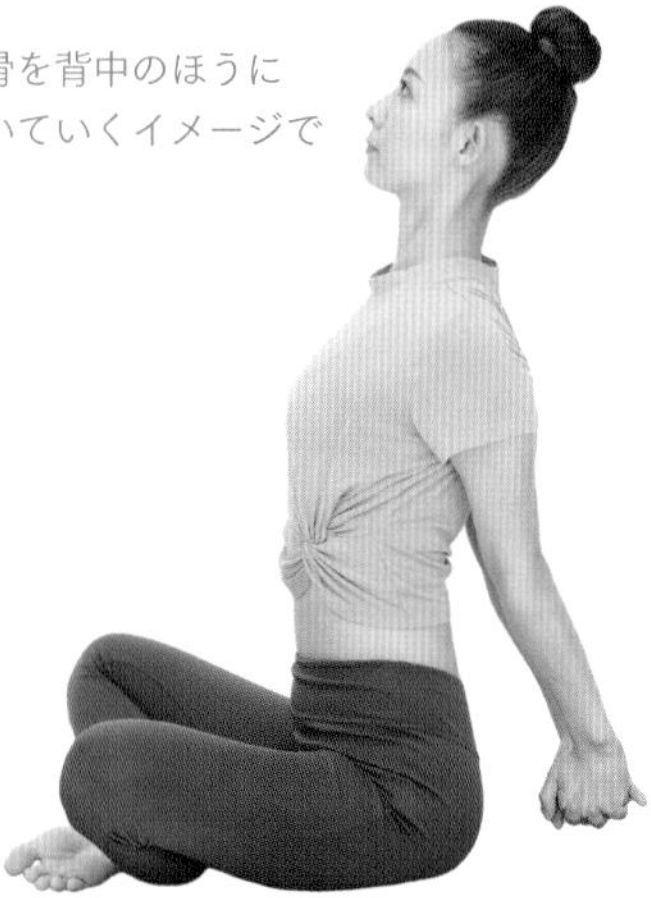

お尻の骨で座り、骨盤を立てる

息を吸いながら、肩を後ろに引いて胸を開き、あごを軽く引く。息を吐きながら、組んだ手をゆっくり下に引いて、胸をさらにそらせる。3～5回呼吸して①に戻る。

NG

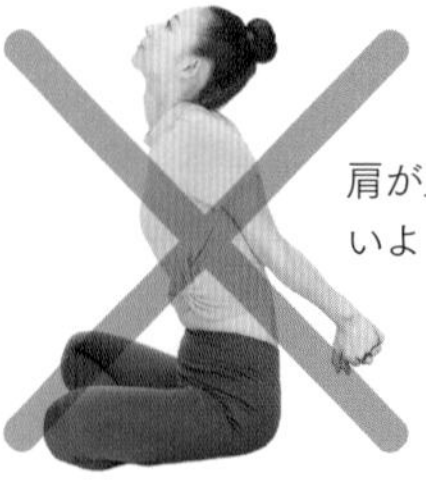

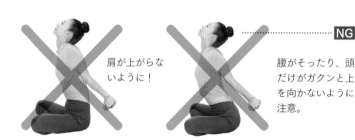

肩が上がらないように！

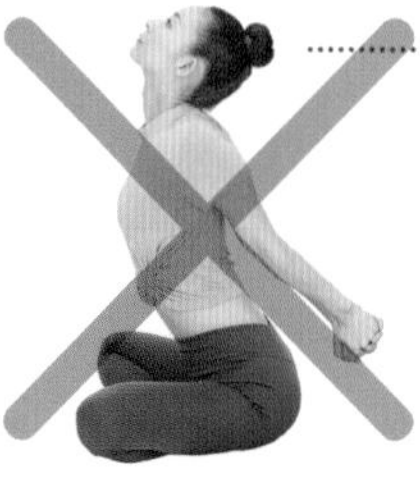

腰がそったり、頭だけがガクンと上を向かないように注意。

▼動画

Basic
基本のポーズ

足は腰幅に開く

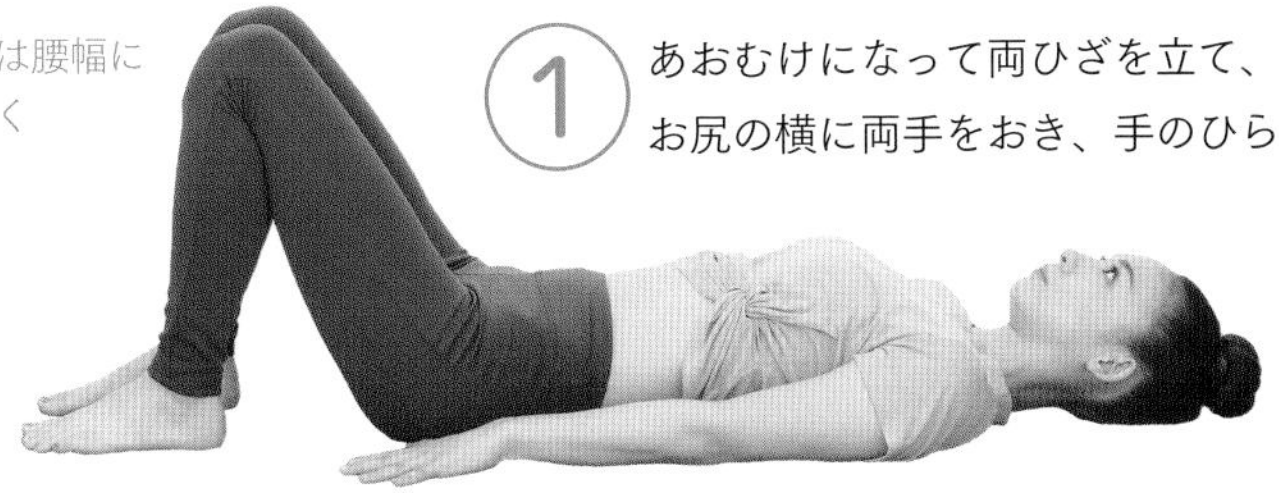

① あおむけになって両ひざを立て、ひざの下にかかと、お尻の横に両手をおき、手のひらを床につける。

ひざの下にかかとをおく

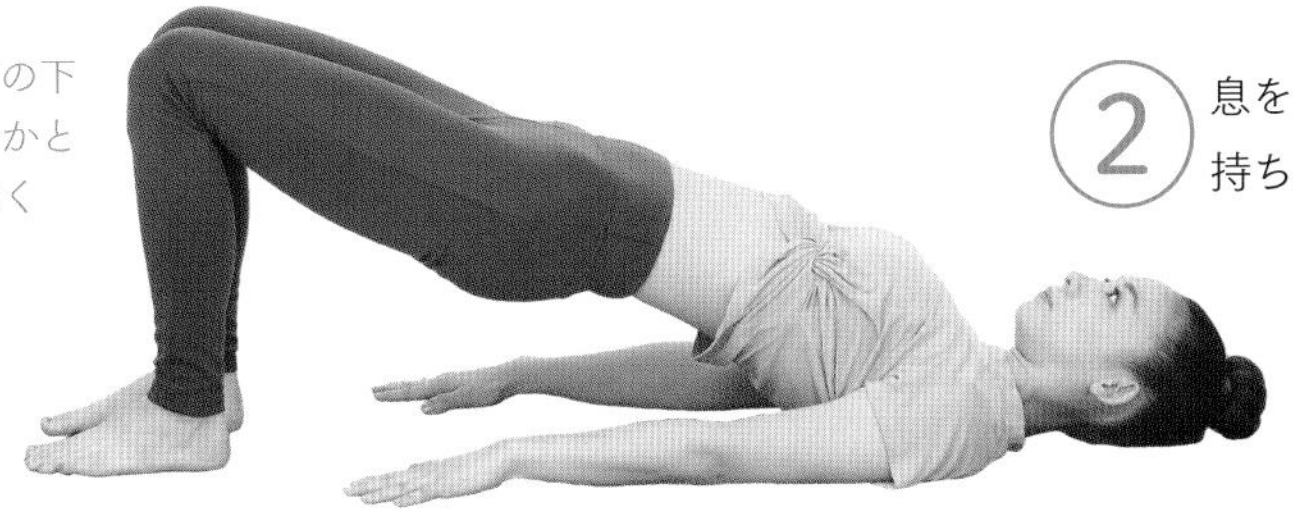

② 息を吸いながらお尻を持ち上げる。

腰がそりすぎないよう、お尻のほっぺたを軽く寄せて支える

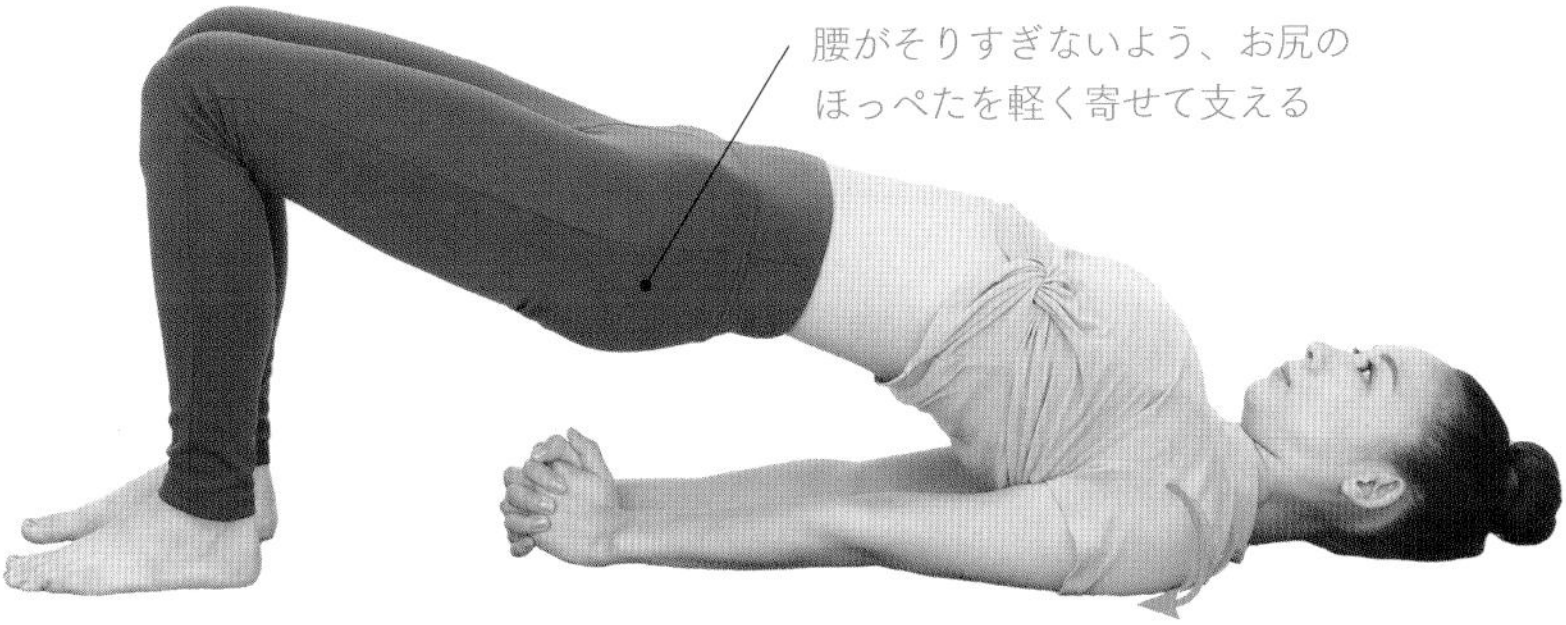

肩甲骨を背中側に寄せるように、両肩を背中側に巻き込む

③ お尻の下で手を組んでこぶしを作り、両肩を背中側に巻き込むようにして、さらに胸を開き、３～５回呼吸してキープ。
指をほどき、背中をゆっくり上から床につけていき、①の姿勢に戻る。

Tips 長時間のデスクワークや携帯の使用などで鎖骨の下あたりの筋肉が硬くなりがちなので、はじめは鎖骨を後ろに引くのが難しいかもしれません。でも１週間やってみるとかなり変わってきます。デコルテのラインもきれいになりますよ！

｜こぶしを作った猫の伸びのポーズ｜
右へ左へゴロンゴロン。深い呼吸を手に入れる

4月1週目と同じように、自分の体の重みを使って、胸を開いていきます。

どうしてこのポーズなの？

緊張や忙しさによって体が前かがみになり、呼吸が浅くなることが、自律神経の乱れにつながります。今週も深い呼吸ができるように胸を開いていきます。自分の体重をかけてわきを伸ばし、胸を開いていきましょう。そこに発展形のねじりを入れることで肩甲骨も動いてくるので、胸がさらに開きやすくなります。日頃の肩こりにもしっかり効きますよ。

体の動かし方

よつんばいになり、手は肩幅に開いて、ひざはお尻の真下におきます。ひざとひざの間はこぶし1つ半ほど開きます。ひじをつき、両手の指を組んでこぶしを作ったら、こぶしを前に滑らせていきま

す。お尻はひざの上か、やや後ろに引き、胸を床に近づけます。耳が腕の横にきたら鼻先を床に向けます。ここで息を吸い、吐きながら胸を床に近づけます。わきや胸が伸びてきたら、余裕のある人は発展形に進み、息を吐きながら、こぶしを軸にしてゆっくり体を左にねじり、顔と胸を左側に向けます。このとき右手首からひじが床について、耳は腕にぴたっとくっついていてOKです。向いているほう（上にある腕）のひじを上げて胸を開くように意識すると、やりやすいです。息を吸いながら元の位置に戻り、息を吐きながら今度は右にねじります。これを3〜5回繰り返しましょう。

ここがポイント

やってみると意外とキツいポーズです。こぶしを作って前に伸ばしたら、上半身の力を抜いて胸を床に近づけていきます。発展形はそこからこぶしを軸に右に左にゴロン、ゴロンと体を転がすイメージでやってみましょう。上げた腕の合間から向こうをのぞき込むような気持ちでやってみます。2〜3日やっているとだんだんねじりやすくなるので、体が動くようになっているのがわかります。

ここに注意！

首の後ろにシワを作りたくないので、鼻先は床に向け、首筋はまっすぐにキープしましょう。また、がんばりすぎると、胸が開かないまま、腰だけそってしまうこともあるので要注意です。なお、お尻が胸と一緒に前に滑ってきてしまうと、体重が腕と肩にのってしまい、体勢がつらくなるので、お尻はひざの上またはお尻より少し後ろにあるように意識します。

こぶしを作った猫の伸びのポーズ

Basic
基本のポーズ

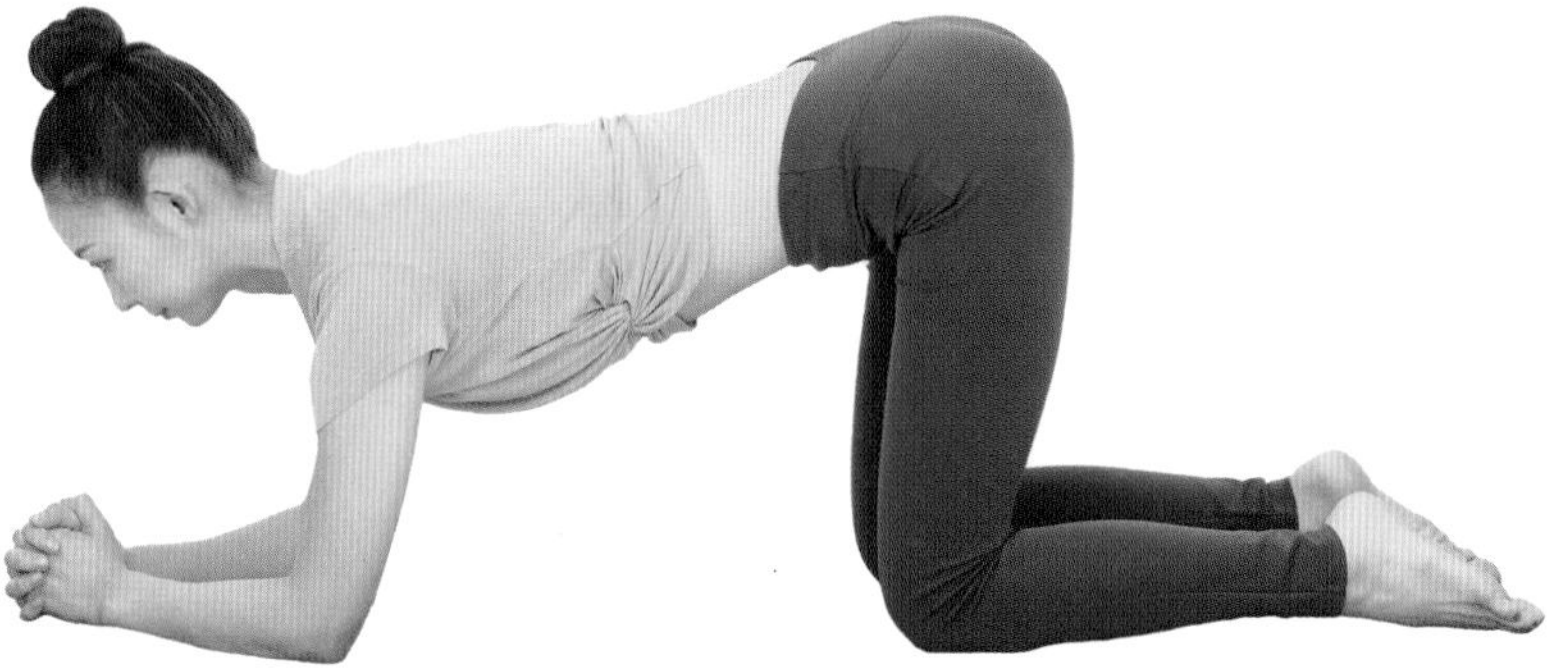

① よつんばいになり、手は肩幅に開いて、お尻はひざの上に。この状態から、ひじをついて両手の指を組んでこぶしを作る。

▼動画

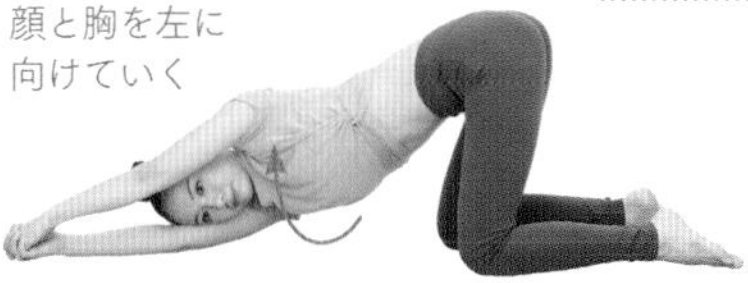
顔と胸を左に
向けていく
腕の間から左の壁を
見るような気持ちで

Advanced
発展形

息を吐きながら、こぶしを軸にしてゆっくり体を左にねじる。息を吸いながら元に戻り、吐きながら右にねじる。

これを3～5回繰り返す。

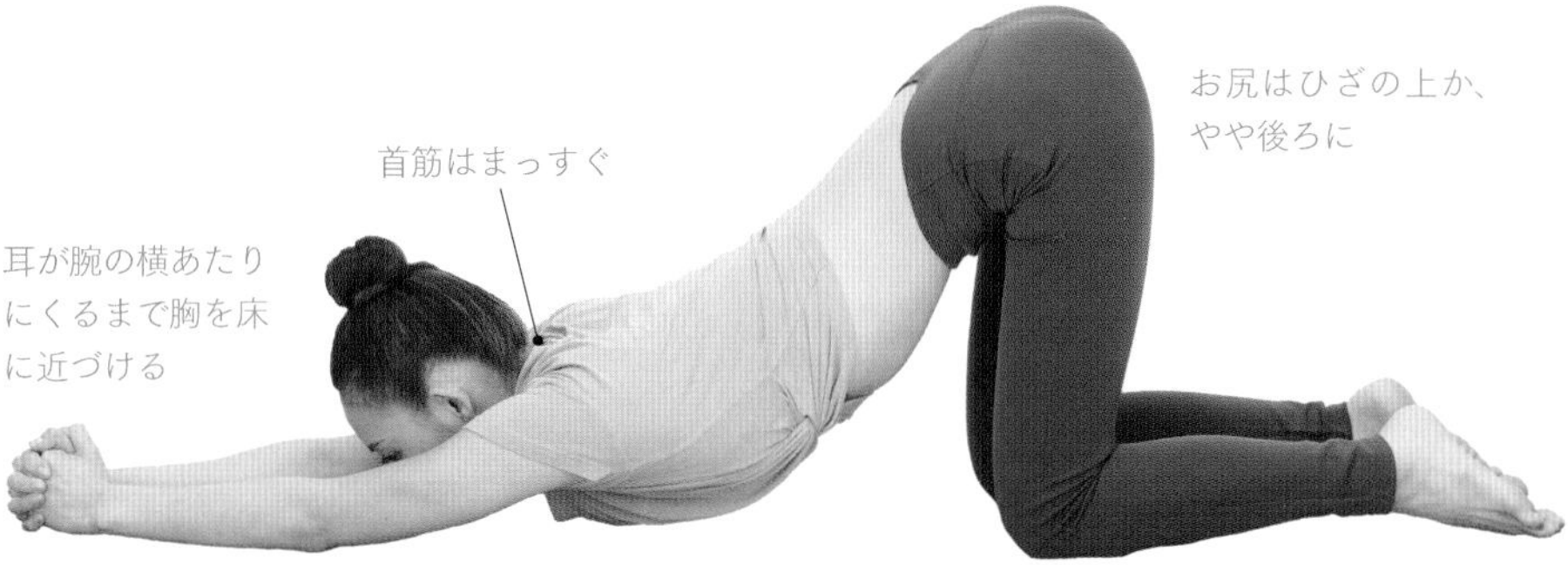
お尻はひざの上か、
やや後ろに
首筋はまっすぐ
耳が腕の横あたり
にくるまで胸を床
に近づける
鼻先を下に向ける

② こぶしを前に滑らせていき、胸を床に近づける。

NG

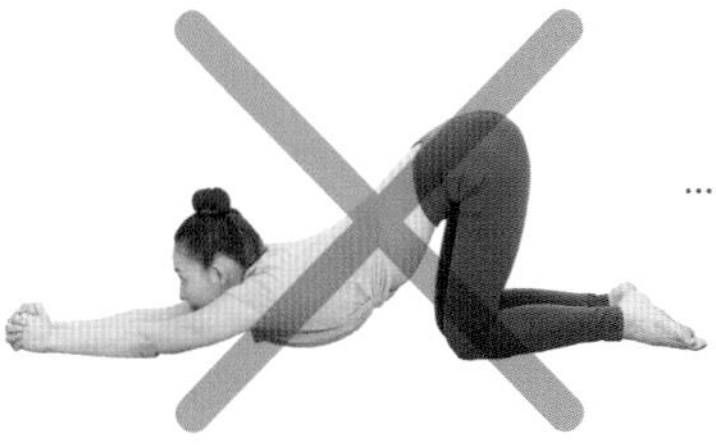

視線を上げすぎて首の後ろにシワができている状態は呼吸がしづらいので注意。

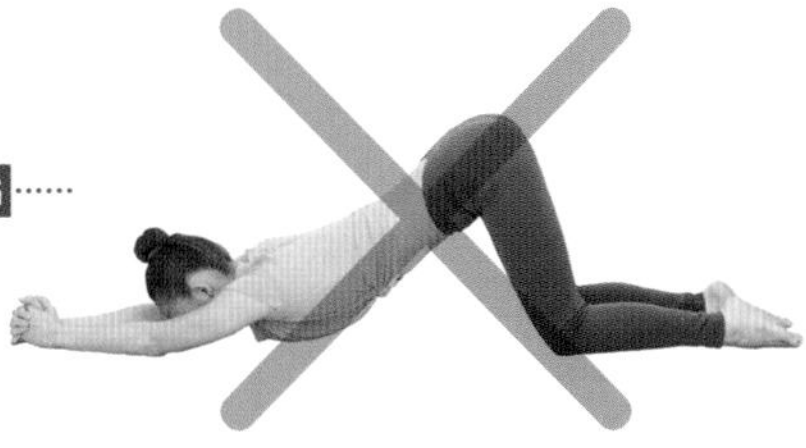

お尻が前にズルッと滑ってしまうと、体重が腕と肩にのってしまい、体勢がつらくなるので、お尻はひざの上またはお尻より少し後ろにあるように意識する。

ラクダのポーズ

上を向いて ネガティブな気持ちを一掃する

仕上げの最終週は、体の前面を大きく伸ばして胸を開き、気持ちを前向きにさせていきます。新しい職場に配属された、新しい仕事をまかされた、新しいチームやコミュニティの付き合いなど、慣れなかったり気を遣ったりする毎日で疲れ気味かもしれません。そんなときはヨガの深くゆったりした呼吸を思い出して、ちょっと時間があるときに胸を開いて大きく深呼吸してみると、「まぁ、いっか」とラクにかまえられるようになると思います。

どうしてこのポーズなの？

「ラクダのポーズ」は、鎖骨から胸、脚の付け根まで気持ちよく伸ばす動きです。体前面をゆったり開いて、横隔膜の働きをよくしていきます。横隔膜がしっかり動くと、呼吸が深まりますし、上を向くのでネガティブな気持ちがす～っと軽くなります。特におっくうな用事がある日の朝など、「面倒くさいなぁ」なんていう気持ちを一掃したいときにぴったりです。

体の動かし方

ひざで立つので、マットの端を折って二重三重にすると負担が少なくなります。ひざ立ちになり、つま先を寝かせます。ひざとひざの間はこぶし1つ半ほどあけます。そして、両手を腰に当て、息を吸って胸を張ります。息を吐きながら軽くお尻を締め、ゆっくり上半身を後ろに倒して無理のないところでキープ。

さらに体を後ろに倒せそうなら、腰を支える手を離してかかとをつかみます。このとき、腰に負担がかからないように、お尻のほっぺたをさらにきゅっと締めておきましょう。肩を後ろに引いて、胸を上に押し出すようにして前面を開きましょう。あごは引き、首の後ろにシワが寄らないようにします。

ここがポイント

腰に手を当てたら、両ひじを寄せ合うようにすると、胸が上を向いて大きく開きます。後ろに倒すときはお尻を締め、脚の付け根の前側を伸ばす意識を持ちます。無理にたくさん倒そうとしなくても十分効果がありますので、胸、お腹、脚の付け根、ももの前側が気持ちよく伸びているのを感じながらおこなってください。

ここに注意！

開きたいのは、脚の付け根と胸です。腰や首ばかりがそらないように気をつけましょう。

ラクダのポーズ

Basic
基本のポーズ

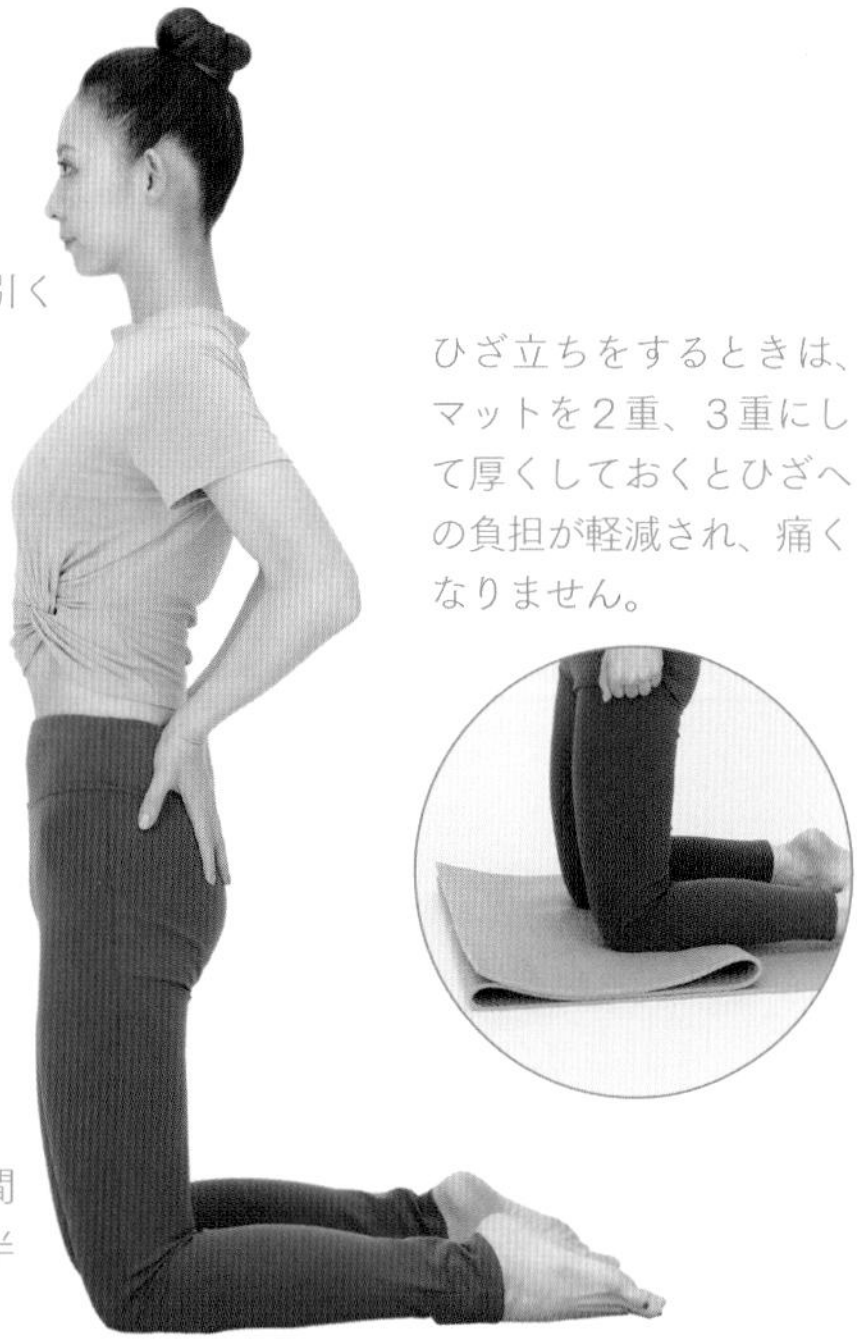

あごを引く

ひざ立ちをするときは、マットを2重、3重にして厚くしておくとひざへの負担が軽減され、痛くなりません。

ひざとひざの間はこぶし1つ半ほどあける

1 ひざ立ちになり、つま先は寝かせる。両手のひらを腰に当てて、息を吸いながらひじを後ろに引いて胸を張る。

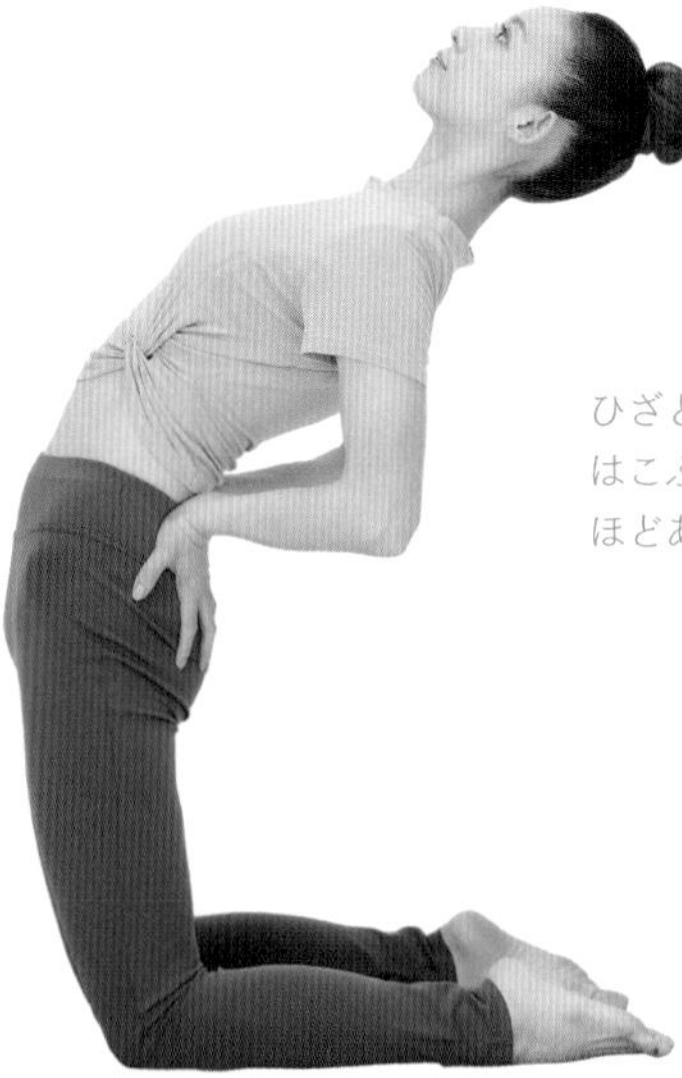

2 息を吐きながら、ゆっくり上半身を後ろに倒せるところまで倒してキープ。

▼動画

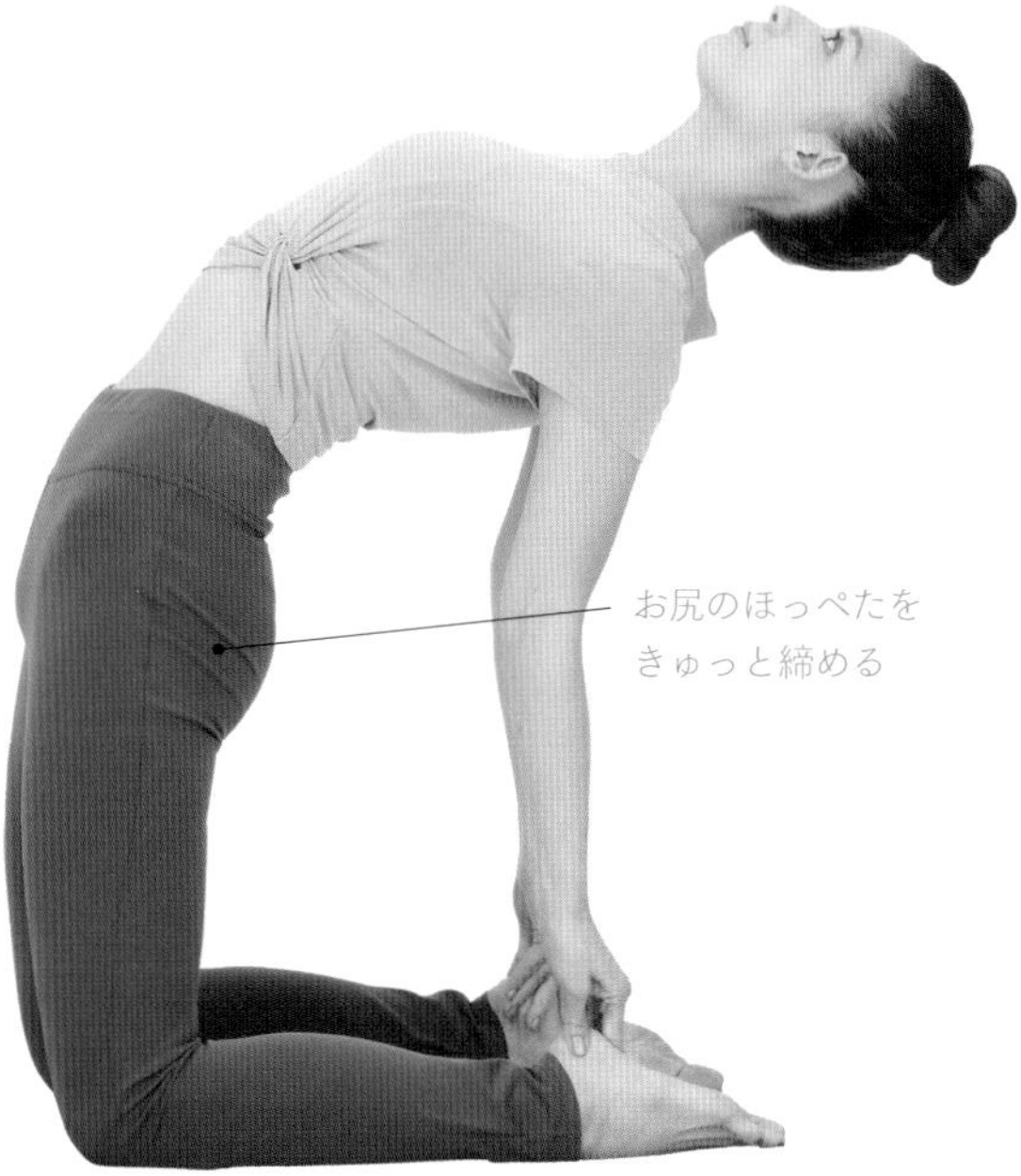

③ 上半身をさらに後ろに倒して、腰を支える手を離し、かかとをつかむ。お尻のほっぺたをきゅっと締めて、脚の付け根の前側を伸ばし、腰への負担を軽減。
3～5回呼吸して、①に戻る。

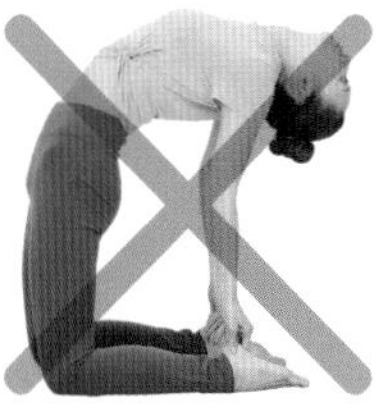

NG
胸をそらせたとき、首を後ろにガクンと倒すと、首に大きな負担がかかってしまうので、あごは軽く引く。

Column

4月 気象病にも有効！　1分間の耳マッサージ

アーユルヴェーダでは、毎日のオイルマッサージをすすめています。体にオイルをすりこみ、内側からデトックスを促すのが目的ですが、それが難しい場合は頭・耳・脚の３点だけでも続けるといい、とアドバイスしています。その中でも特に、耳のオイルマッサージは深くリラックスできるので、ストレス性の不眠や難聴、顔のこわばりを取り除き、体を温めるなどの働きがあるとも言われています。用意できない場合は、オイルなしでも大丈夫。

耳のマッサージ法

1．耳全体を人差し指と中指で挟み、上下に５回ほどこする。
2．耳の横部分をつまみ、後ろに向かって５回ほどゆっくり回す。
3．耳たぶをやさしくもみほぐす。
4．耳たぶの上部分を下から上になぞるようにもみほぐす。
5．耳全体を手で覆い、後ろに向かって円を描くようにゆっくりと５回ほど回す。

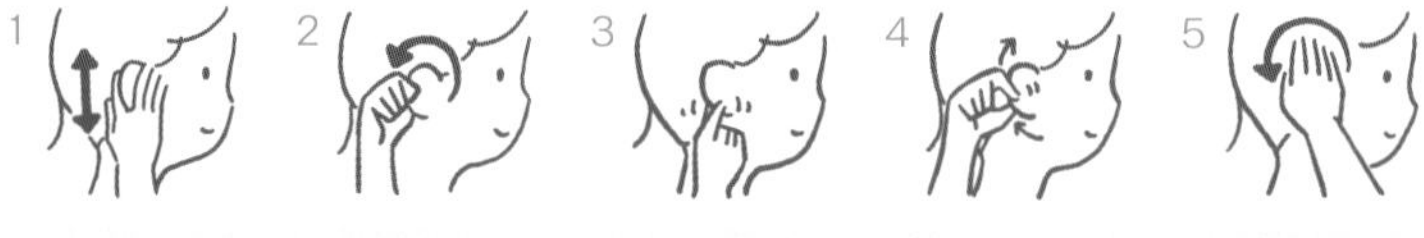

自律神経を整えて、気になっていた不調をケアしましょう。すぐに体温が上がるのを実感できるはず。

5月

夏に備えて
ゆるんだ体を引き締める

強い日差しを浴び、新緑がまぶしい季節です。
暦の上では、もう夏。
心も体も解放して、夏本番を楽しめるように
今から少しずつ体をシェイプアップしていきましょう。
今月フォーカスするのは、お尻や股関節まわり。
体の中でも大きな割合を占めるお尻の筋肉を動かして
基礎代謝を上げ、スッキリと引き締めていきます。

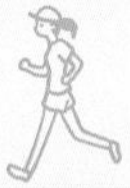

がっせき前屈のポーズ

股関節まわりをほぐして血流&基礎代謝アップ

股関節は、両脚の付け根にある体の中で一番大きな関節です。骨盤のくぼみに、脚の骨の先端（大《だい》腿《たい》骨頭）が深くはまっていて、前後左右自在に動かすことができます。でも、長時間立っていたり座っていたりといった生活を続けていると、周辺の筋肉が硬くなって血行が悪くなり、脚がむくんだり、ももが太くなってしまったりすることも。そのような血流の滞りを解消することで、不快感やむくみなどを軽減していきます。

どうしてこのポーズなの？

硬くなりがちな股関節を広げて血流を促すとともに、可動域を広げていくポーズです。内ももやお尻がストレッチされることで股関節がほぐれ、血行がよくなって体が内側から温まります。

体の動かし方

準備として、骨盤を立てて座り、両足の裏をつけて、親指を両手で持って自分のほうに引き寄せます。そのまま両ひざを10回くらい上下にパタパタパタパタと動かし股関節をゆるめます。

基本のポーズは、息を吸って胸を張り、息を吐きながら、胸の中心から前に下りていくようにゆっくり床に近づいていきます。このとき背中が丸まってしまうと、お尻の伸びや内ももへの刺激が弱くなるので、背骨はできるだけ伸ばした状態で胸を床に近づけ、そのままキープ。3～5回呼吸して元に戻ります。

ここがポイント

骨盤を立てて座るときは、お尻の骨で床を押しながら、股関節から骨盤を前に倒していく意識でやってみてください。股関節から体を折りたたむことで股関節の可動域を広げていきます。股関節をしっかり開いて、内もも、お尻をストレッチします。

ここに注意！

無理に深く前屈することより、股関節の動きを意識しましょう。腰が曲がってしまうのは股関節から曲げていない証拠です。たとえば床に落ちたものを拾うとき、腰を丸めて手を伸ばして拾っていませんか？　ちゃんと股関節とひざを曲げて拾うようにすると、腰を痛めることが減っていきます。

5月 1週目 ●●●●

がっせき前屈のポーズ

準備

両足の裏をつけて、両手で親指を持って自分のほうに引き寄せ、背中を伸ばす。

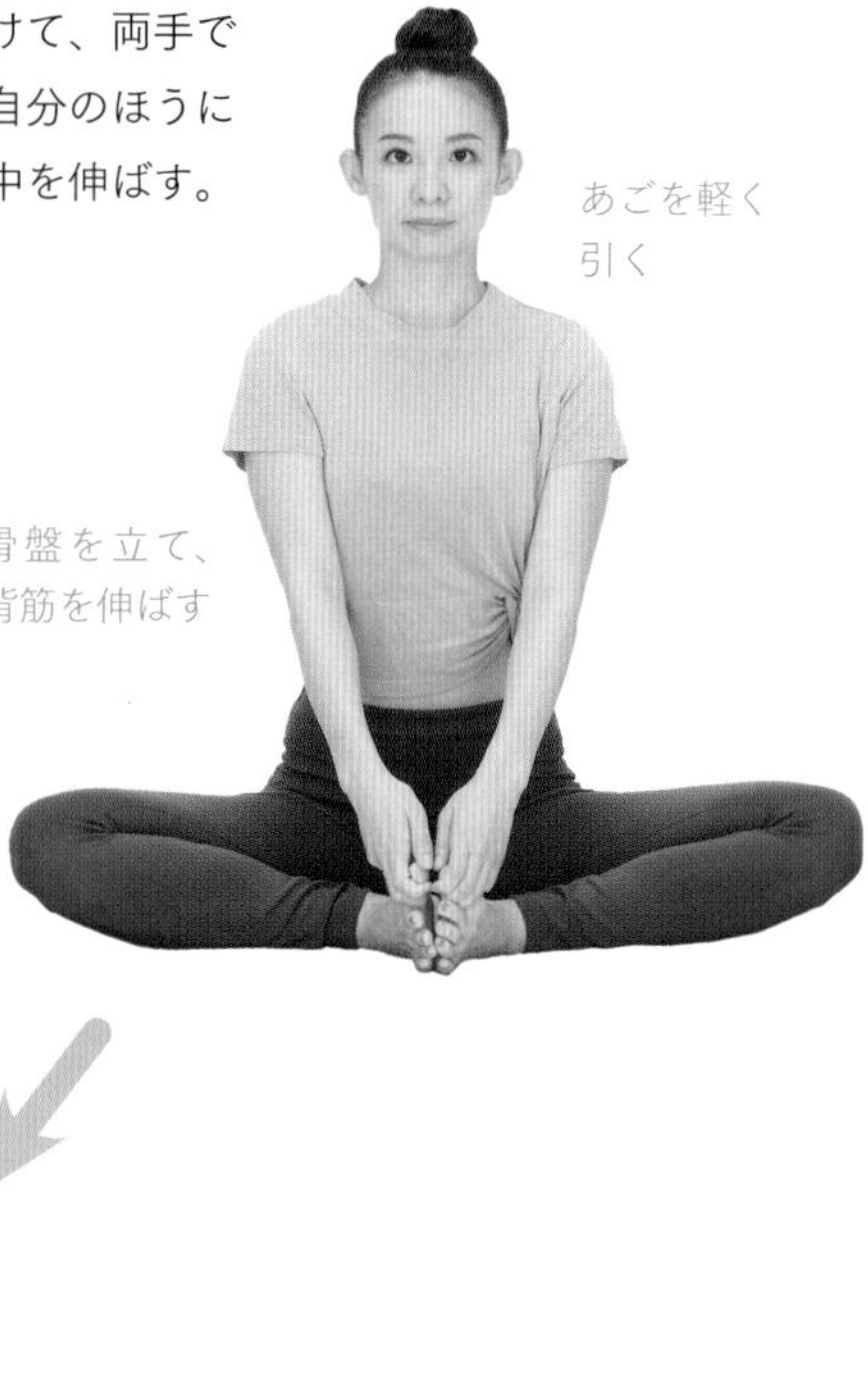

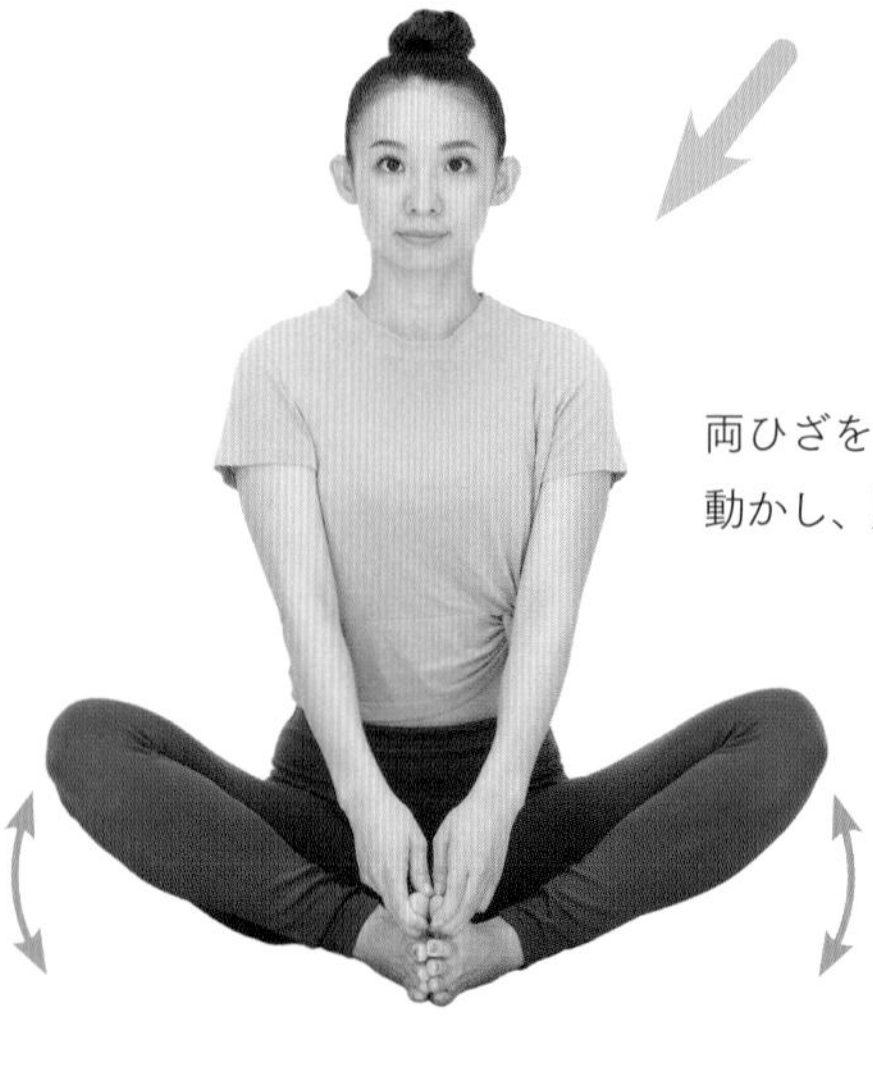

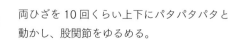

両ひざを10回くらい上下にパタパタパタと動かし、股関節をゆるめる。

▼動画

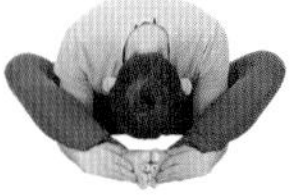
背中が丸まっ
ても OK

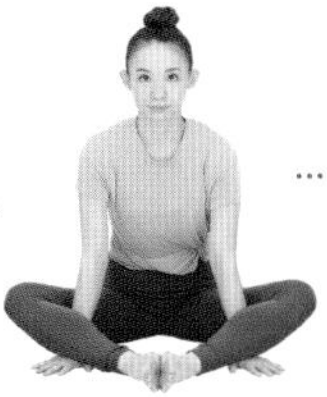

Advanced

発展形

亀のポーズ

両腕をふくらはぎの下から伸ばして、ひじをつきながら、ひし形に開いた脚の間に額を近づけていき、そこでキープ。
3～5回呼吸して、元の姿勢に戻る。

骨盤を立てて座り、両足の裏をくっつけて、ひし形を作る。両手をふくらはぎの下におく。

Basic

基本のポーズ

1 息を吸って胸を張り、息を吐きながら、胸をゆっくり床に近づけていく。

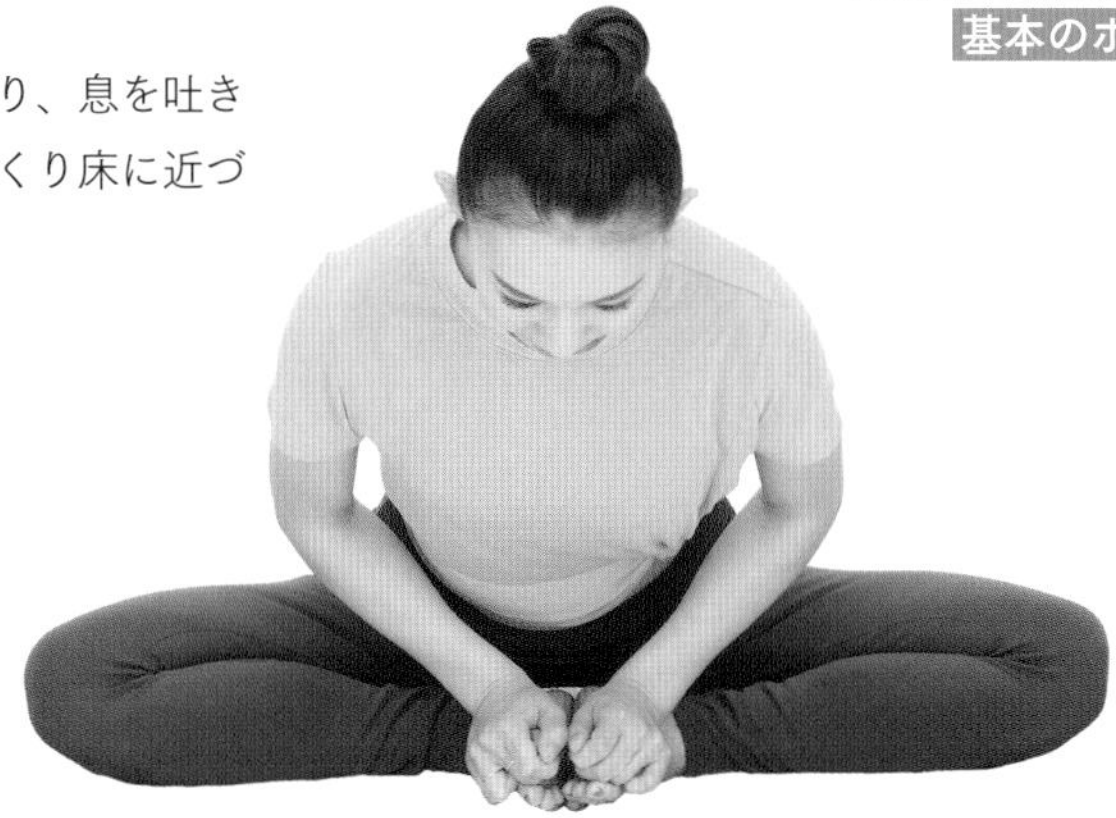

2 3～5回呼吸して元に戻る。

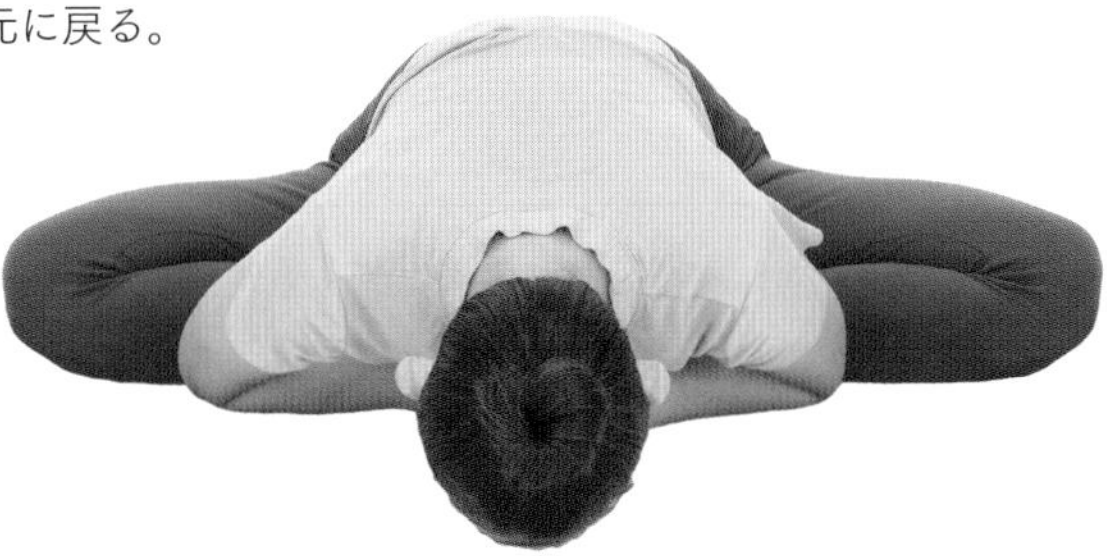

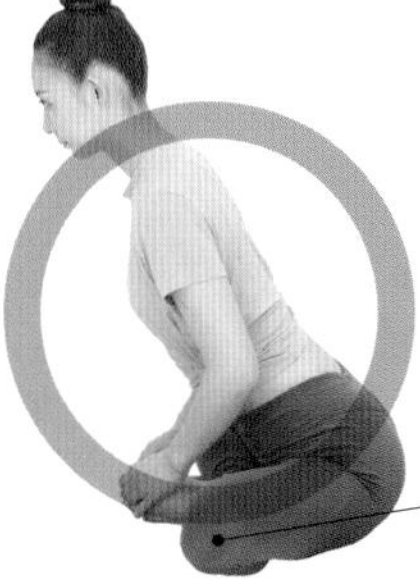
ひざはなるべく
床に近づける

背骨は丸めず、伸ばした状態で胸を下ろしていきましょう。股関節から骨盤を倒していくイメージで。

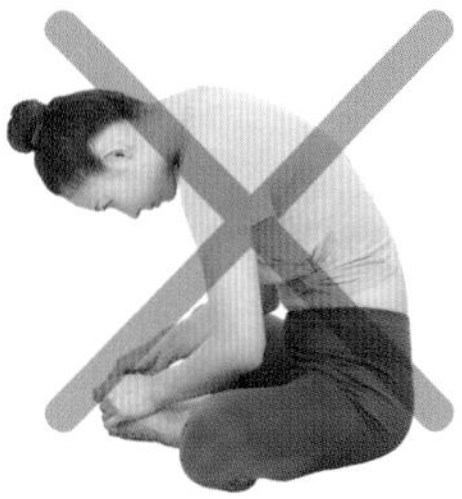

5月 夏に備えてゆるんだ体を引き締める

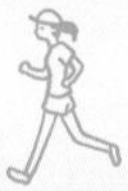

針の穴のポーズ

お尻ともも裏がしっかり伸びてイタ気持ちいい！

2週目は、お尻の筋肉に働きかけて、股関節まわりの柔軟性をアップさせていきます。ふだん押しつぶされて圧迫されているお尻やもも裏は意外とこり固まっているものですが、気づいていない方も多いはず。毎日ポーズを繰り返すことで、筋肉を伸縮させて、コリをほぐしていきましょう。ヨガの独特なポーズは、ふだんの生活ではアプローチしにくい筋肉を動かすことができるため、お尻の奥深くの筋肉までほぐすことができます。

どうしてこのポーズなの？

今週はお尻を重点的に伸ばしていきます。足首をひざにのせて引き寄せることでお尻がよりストレッチポジションに入りやすくなり、しっかり伸ばすことができます。一度覚えてしまえばやりやすく、気持ちがいいので、ぜひお気に入りのポーズにしてみてください。

体の動かし方

ひざを立ててあおむけになります。あごは引いておきましょう。右の足首を左のひざにのせて、できるだけ股関節を開くように右手で右のひざを向こうに押します。右の足首を左のひざにのせたまま、ゆっくり脚を体に引き寄せます。そして、右手を脚の間から通し、左脚のもも裏で両手を組みます。息を吸って、吐きながらゆっくり左ひざを胸のほうへ引き寄せます。右脚のももの外側とお尻がじーんと伸びるのを感じましょう。さらに息を吸って、吐きながら左ひざを引き寄せます。3～5回呼吸しましょう。余裕があれば、手ですねを持ってさらに引き寄せます。左右の脚をかえて同様に。

ここがポイント

息を吐きながら、力を抜いて脚を引き寄せましょう。あごを引き、できるだけ肩の力を抜いて後頭部を床につけたまま、脚を引き寄せてください。

ここに注意！

脚を引き寄せるとき、頭や肩を上げてしまうのはNGです。頭は床につけたままおこないます。ひざに足首をのせるのが難しい人は、左脚は立てひざのまま、右脚のかかとを胸に寄せることから始めましょう。

5月 2週目 ●●●●

針の穴のポーズ

Basic
基本のポーズ

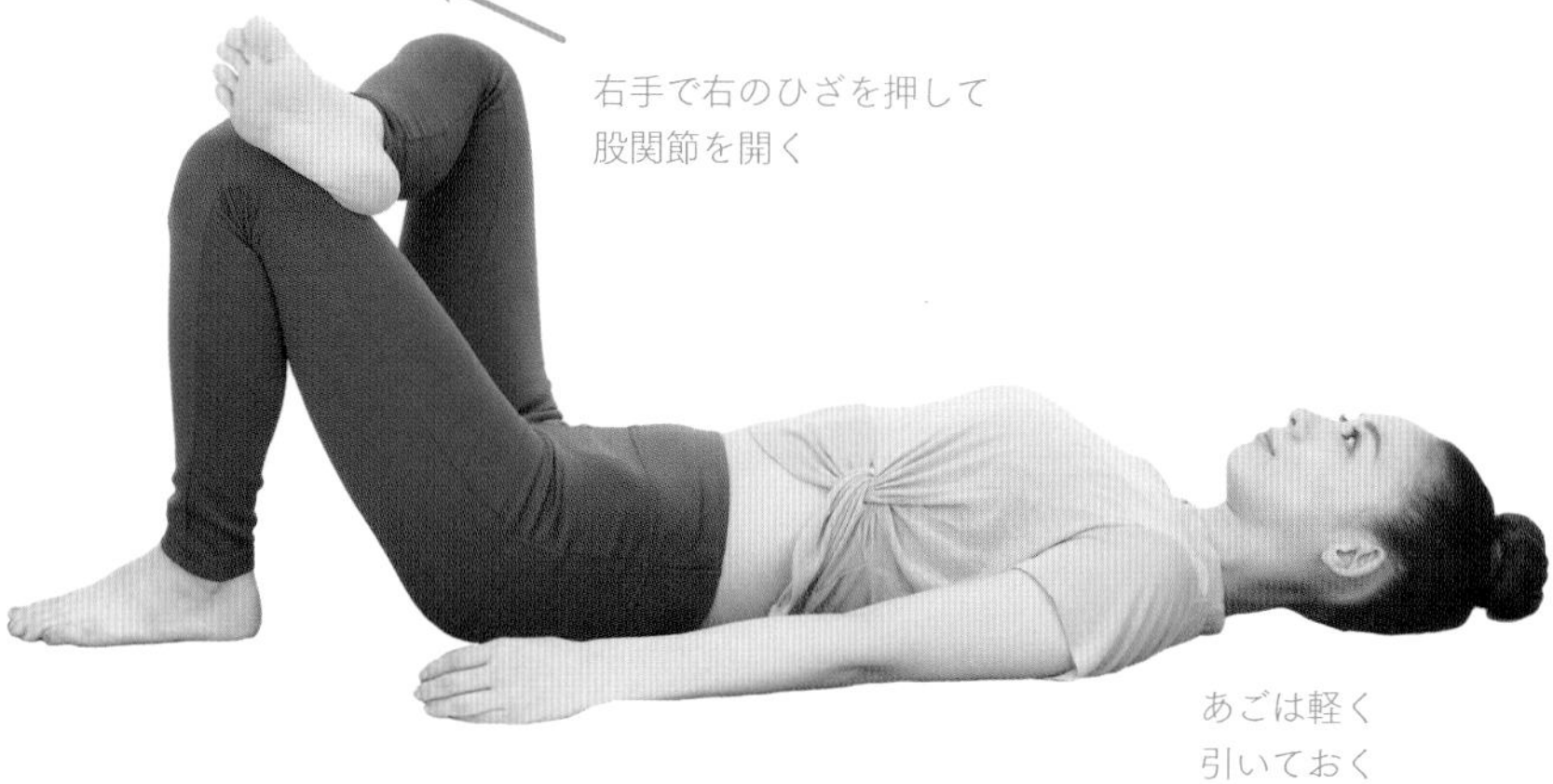
右手で右のひざを押して
股関節を開く
あごは軽く
引いておく

1 ひざを立ててあおむけになり、右の足首を左のひざにのせる。

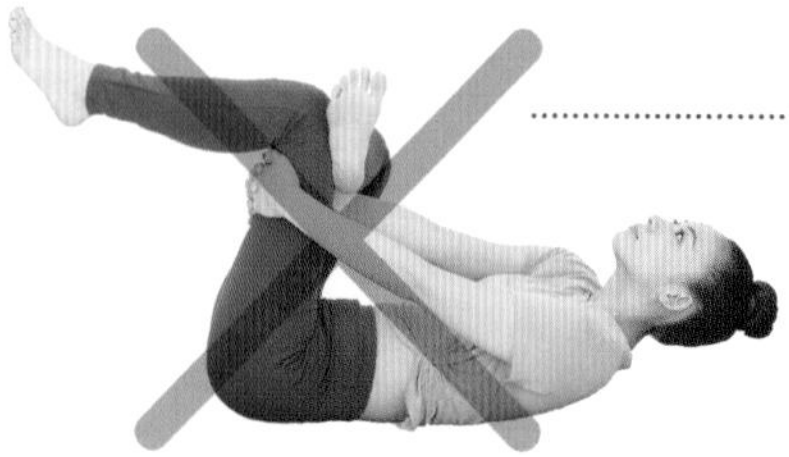

NG

肩を上げて脚を
迎えにいかない。

▼動画

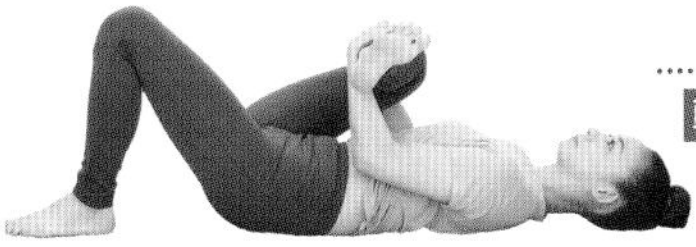

Easy

軽減ポーズ

ひざに足首をのせるのが難しい人は、ひざにのせず、かかとを両手で持って、胸に引き寄せるのでも OK。

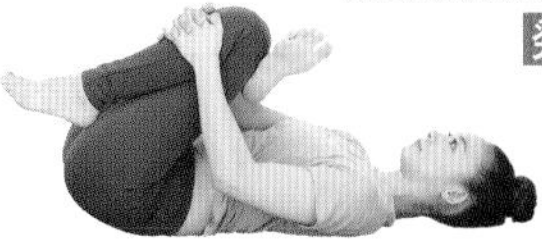

Advanced

発展形

余裕があれば、手ですねを持って足を引き寄せれば強度アップ！

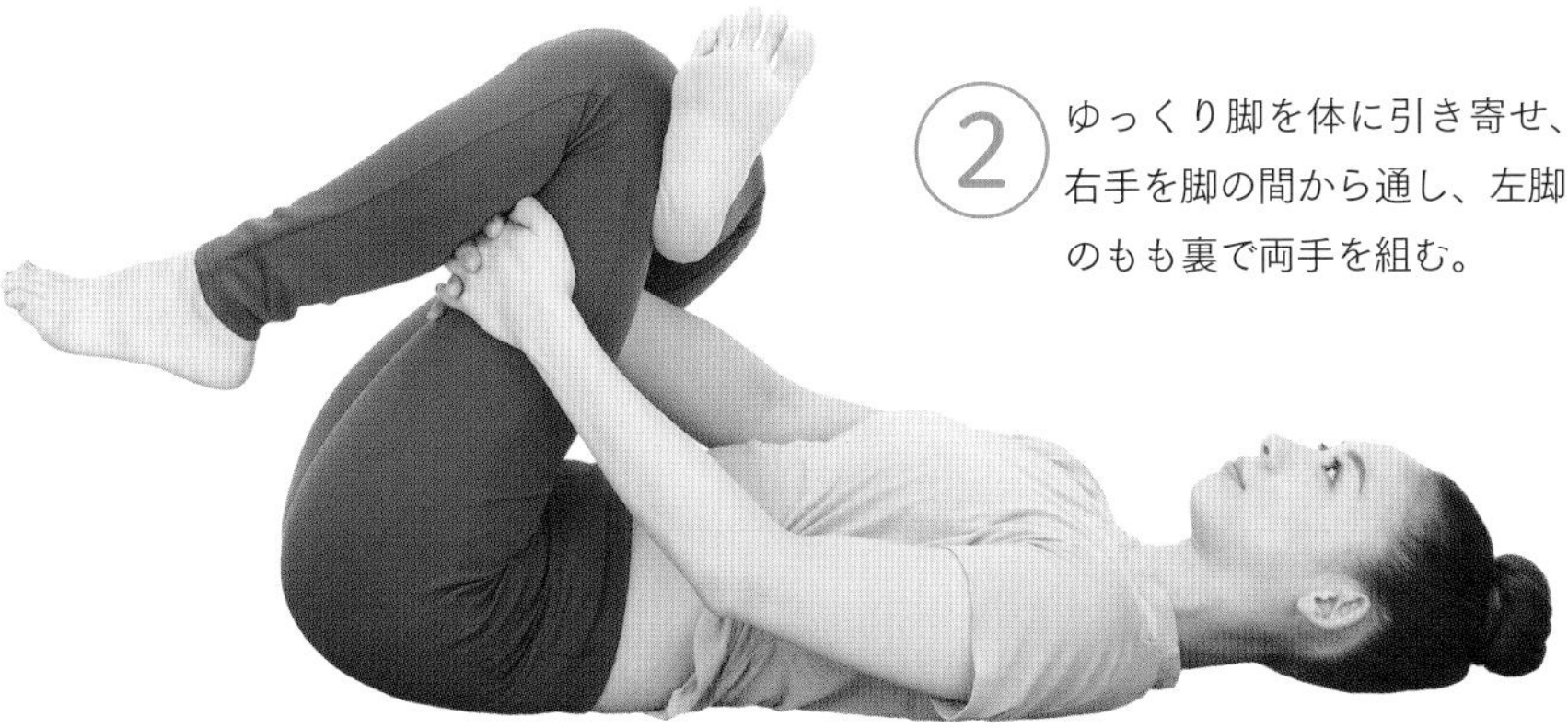

② ゆっくり脚を体に引き寄せ、右手を脚の間から通し、左脚のもも裏で両手を組む。

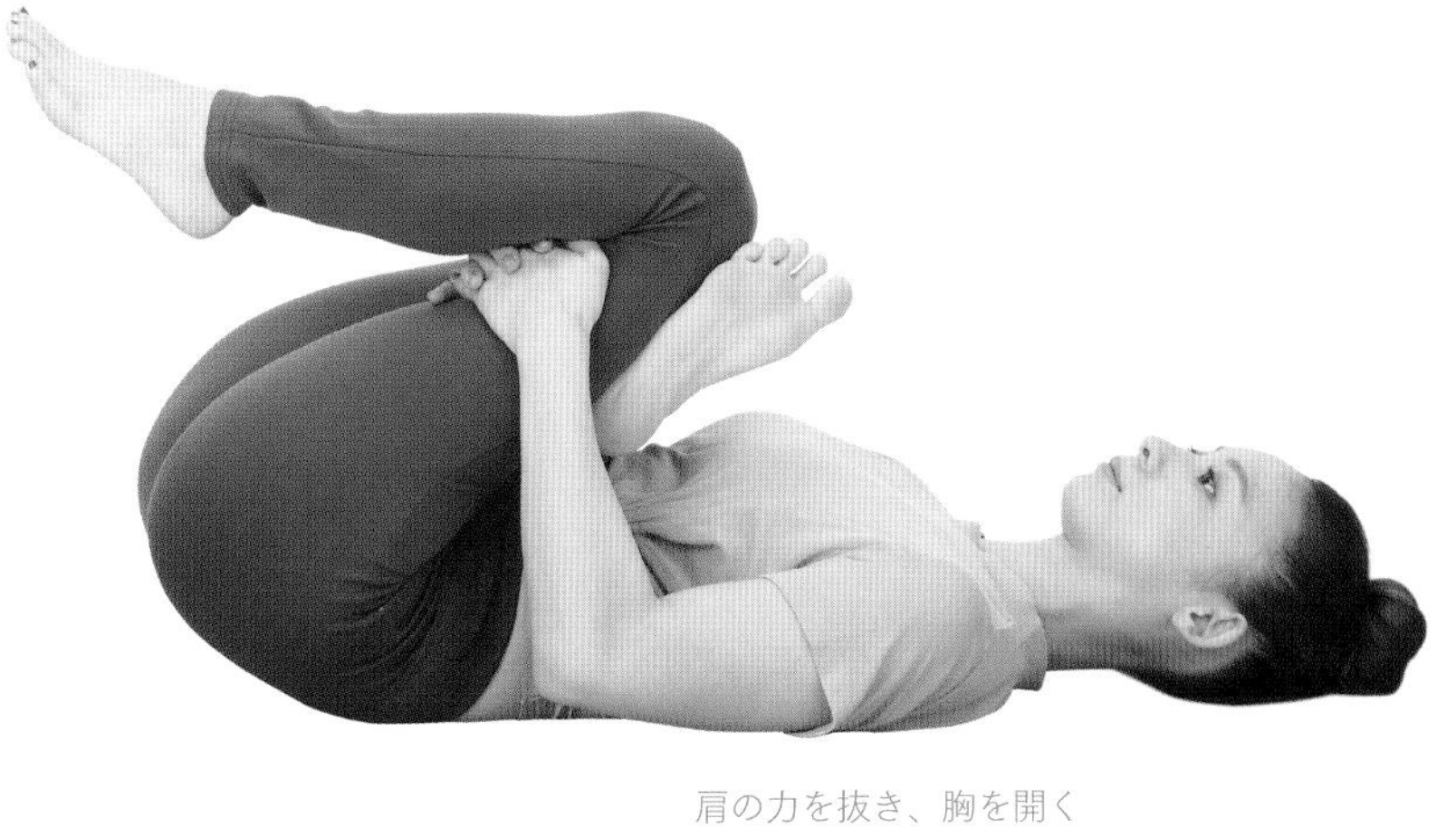

肩の力を抜き、胸を開く

③ 息を吸って、吐きながらゆっくり左ひざを胸のほうへ引き寄せ、そこで3～5回呼吸してキープ。
ゆっくり脚をほどき、左右の脚をかえて同様に。

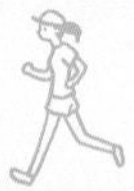

チェアポーズ

股関節の向きを整えて きれいなレッグラインを作る

夏のレジャーシーズンに向けて、健康的なレッグラインを作るのにオススメのポーズです。椅子に座っていても、腰を浮かせばできるポーズです。

どうしてこのポーズなの？

椅子に座るような姿のシンプルなポーズですが、正しくおこなうことでお尻まわりをシェイプアップするだけでなく、股関節を正しい向きに調整し、Ｏ脚などのレッグラインを理想的なラインに整える効果があります。

体の動かし方

脚をこぶし１つ半くらい開いて立ち、足の人差し指を正面に向けます。息を吸って両腕を耳の横あたりまで上げて、息を吐きながら股関節を曲げ、お尻を後ろに引いていきます。このとき、ひざも一緒に曲がりますが、ひざがつま先より前に出ないように意識しましょう。つま先重心にならないように足の裏全体で支えます。ここでキープし、3～5回呼吸して戻ります。

ここがポイント

お尻を後ろに引いたときに、ひざが内側に入らないように気をつけましょう。ひざが内側を向いている場合は、きゅっとお尻のほっぺたをくっつけるように締めると、ひざが前を向きやすくなります。くるぶしをつけて立ったときに、脚の付け根が内側にねじれ、両ひざの間に空間ができてしまう内股O脚の方は、このポーズのときも自然とひざが内側に入りやすいです。これを直そうとして無理にひざを正面に向けようとすると、今度はつま先が外を向いてしまいます。これは、脚の付け根と足首のねじれによるもので、日頃から注意していれば修正することができます。軽くお尻を締め、常につま先とひざを同じ方向に向けるように意識してみてください。ヒップアップ効果もあるのでがんばって！

ここに注意！

腰が丸くなりお尻の骨が下を向くと、腰に負担がかかって痛めることがあります。股関節を引き込むように、お尻を後ろに引くことが大切です。腕を耳の横まで上げるのがつらい人は肩の高さで前に伸ばしてもOK。

5月 3週目 ●●●○●

チェアポーズ

Basic
基本のポーズ

① 足の人差し指を正面に向け、こぶし1つ半くらいあけて立つ。

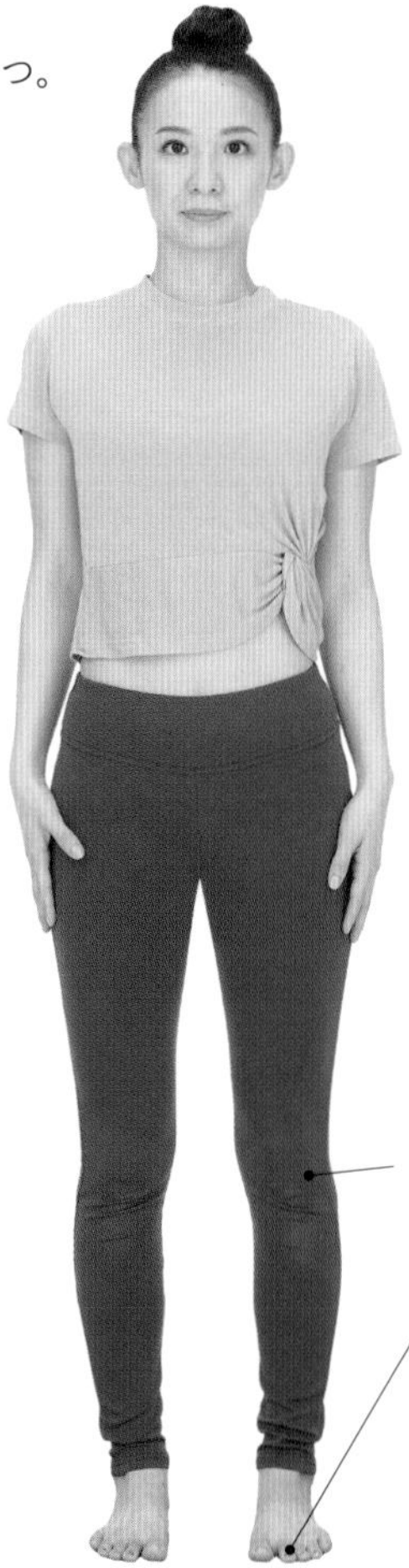

Tips キッチンに立っているときや電車を待っているときなど、ふだんの生活でひざの関節をパキンと伸ばしきって立っていませんか？　それは筋肉を使わず骨に頼って立っている状態です。ラクな姿勢がクセになると、関節を痛める原因になるだけでなく、体のゆがみにつながります。まずはほんの少しだけひざをゆるめ、つま先の向きをまっすぐ前に向けるように意識してみてください。これだけで足のラインがきれいになるだけでなく、前ももの張りやふくらはぎの張りも改善されますよ。

▼動画

Advanced

発展形

ねじった チェアポーズ

お尻を引いた姿勢から、息を吸って、胸の前で合掌する。

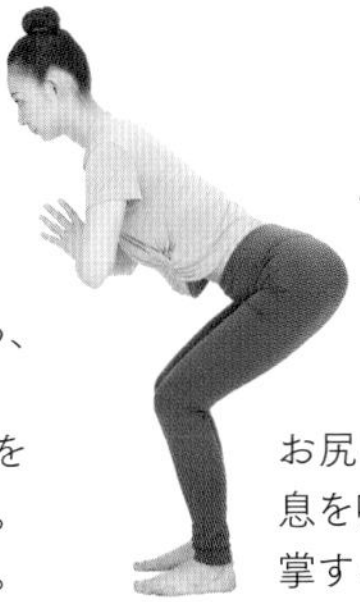

息を吸って、吐きながら、上半身を左側にねじる。息を吸って元に戻り、息を吐きながら右側にねじる。これを３～５回繰り返す。

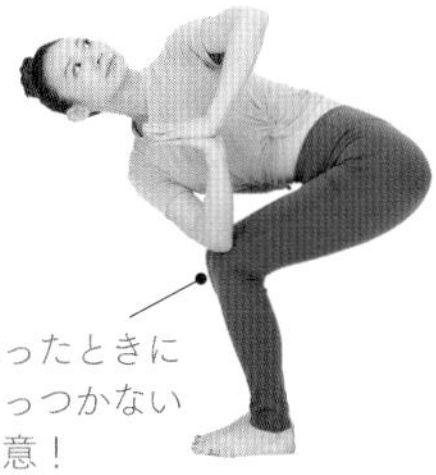
体をねじったときにひざがくっつかないように注意！

② 息を吸って両腕が耳の横にくるあたりまで上げ、息を吐きながら股関節を曲げてお尻を後ろに引く。ひざも軽く曲げる。
３～５回呼吸して①の姿勢に戻る。

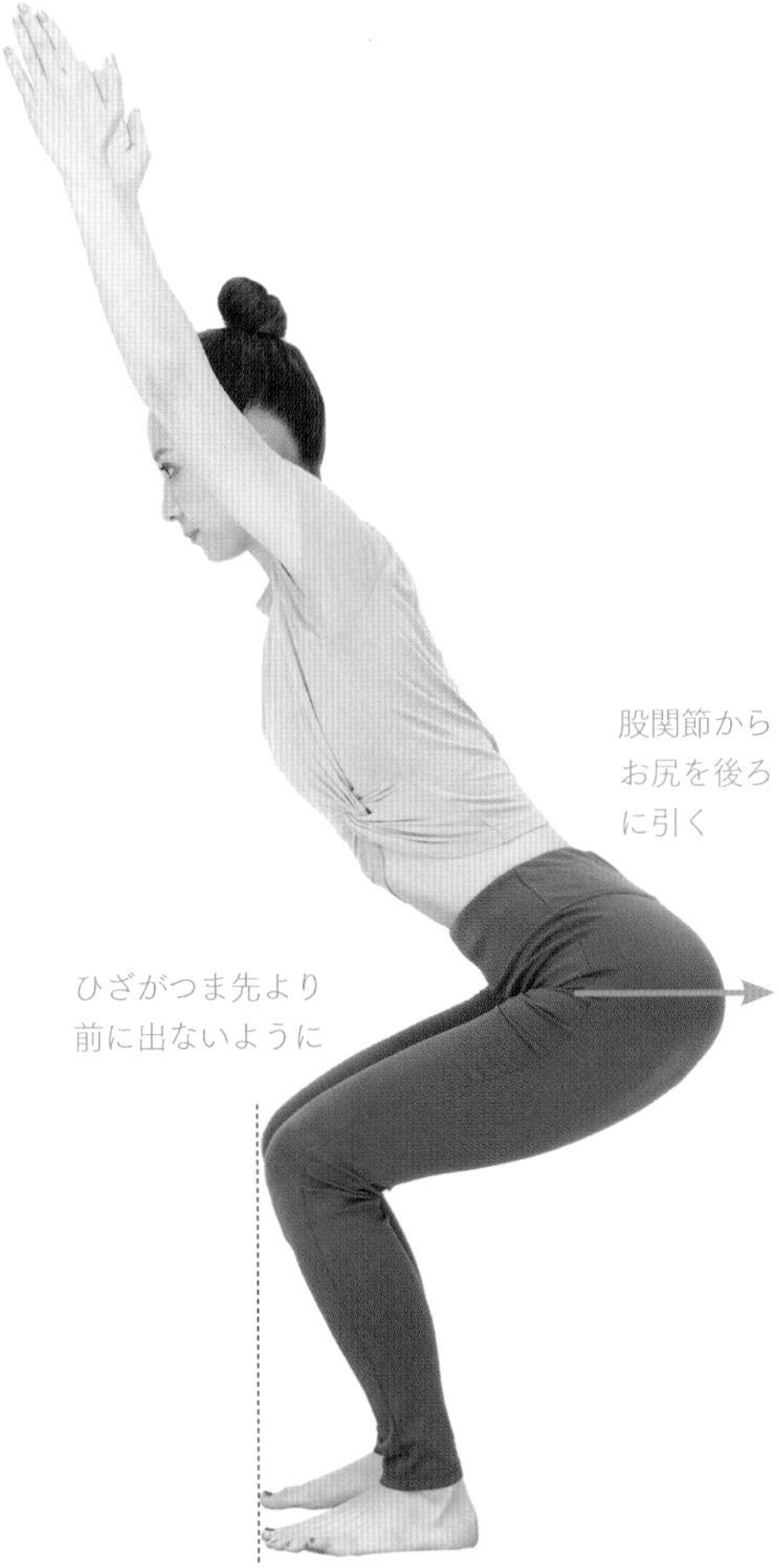
股関節からお尻を後ろに引く
ひざがつま先より前に出ないように

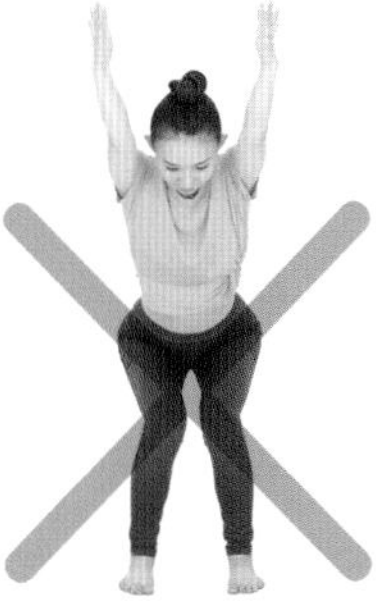

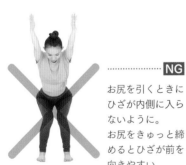

NG

お尻を引くときにひざが内側に入らないように。
お尻をきゅっと締めるとひざが前を向きやすい。

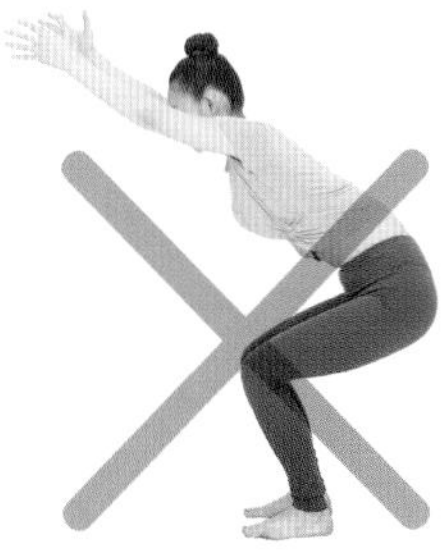

腰が丸まってお尻の骨が下を向いてしまうのは NG。
お尻はしっかり後ろにつき出す。

英雄のポーズ2

脚を前後に大きく開き下半身とわきを引き締める

ヨガの代表的なポーズである「英雄のポーズ」には1〜3までのバリエーションがありますが、ここでは2を紹介します。股関節を使って下半身を安定させ、体幹を意識して体を上下左右に引っぱり合うように全身を使うポーズです。ポーズをとるときに意識するポイントが多いので、4週目に仕上げとして紹介します。

どうしてこのポーズなの？

全身を使う大きな動きの「英雄のポーズ2」は、お尻や太ももの筋肉を正しく動かしておこなっていきます。お尻がぺちゃっとつぶれて脚が太いといった悩みを持っている女性も多いと思いますが、お尻が働くようになると脚の負担が減り、ももがすっきりするだけでなく、お腹も締まってきます。

体の動かし方

脚は肩幅の2倍くらいに開いて立ち、右のつま先を90度外側に、左のつま先をやや内側に向けます。両手を腰に当て、左右の腰の高さが平行になっていることを確認しながら、息を吸って吐きながら右ひざを踏み込んでいきます。かかとの上にひざがきたらストップ。このとき、ひざが内側に倒れないようにお尻を締め、股関節を開きます。胸の前で合掌し、息を吸いながら合わせた手を頭上に上げ、息を吐きながら両手を左右に広げて肩の高さに伸ばします。もう一度お尻を締めて、右ひざが90度になるまで踏み込んでキープ。視線は右手の先に。3〜5回呼吸し、ゆっくり元の立ち姿に戻ったら、左右の脚をかえて同様におこないます。

ここがポイント

足を踏み込んだところで股関節が十分に開き、脚の付け根が伸びていることを確認してください。お尻をきゅっと締めると、内ももがストレッチされているのがわかります。

ここに注意！

上半身が前方向に倒れやすいポーズです。お尻を締め、両足でしっかり踏み込み土台を安定させます。両方の腰の高さをそろえて、背骨をまっすぐ上に伸ばすことが大切です。また、右のつま先が90度より外に開きすぎると、ひざがねじれ、ケガの原因となるので90度を最大としてください。ひざを深く曲げたときに内側に入ってしまう場合は、右のつま先の角度を90度以下にゆるめましょう。「ひざとつま先は常に同じ向き」を意識します。

Advanced

発展形

天を仰ぐ
英雄のポーズ

5月 4週目 ●●●●

英雄のポーズ2

Basic

基本のポーズ

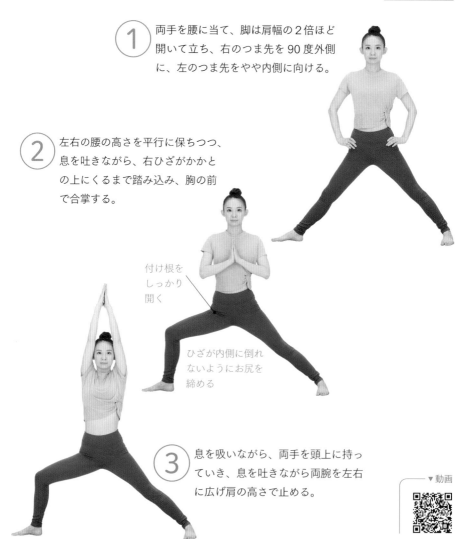

① 両手を腰に当て、脚は肩幅の２倍ほど開いて立ち、右のつま先を 90 度外側に、左のつま先をやや内側に向ける。

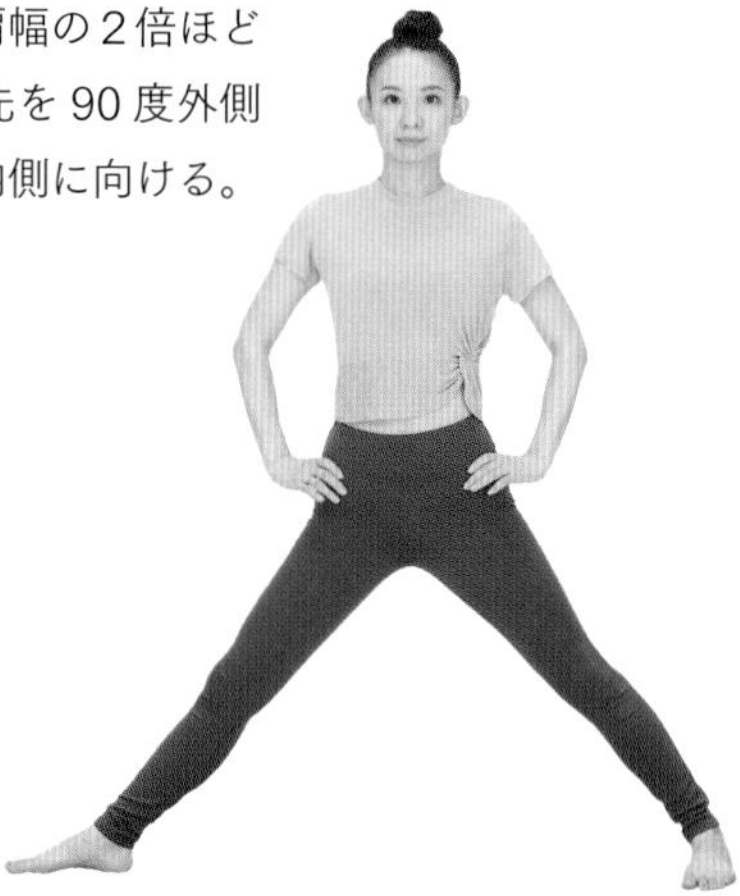

② 左右の腰の高さを平行に保ちつつ、息を吐きながら、右ひざがかかとの上にくるまで踏み込み、胸の前で合掌する。

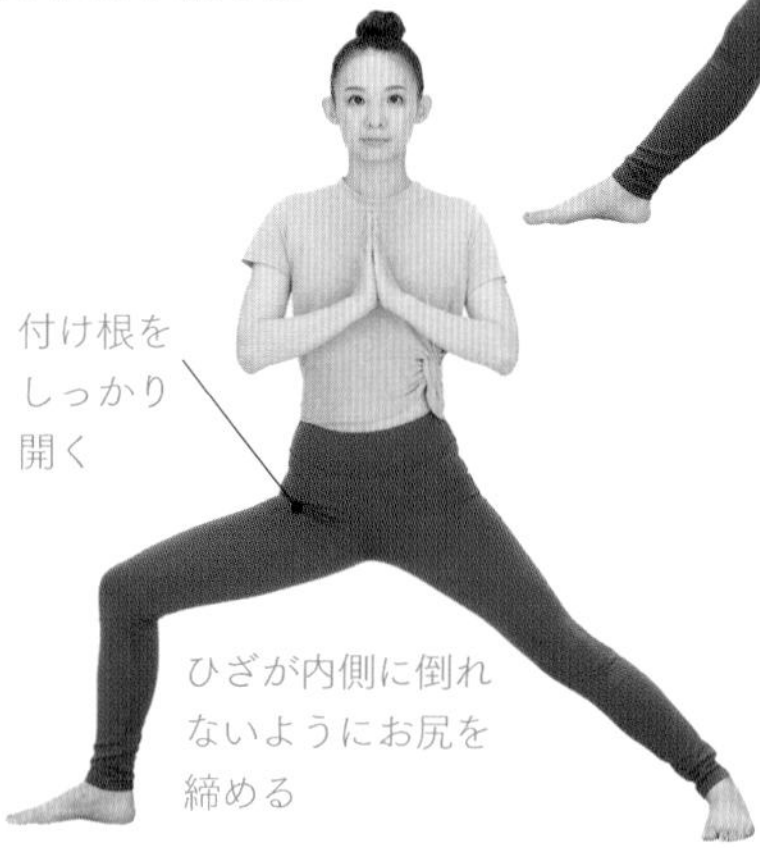
付け根を
しっかり
開く
ひざが内側に倒れ
ないようにお尻を
締める

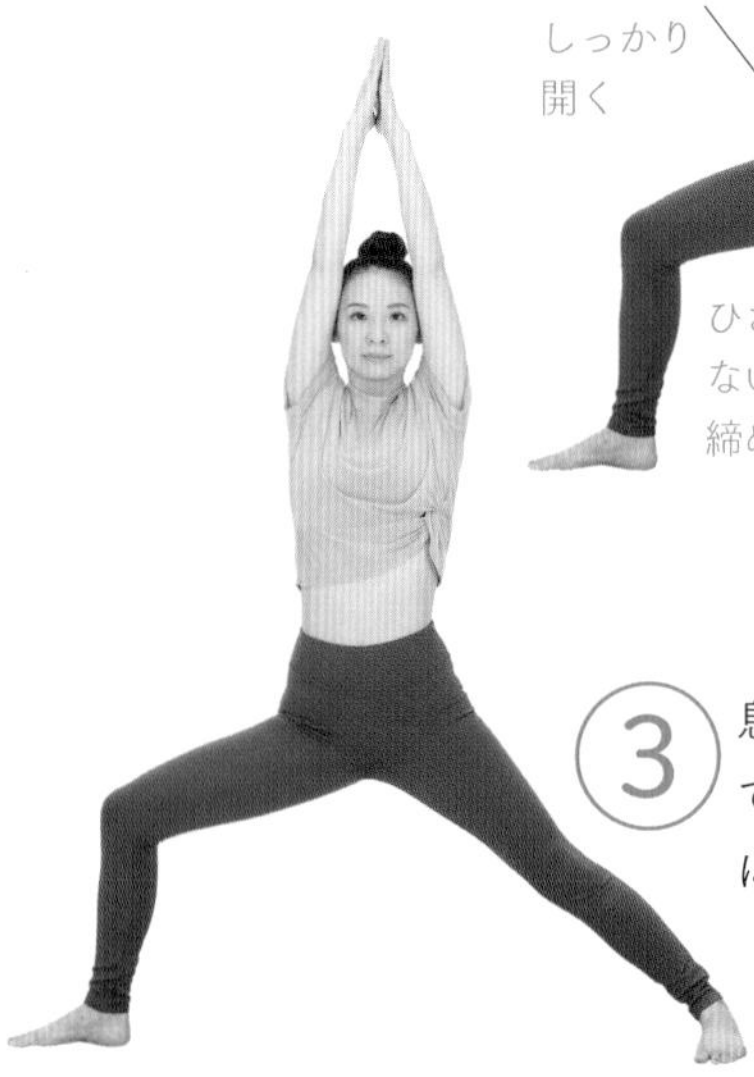

③ 息を吸いながら、両手を頭上に持っていき、息を吐きながら両腕を左右に広げ肩の高さで止める。

▼動画

基本④のポーズから、後方の腕をももに軽くのせ、前方の腕は、手のひらを上に向け、息を吸いながら耳の横まで上げる。

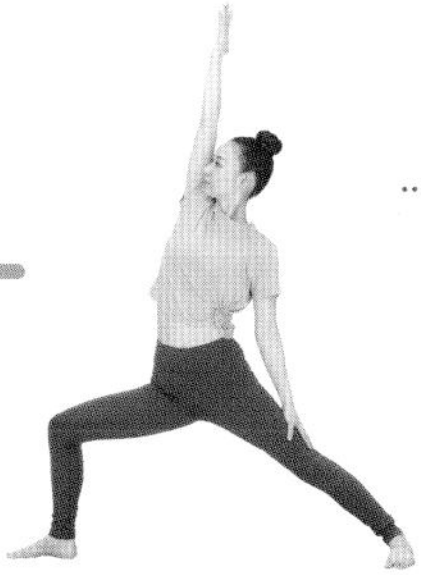

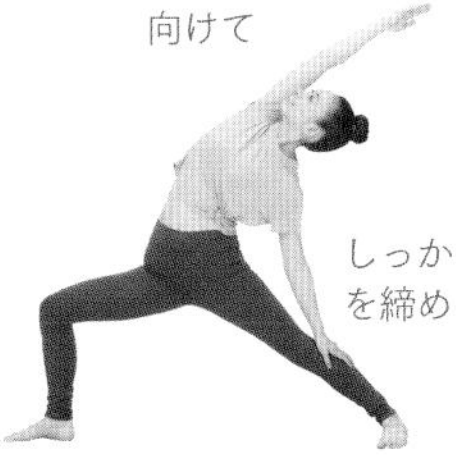
視線は上へ
向けて
しっかりお尻
を締める

息を吐きながら上体をそらし、３呼吸キープ。体側を気持ちよく伸ばす。

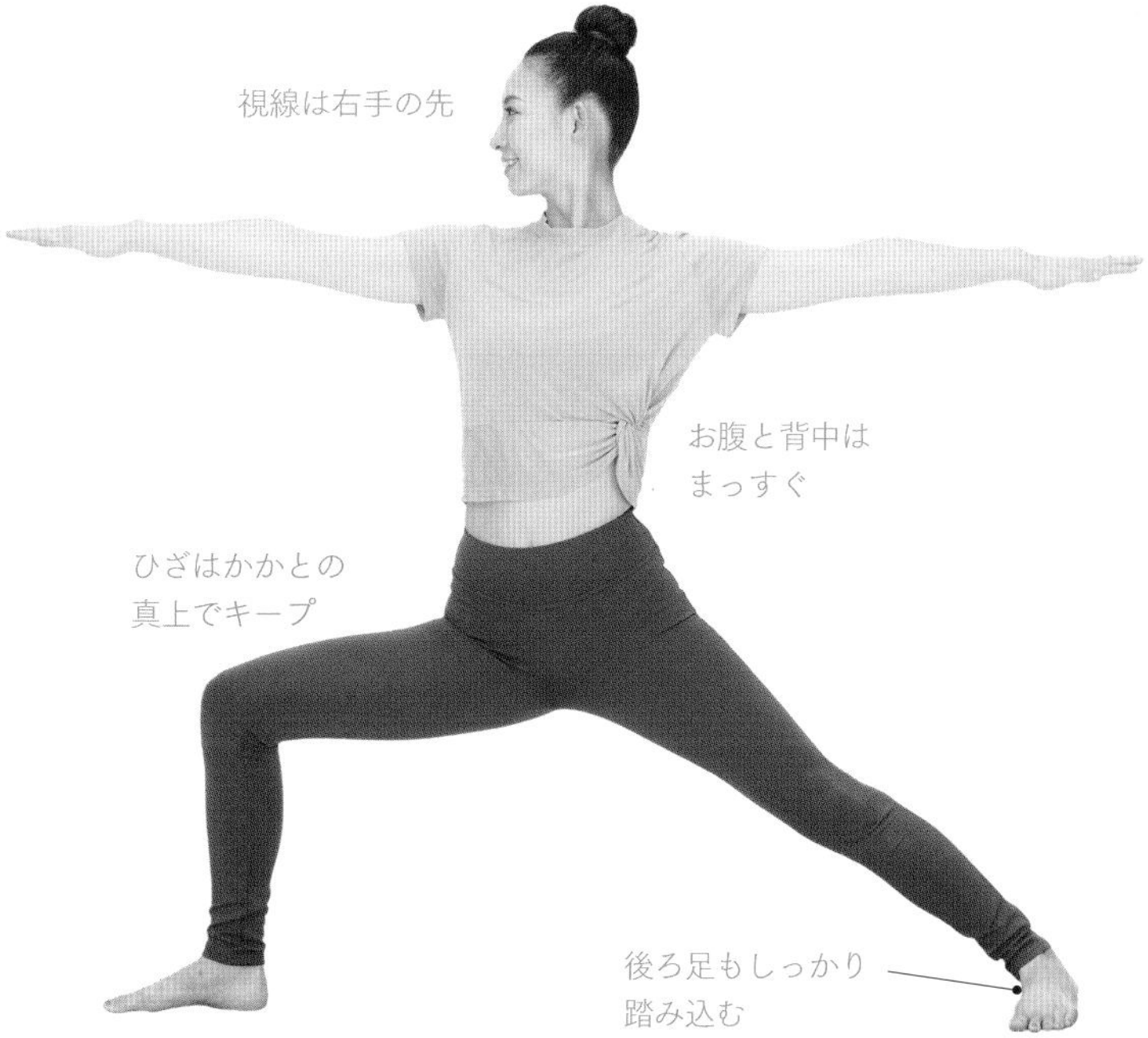
視線は右手の先
お腹と背中は
まっすぐ
ひざはかかとの
真上でキープ
後ろ足もしっかり
踏み込む

④ 息を吸い、吐きながら、ももが床と平行になるくらいまで踏み込んだところでキープ。視線を右手の先に定め、３～５回呼吸する。
左右の脚をかえて反対側も同様に。

NG

上半身が踏み込んだ脚のほうに傾かないように注意。
骨盤と肩がまっすぐになるように意識して。

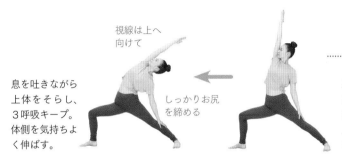

Column

5月 スパイスのパワーでやる気をアップ！

ブラックペッパー、ジンジャーにクミン、ターメリック。この季節はスパイスをたくさん取り入れてみましょう。やる気が出ず、停滞してしまった心と体を活性化してくれるパワーが絶大です！

食べながらデトックスできるスパイス豆粥、キッチャリー

食べ過ぎた翌日やプチ断食の食上げ、風邪をひいたときなど、アーユルヴェーダでは数千年も前から食べられてきた「キッチャリー」。

食べても体にたまらず、むしろ浄化できるといわれているこのスパイス豆粥にトライしてみましょう。スパイスたっぷりでも辛くなく、豆のホクホクとしたおいしさは子供にも人気です。

キッチャリー1杯分

材料

イエロームング豆…………1/4カップ
米……………………………1/4カップ
生姜みじん切り……………小さじ1/2
水……………………………2カップ
岩塩…………………………少々
コリアンダーシードパウダー ………＊
ターメリック ………………………＊
クミンパウダー ……………………＊
＊各小さじ1/4
ギー（なければオリーブオイル）… 大さじ1

作り方

1. イエロームング豆と米を洗ってざるに上げておく。
2. イエロームング豆と米、水、岩塩を入れて火にかけ、沸騰したら弱火にし、ふたをせずに15分ほど煮て、生姜みじん切りとギー、スパイスを入れたらすぐに火を止める。

6月

梅雨時の
憂鬱な気分を晴らす

ムシムシ、じとじと雨の続く時期。
高湿度の不快感や気圧の変化などから
なんとなく憂鬱な気分になりがちです。
そんなとき、呼吸に意識を向けてみてください。
いつのまにか浅くなっていませんか？
まず深呼吸を１つ。
視線を上げ、胸を開いていきましょう。

ベイビーコブラのポーズ

胸をそらせたヘビのポーズでリフレッシュ！

もやもやしていて「何だかやる気が出ないな……」という朝に、ふとんやベッドの上でもできるやさしいポーズです。「橋のポーズ」（4月2週目）や、「ラクダのポーズ」（4月4週目）などと同様に胸を開くポーズは、基本的に気持ちがリフレッシュして、やる気をアップさせてくれます。逆に「ウサギのポーズ」（2月3週目）や「チャイルドポーズ」（8月1週目）など背中を丸めるポーズは気持ちを静めてくれるので、夜の時間帯におこなうのがオススメです。

どうしてこのポーズなの？

胸を開くポーズにはリフレッシュ効果があるので、どんよりした気持ちを明るくしてくれます。背中の筋肉を使い、背骨を刺激するので、全身の血のめぐりがよくなるだけでなく、自律神経のバランスもよくなります。

体の動かし方

うつぶせになって額を床につけ、両手を胸の横につきます。足は腰幅程度に開いて、甲を床につけます。ここからわきを締め、息を吸いながら、前に伸び上がる感じで少しずつ胸を前に向けていきます。このとき、あごは軽く引き、お腹とお尻を締めて、足の甲で床を押すような意識を持ちます。息を吐きながら、肩を下げるような感覚で、軽く背中でひじ同士を寄せ、胸を開いてキープ。息を吸って、吐きながら肩を耳から遠ざけ、肩甲骨を背中で寄せていきましょう。

ここがポイント

上体を起こすときは、背中の筋肉を使って、胸を開いていきます。頭頂部が前に引っ張られた結果、自然と胸が上がってきた、というイメージでやってみてください。

ここに注意！

このポーズは簡単に見えて、案外意識して筋肉を使うのが難しいので気をつけてください。上半身を高く持ち上げようとすると、腰から大きくそって痛めやすくなるので、ひじを寄せるようにして胸の裏あたりを縮める意識を持ちましょう。また、首が肩に埋もれる姿勢もＮＧです。肩は引いて下げ、耳と肩をできるだけ離すように意識します。このときに、胸が上がらないからといって、顔だけ上げてしまうと首に負担がかかってしまうので注意しましょう。

6月 1週目 ●●●●

ベイビーコブラのポーズ

Basic
基本のポーズ

① うつぶせになって、額を床につけ、両手を胸の横につく。

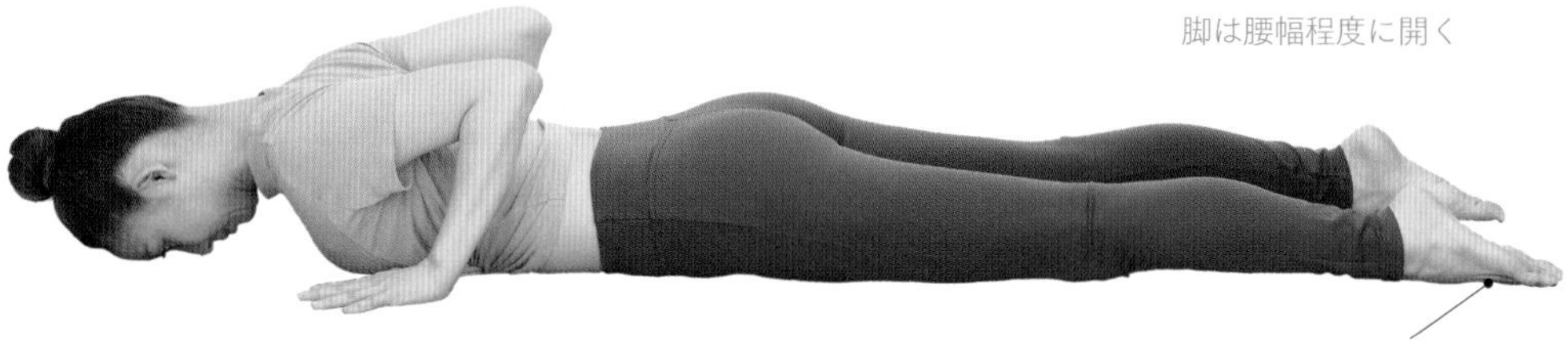
脚は腰幅程度に開く
わきを締める
足の甲を
床につける

▼動画

基本①のポーズから、手と足の甲で床を押しながら、上半身ともも、ひざを持ち上げていく。ひじは軽く伸ばし、お尻をきゅっと締める。

視線は斜め上、背骨の延長線上に。

ここで3～5回呼吸してキープ。

お腹とお尻がゆるんでいると、腰が落ちて痛める原因になるので、しっかり締める。

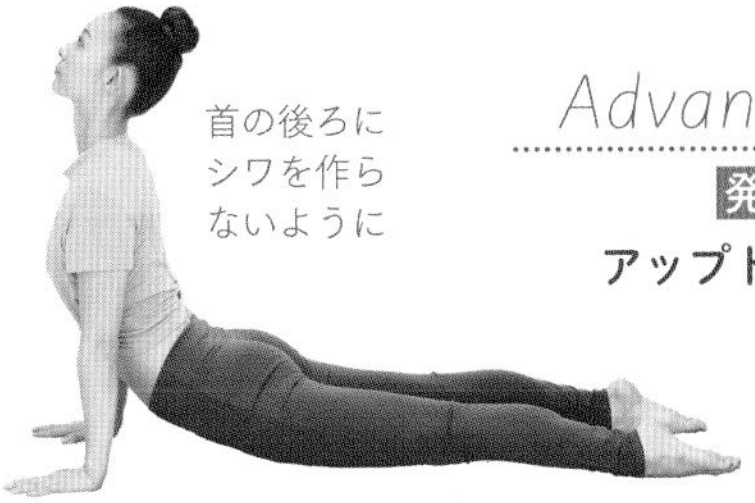
首の後ろにシワを作らないように
脚の付け根を伸ばすように上体をそらせる

Advanced
発展形
アップドッグ

② 息を吸いながら、わきを締めて肩甲骨を寄せ、胸を床から離す。
息を吐きながら、さらに胸を開いてキープ。

3～5回呼吸したら①の姿勢に戻る。

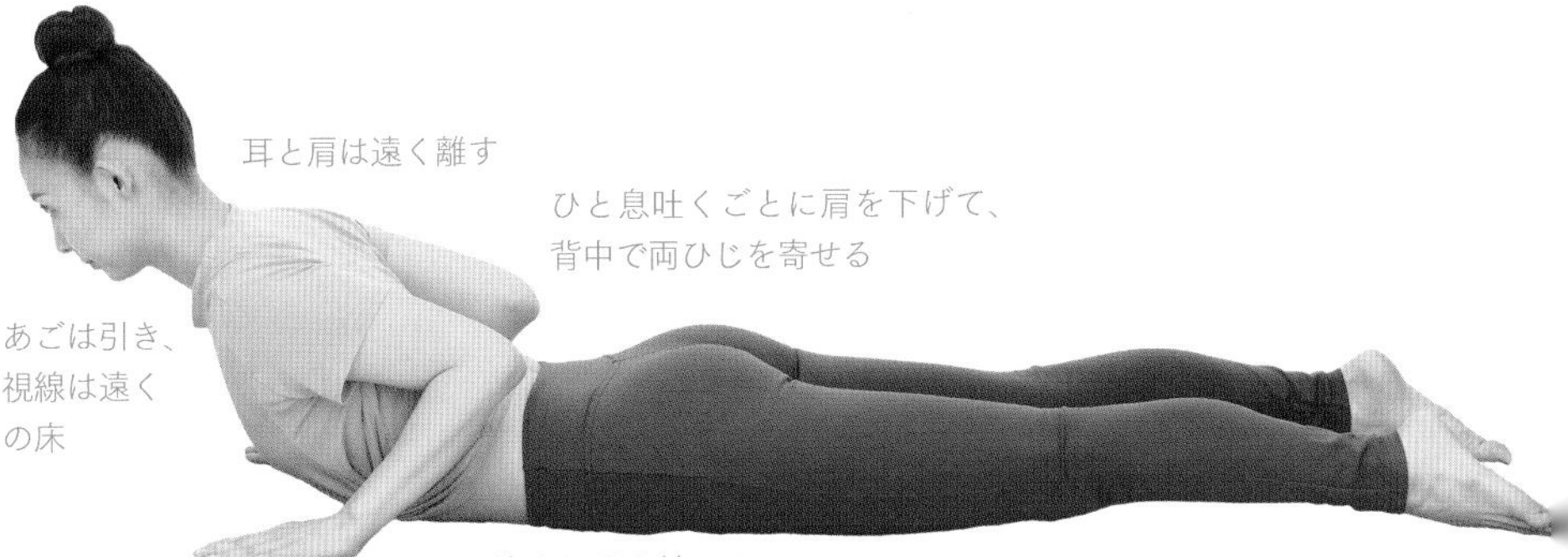
耳と肩は遠く離す
ひと息吐くごとに肩を下げて、背中で両ひじを寄せる
あごは引き、視線は遠くの床
お腹とお尻を締める

NG

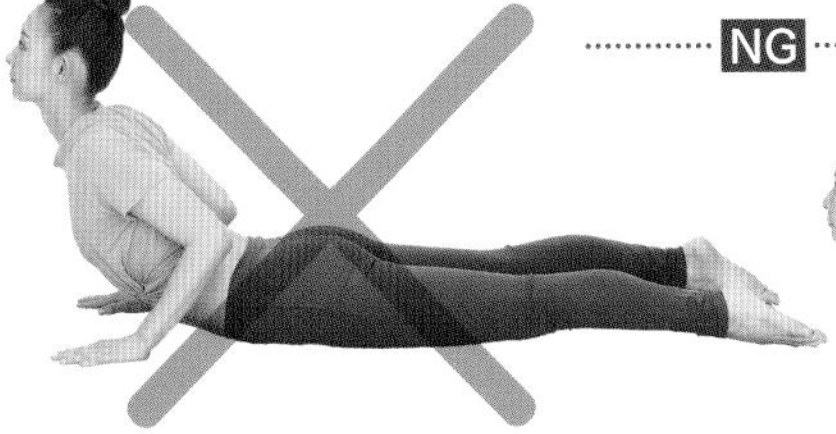

上体を高く起こそうとすると、腰を痛めるので注意！

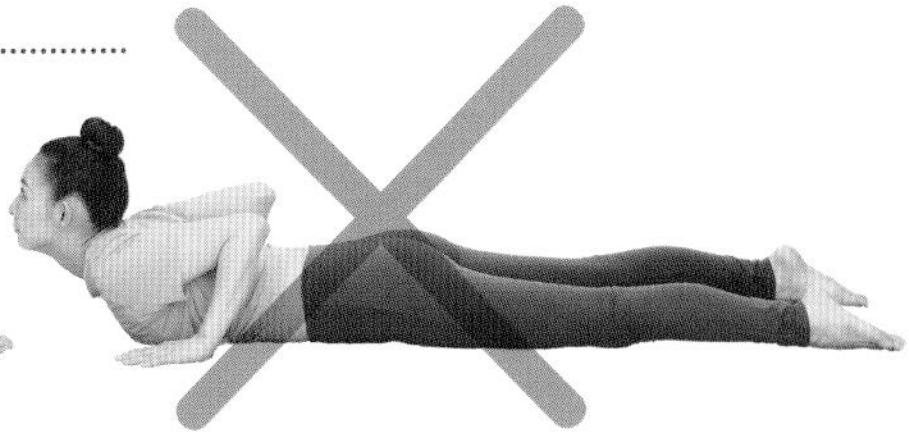

首だけを上げないこと。
視線は下に向けて、背中を縮める気持ちで。

立ちで体側を伸ばすポーズ

硬くなったわきを開いて重苦しい気分を解消

梅雨の季節は、気分がめいってしまうことがあります。それは湿気が多いため汗をかきにくく、熱が体にこもりやすくなるからだといわれています。体温調節がうまくいかなくなると、自律神経も乱れやすくなり、不調を引き起こす一因に。不快感を取り除くには、体を動かすのが一番です。

1週目では、胸を開くポーズでリフレッシュをしましたが、今週は固まりやすい腰、背中、わき腹を伸ばし、上半身をしっかりほぐしていきましょう。3週目、4週目で大きな動きをしていくので、その準備にもなるポーズです。

どうしてこのポーズなの？

ストレッチ要素の強いシンプルなポーズですが、わき腹、腰、背中といった姿勢や呼吸に深く関わる筋肉をしっかり伸ばすことで、重苦しい気分を晴らしていきましょう。特にわき腹は日常生活で伸ばすことがほとんどないため、硬くなっている人が多いです。わき腹を伸ばすことで、お腹や背中の筋肉もしっかり動いてくるため、結果として上半身が軽くなります。

体の動かし方

脚を肩幅に開いて、両手を上げ、右手で左手首を持ちます。息を吸い、吐きながら体を右側に倒し、お尻を反対側にスライドします。このとき、軽くお尻に力を入れて体勢をキープ。3～5回呼吸したら、息を吸って体を起こし、息を吐いて手を下ろします。反対側も同じようにおこないます。

ここがポイント

体を横に倒すときに、前かがみになってしまうと効果が半減してしまいます。手首をつかんだ手を頭の後方に引いて、胸を開きながら体を倒していくと、しっかり真横に曲げられます。

ここに注意！

腰を痛めないように、お尻を軽く締めた状態でおこないます。姿勢もよくなりますよ！

6月 2週目 ●●●●

立ちで体側を伸ばすポーズ

Basic

基本のポーズ

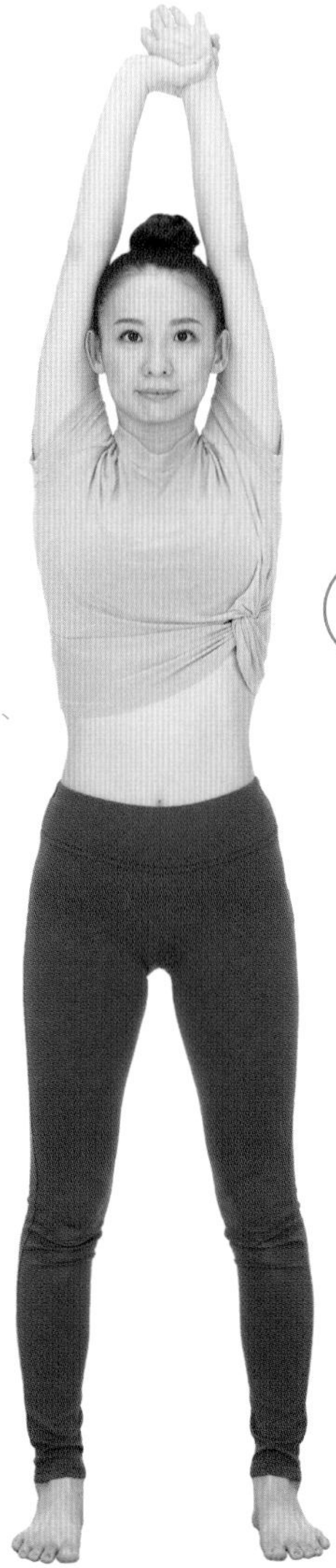

腕は耳の横

腰をそりすぎないように、息を吐いてお腹をへこませておく

1 脚を肩幅に開いて両手を上げ、右手で左手首を持つ。

▼動画

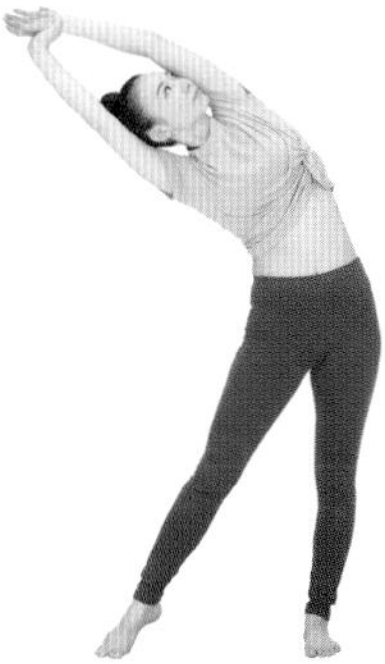

Advanced
発展形

基本②のポーズから、視線を
上に向けていく。
さらにわきが伸び、上を向く
ことで気持ちも明るくなる。

② 息を吸い、吐きながら体を右側に倒し、お尻は左側にスライドさせる。
3～5回呼吸したら、息を吸って体を戻し、息を吐いて手を下ろす。
反対側も同様に。

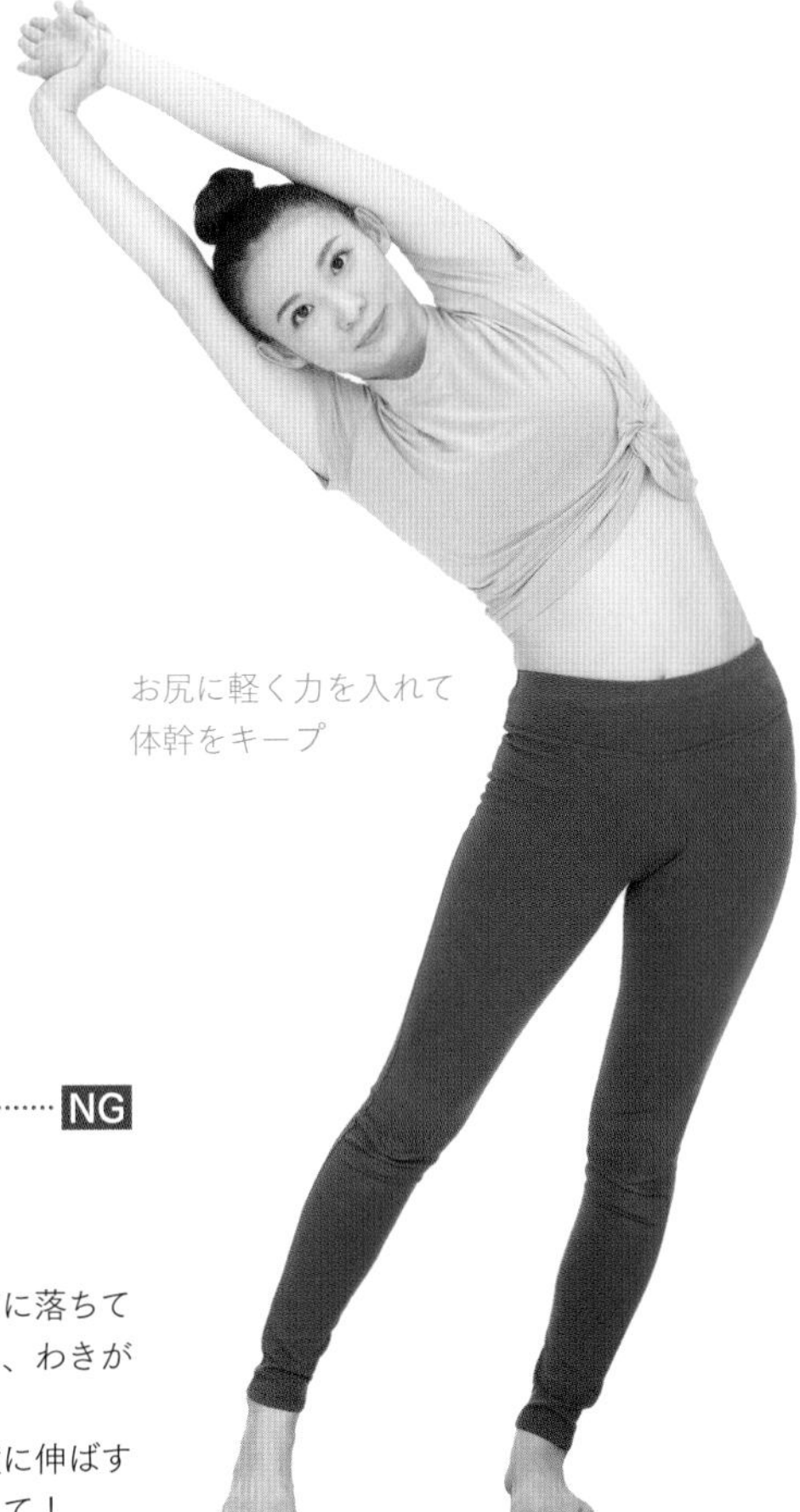

お尻に軽く力を入れて
体幹をキープ

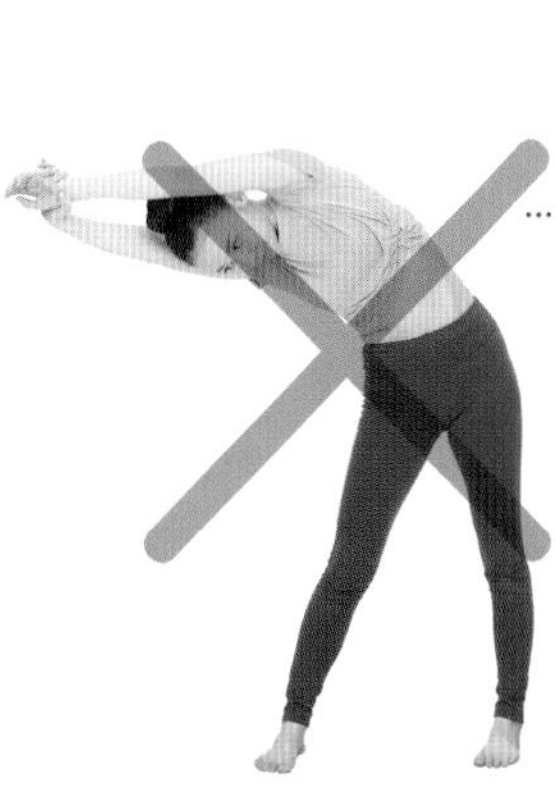

NG

組んだ手が前に落ちて
きてしまうと、わきが
伸びません。
しっかり真横に伸ばす
ことを意識して！

三日月のポーズ

胸を上向きにして気分も一緒に引き上げる

上に伸ばした腕と、後ろに伸ばした脚が、きれいな三日月のように見えるポーズです。大きく体を動かしてバランスをとっていくので難しい部分もありますが、少しずつポイントを押さえていけば大丈夫。

どうしてこのポーズなの？

丸くなりがちな姿勢をしっかりと起こして、脚の付け根から胸まで伸ばすこのポーズは、6月のじめじめ、もんもんとした気分を一掃するのに効果大！　股関節を大きく動かすことで、全身の血流やリンパ液の流れがよくなり、さらに胸を大きく開くことで呼吸が深くできるようになります。

体の動かし方

よつんばいになって手は肩の下、ひざは腰幅におきます。右足を右手の内側におき、左脚は付け根が気持ちよく伸びる程度に後ろに引きます。両手を床から離して、右ひざの上におきます。きゅっとお尻を締めて、息を吸いながら上体を起こし、息を吐きながら肩の力を抜きます。ここから息を吸って、両手を前から上げて耳の横までまっすぐ引き上げ、脚の付け根から胸まで伸ばし、息を吐いて肩の余計な力を抜きます。あごは軽く引きましょう。呼吸を3～5回したら、息を吐きながら両手を床につき、よつんばいの形に戻ります。左右の脚をかえて同様におこないます。

ここがポイント

ポーズをとるとき、お尻の骨を床に向ける意識でおこなってください。お尻のほっぺたを寄せるように締めると、しっかりと脚の付け根が伸びてきます。また、骨盤の向きを正面に向けることで、内ももが使われ、骨盤のゆがみの改善にも効果的です。

ここに注意！

お尻がゆるんでいると、腰を痛める原因になるので気をつけてください。お尻を締めた状態で胸を開くことで、体の前面がぐっと伸びてきます。

6月 3週目 ●●●○●

三日月のポーズ

Basic
基本のポーズ

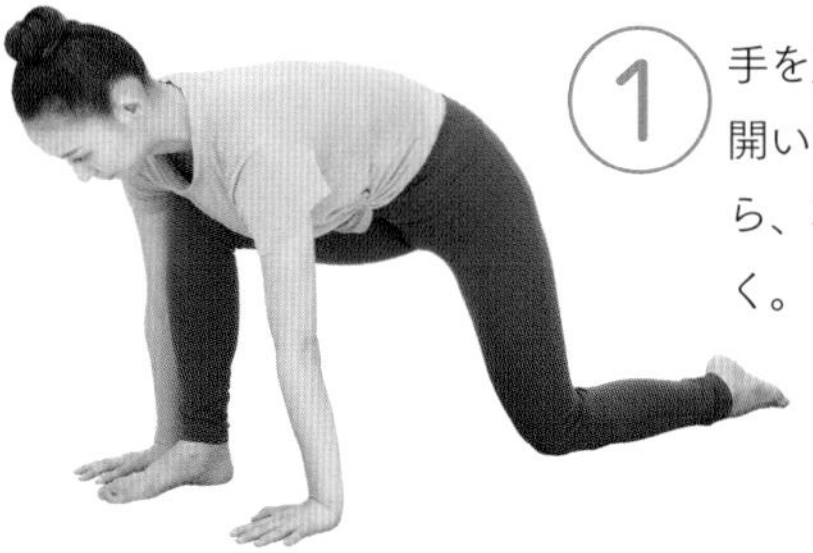

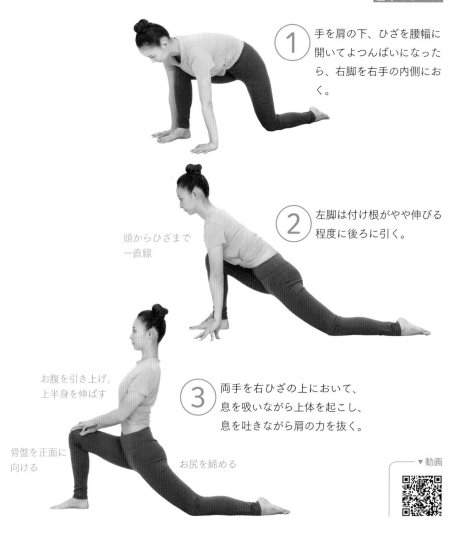

① 手を肩の下、ひざを腰幅に開いてよつんばいになったら、右脚を右手の内側におく。

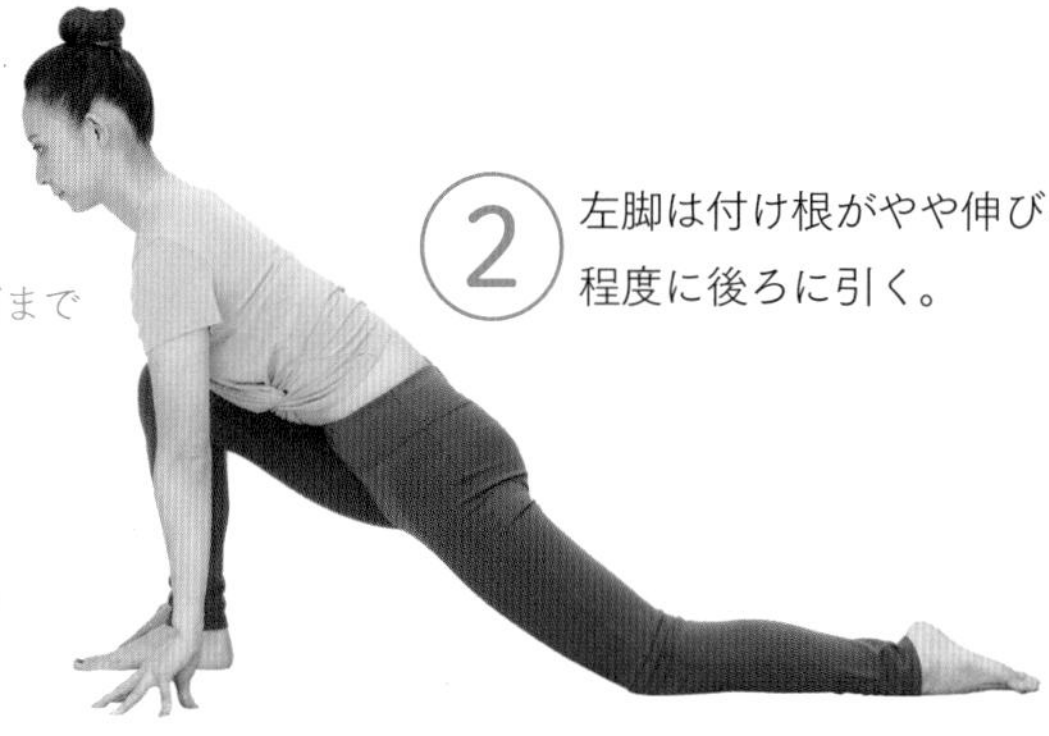

頭からひざまで一直線

② 左脚は付け根がやや伸びる程度に後ろに引く。

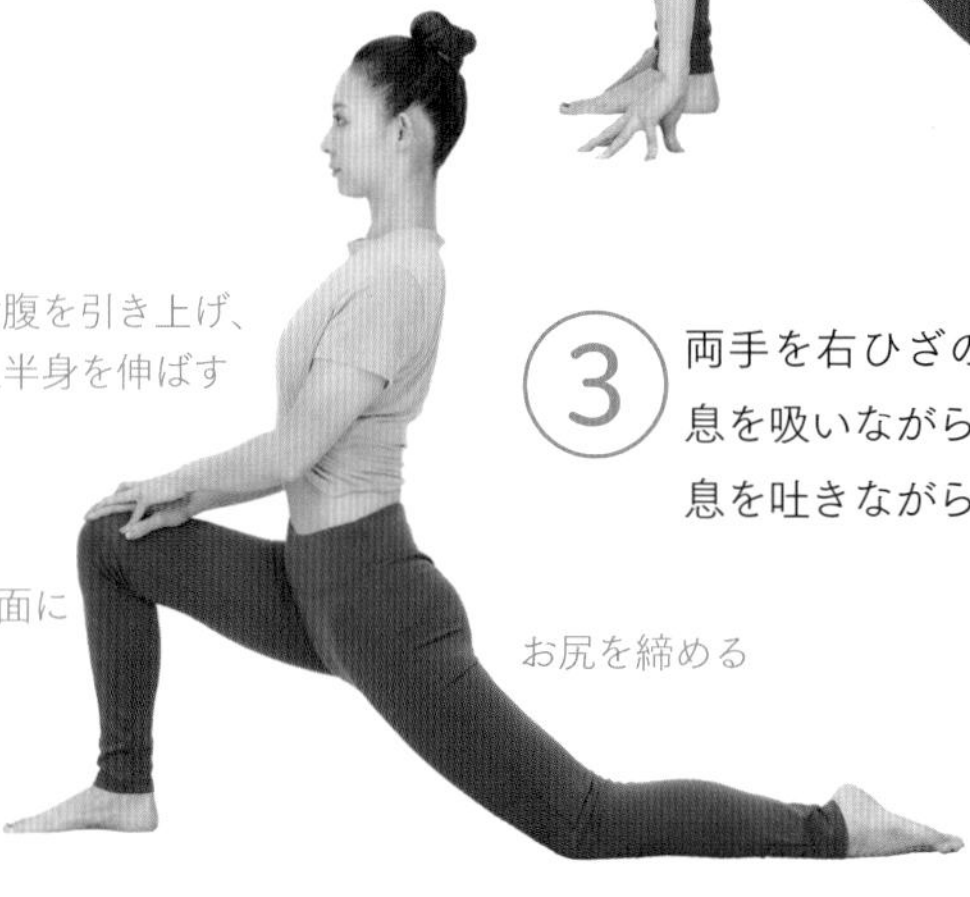

お腹を引き上げ、上半身を伸ばす

骨盤を正面に向ける

お尻を締める

③ 両手を右ひざの上において、息を吸いながら上体を起こし、息を吐きながら肩の力を抜く。

▼動画

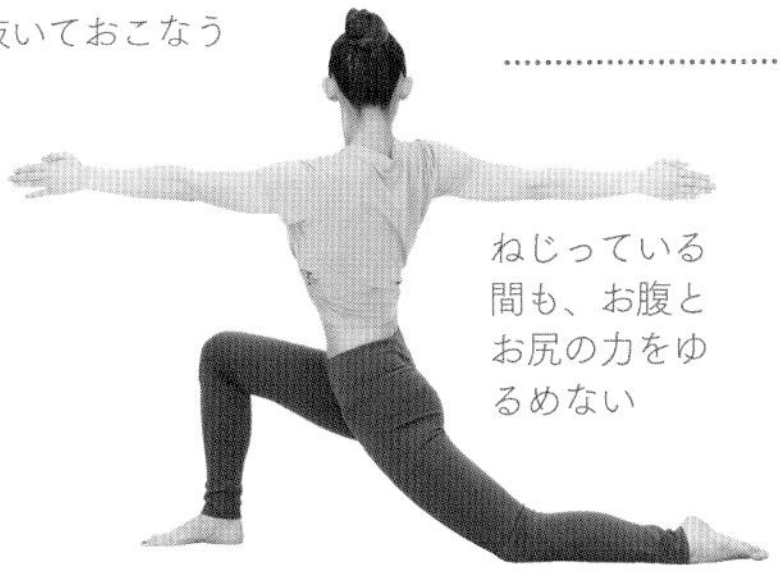
あごを引き、肩の力を
抜いておこなう
ねじっている
間も、お腹と
お尻の力をゆ
るめない

Advanced
発展形

基本④のポーズから、息を吸って、吐きながら両腕を左右に開いて体を右側にねじる。
息を吸って体を戻し、息を吐いて同じ方向にねじる。
これを３回繰り返す。反対側も同様に。

④ 息を吸いながら、両手を前から上げて胸を開き、息を吐きながら肩の力を抜く。お腹とお尻は締め、左脚の付け根の伸びを感じながら３〜５回呼吸する。よつんばいの姿勢に戻り、左右の脚をかえて①から同様に。

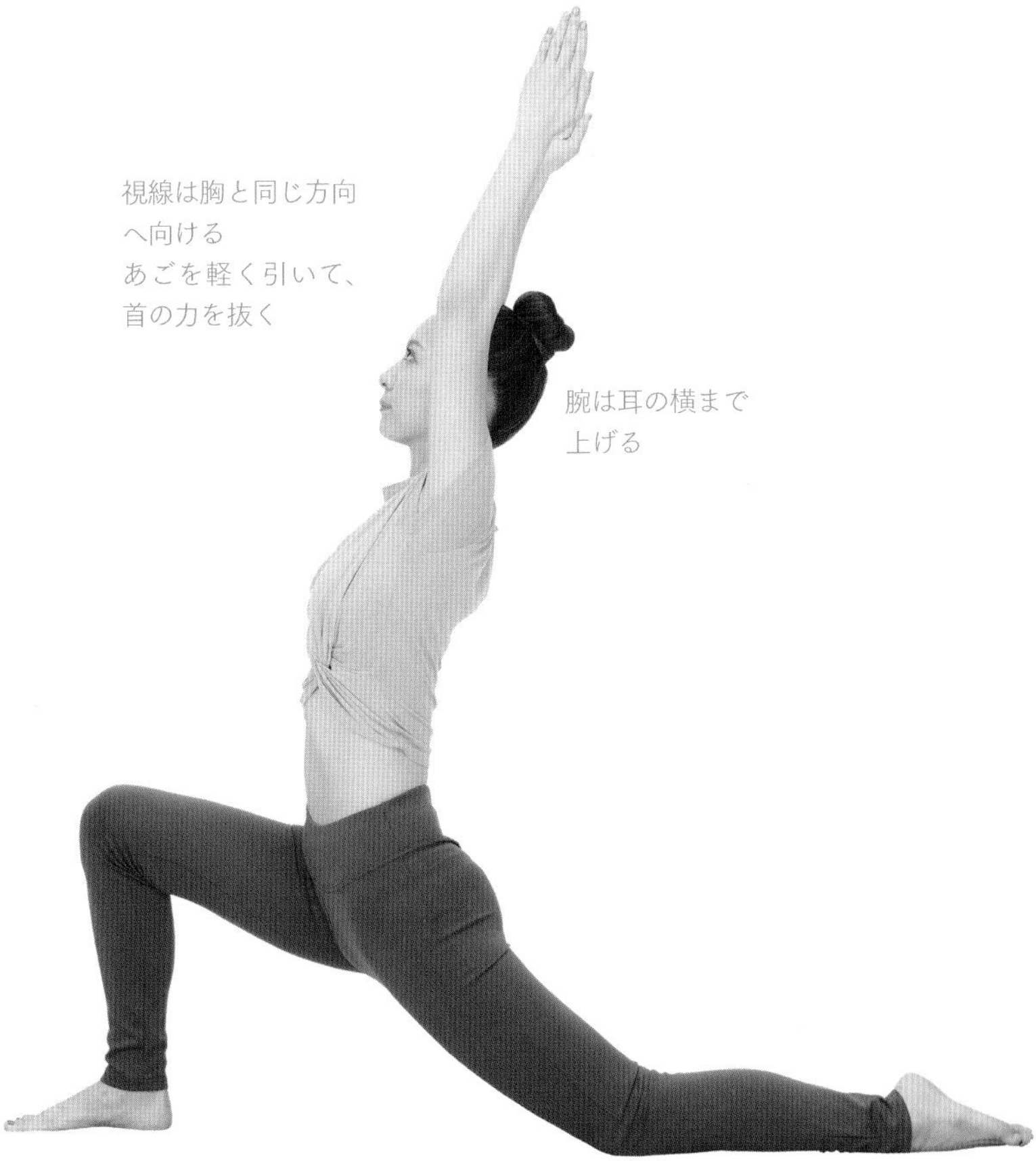
視線は胸と同じ方向
へ向ける
あごを軽く引いて、
首の力を抜く
腕は耳の横まで
上げる

ハイランジ

体幹を使ってバランスをとりながら全身を伸ばす

6月3週目の「三日月のポーズ」は、ひざをついて胸を開くポーズでした。4週目はさらに1つ難易度を上げて、立って脚を大きく開いて全身を伸ばすポーズに挑戦しましょう。

どうしてこのポーズなの？

「三日月のポーズ」と同様に、胸から脚の付け根までを伸ばすのはもちろん、バランスをとりながら全身の筋肉を大きく使っていくため、集中力ややる気が高まります。慣れるまではバランスをとるのが少し難しいですが、やり方通りにやっていけば大丈夫。体幹を鍛えることにつながるポーズです。骨盤の矯正、お腹の引き締めにも効果があります。

体の動かし方

脚をそろえて立ち、右脚を大きく後ろに引きます。両足の人差し指を正面に向けます。後ろ脚は、足の裏全体で壁をけるようなイメージで、足の甲をまっすぐ立てます。骨盤が正面を向くように、両手を腰に当てて腰の右側を前へ押し出し、左側は少し後ろに引くようにします。さらにお尻を締めることで、骨盤が立ちやすくなります。

息を吸って、吐きながら左ひざを前に踏み込み、ひざがかかとの上にきたらストップ。改めてお尻を締め、脚の付け根を伸ばし、骨盤を立てます。息を吸いながら両手を耳の横まで上げていき、息を吐きながら肩の力を抜いて、胸を開いたところでキープ。3～5回呼吸したら、息を吐きながら両手を下ろし、元の立ち位置に戻ります。左右の脚をかえて同様におこないましょう。

ここがポイント

ポーズをとったとき、骨盤がしっかり立ち、前を向いていることが大切です。骨盤が立っているかわかりにくい場合は、後ろ足のひざを少し曲げて、両手を腰に当ててみましょう。おへそと恥骨を正面に向けられたら、お尻を締めながらゆっくり後ろのひざを伸ばします。ポーズが正しくとれていると、後ろに引いた脚の付け根がぴーんと伸びているのが感じられます。

ここに注意！

骨盤が前に倒れ、上半身の重みが前になった脚にのったまま両手を上げると、腰がそりすぎて痛める原因になるので注意してください。立ってバランスをとるのが難しい場合は、椅子の背や壁につかまってもＯＫです。

6月 4週目 ●●●●

ハイランジ

Basic

基本のポーズ

① 両脚をそろえて立つ。

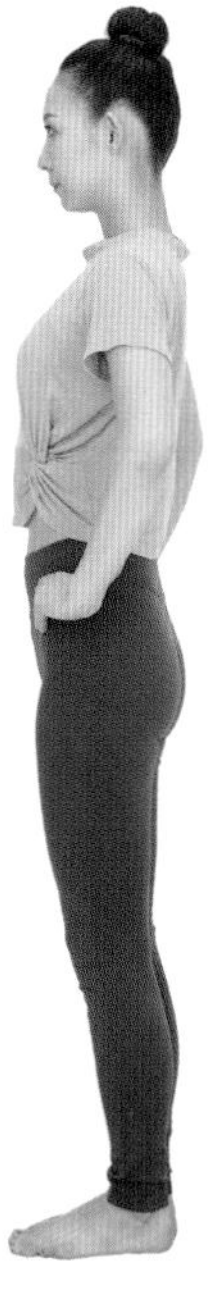

② 右脚を大きく後ろに引く。両手を腰に当て、腰の右側を前へ押し出し、腰の左側を少し後ろに引いて骨盤を正面に向ける。

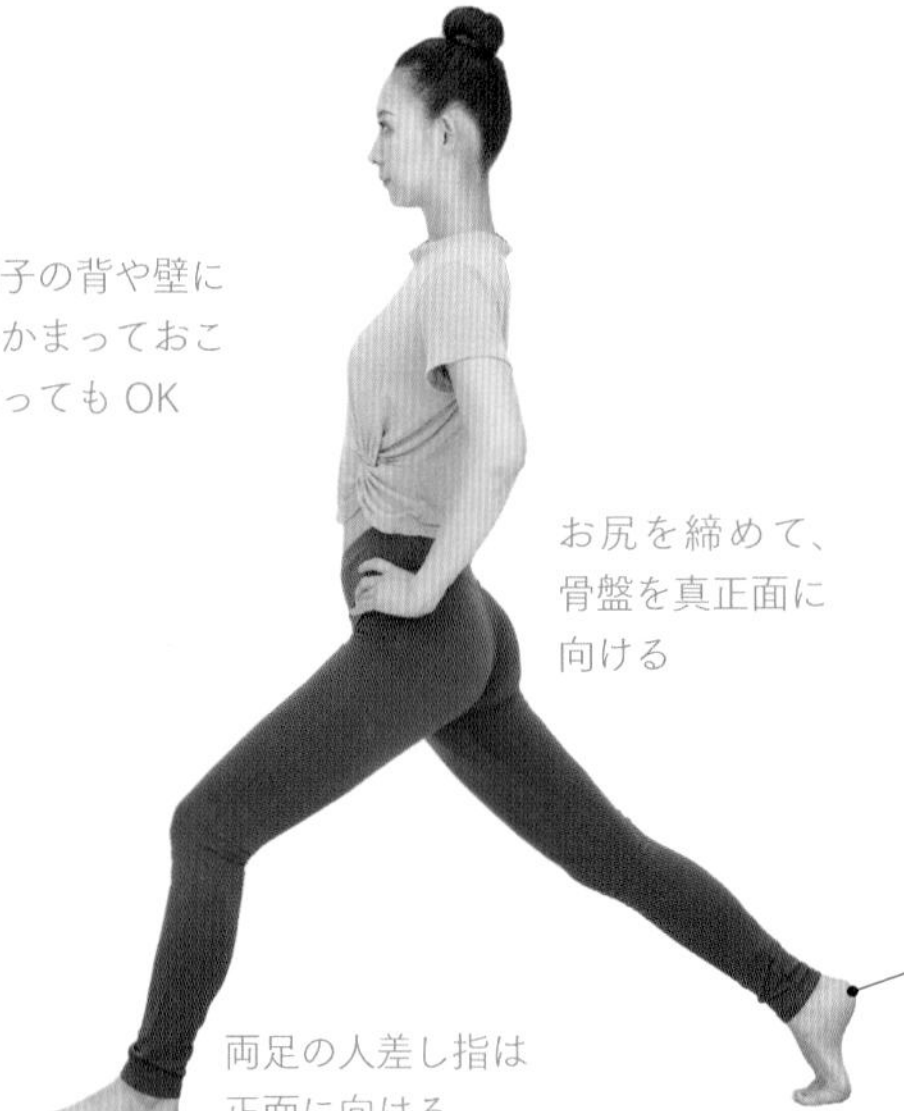
椅子の背や壁につかまっておこなってもOK
お尻を締めて、骨盤を真正面に向ける
壁をけるように、つま先で床を押す
両足の人差し指は正面に向ける

▼動画

Advanced
発展形

基本③のポーズから、息を吸って、吐きながら上半身を前に倒す。このとき、両腕は半円を描くように前から下を通りお尻の上へ。

再び腕を下まで下げたら、息を吸いながら、③の姿勢に戻ります。

このアップダウンを３～５回繰り返す。

このときもお尻を締めておくことを忘れずに。

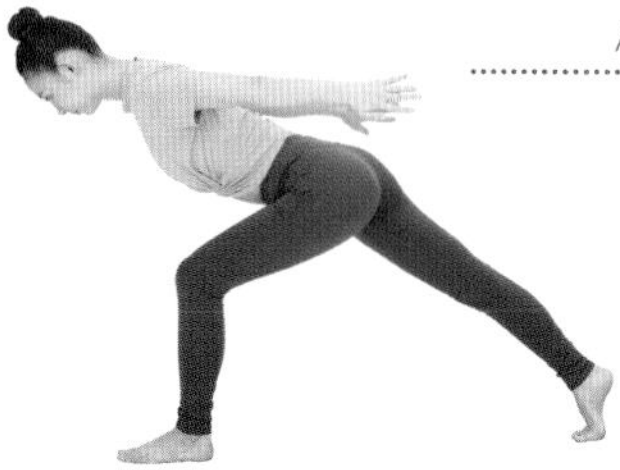

③ 息を吸って、吐きながら左ひざを踏み込み、ひざがかかとの上に来たらストップ。
息を吸って両手を耳の横まで上げる。
息を吐きながら肩の力を抜き、胸を開いて、
３～５回呼吸する。
息を吐きながら両手を下ろし、①の姿勢に戻る。
左右の脚をかえて同様に。

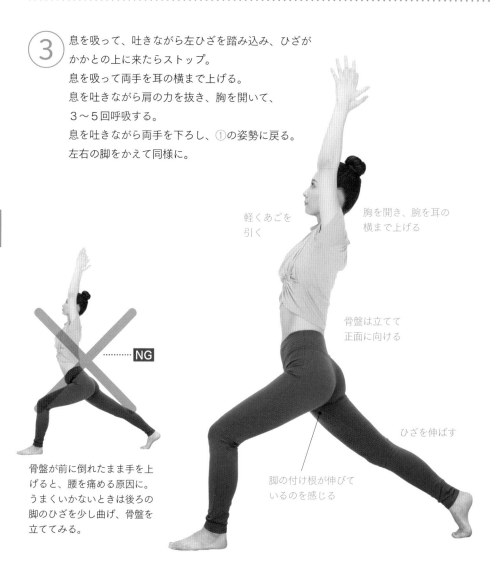

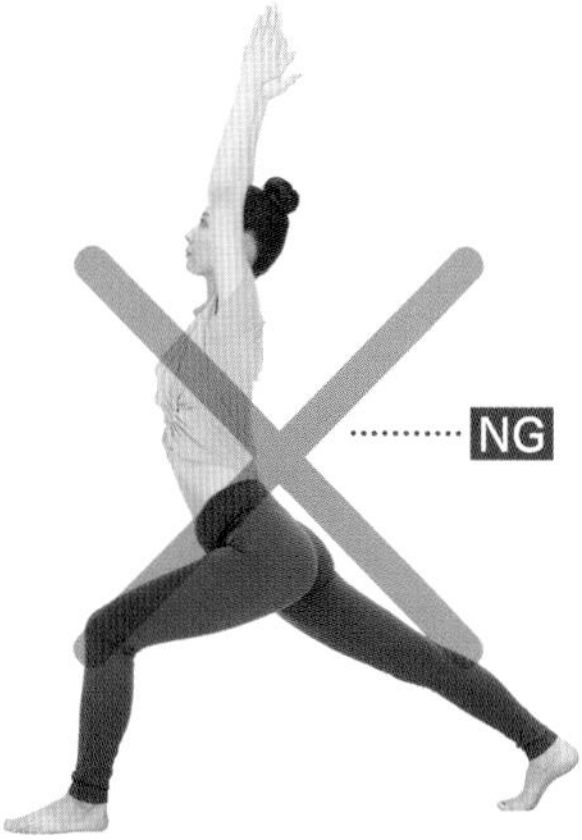
NG

骨盤が前に倒れたまま手を上げると、腰を痛める原因に。
うまくいかないときは後ろの脚のひざを少し曲げ、骨盤を立ててみる。

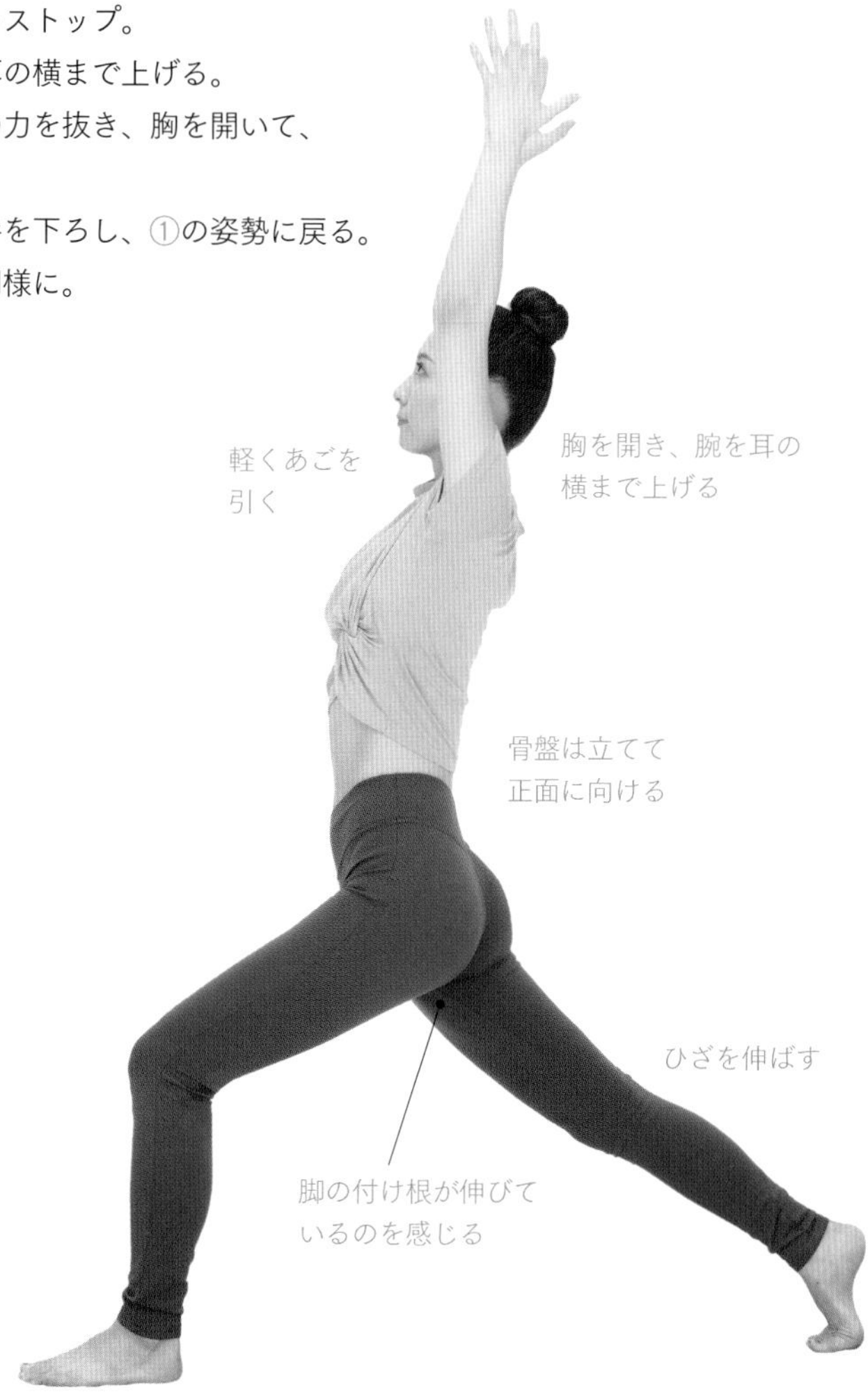
軽くあごを
引く
胸を開き、腕を耳の
横まで上げる
骨盤は立てて
正面に向ける
ひざを伸ばす
脚の付け根が伸びて
いるのを感じる

Column

6月 ガルシャナでマッサージして体も心も軽やかに！

ガルシャナとは、絹の手袋を使ったボディマッサージのことで、乾布摩擦の元祖といわれています。

オイルマッサージもいいですが、この季節はもっと軽く刺激を与えるために、柔らかな絹の手袋で優しくリズミカルにマッサージ。数分で肌が光を帯び、しっとりと柔らかくなり、やる気まで出てくるから不思議です。

ネットショップなどで「ガルシャナ」を検索すると、1000円くらいで見つかりますよ。

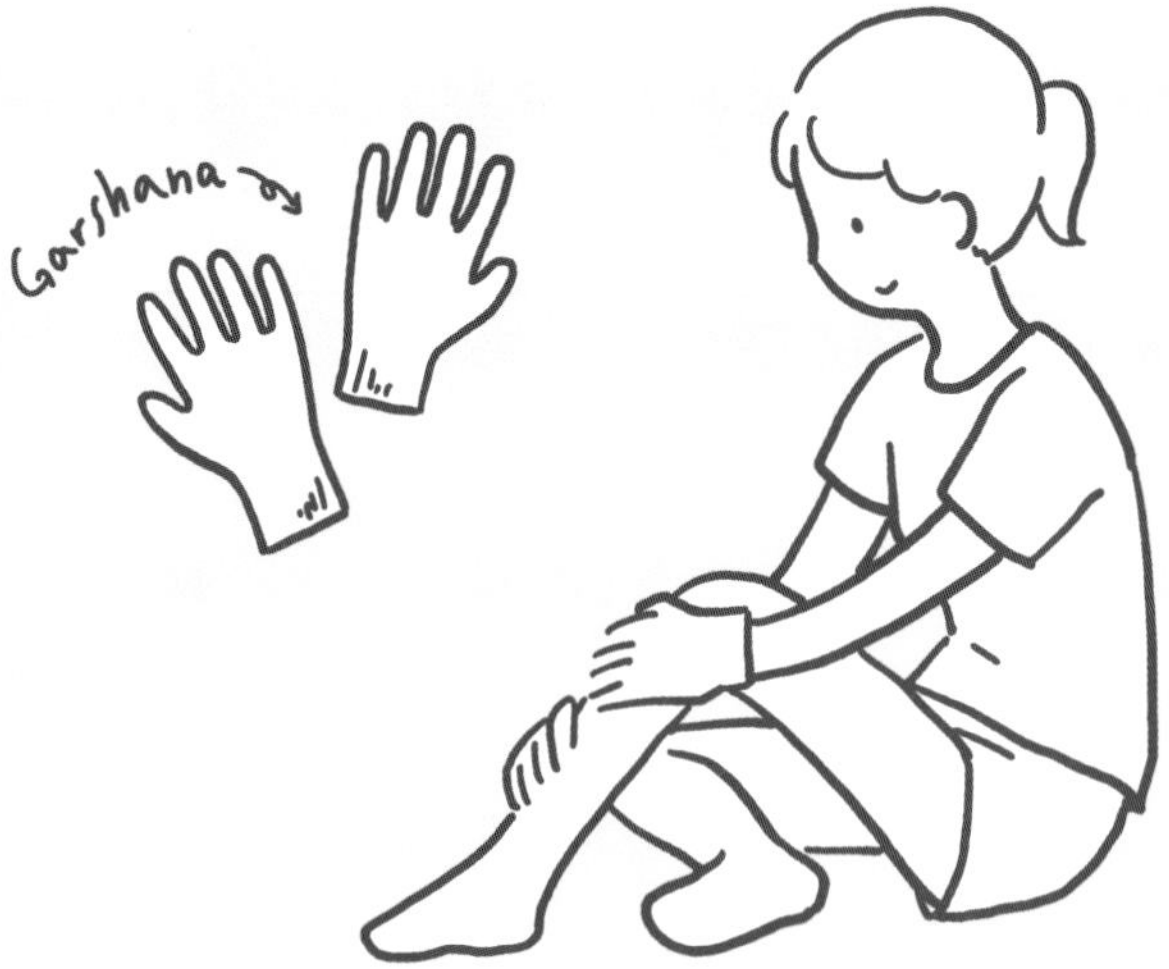

7月

夏を楽しむための
暑さに備える体作り

梅雨明けは急に暑くなるため、
熱中症の発症が多くなるといわれています。
冷房のきいた部屋にずっといると
汗をかきにくい体になって、熱が体にこもるため
夏バテなどの原因に。
汗をかくには、基礎代謝を上げることが第一。
背中の大きな筋肉にフォーカスして
効率よく汗をかける体を作りましょう！

かんぬきのポーズ

背中とわきを伸ばして代謝をアップ。汗をかける体に

7月はポジティブな気持ちで夏を楽しめるように、暑さに負けない体作りをしていきましょう。全身の筋肉、特に背中まわりの大きな筋肉にフォーカスしていきます。1週目はひざをついて体側を伸ばすポーズ、2週目は立っておこなうバージョンと、少しずつハードルを上げていきますが、段階を追って体を慣らしていくので焦らず取り組みましょう。

どうしてこのポーズなの？

「かんぬきのポーズ」は、背中と股関節を使うポーズ。腕を上げるときにひじを伸ばすことで広背筋がしっかり伸びるだけでなく、上半身を真横に倒すことで内ももしっかり伸び、全身の血液の流れが促されます。血行がよくなると、酸素が体中にめぐり、体内の脂肪を燃やしてエネルギーに換えます。すると基礎代謝がアップして、体温が上がります。汗もかきやすくなり、老廃物の排出を促すので、肌もきれいになります。脳にも酸素が運ばれるので、暑さでぼーっとしがちな思考もクリアに！

体の動かし方

ひざ立ちして、右脚を伸ばします。このとき左脚のひざは腰骨の真下にくるようにおき、右の足先は、右脚付け根からまっすぐ伸ばした延長線上に、つま先を真横に向けて伸ばしておきます。右手は右ももの上。お尻とお腹を少し締めたら、息を吸いながら左手を横から上げていき、息を吐きながら上半身を右に倒していきます。上げている手はひじをまっすぐ、耳の横あたりまで持ってきて呼吸を3〜5回してキープします。息を吸って、吐きながら元の姿勢に戻ります。左右の足をかえて反対側も同様におこないます。

ここがポイント

あまりにがんばって体を倒そうとすると、上半身が前に傾いてしまいがちです。そうすると内ももへの働きかけが弱まります。深く倒さなくてもいいので、ひじを伸ばして真横に倒しましょう。

ここに注意！

立てているひざは必ず脚の付け根の下に。足の甲は、寝かせてもつま先を立てても、どちらでもやりやすいほうでＯＫです。

7月 1週目 ●●●●

かんぬきのポーズ

Basic
基本のポーズ

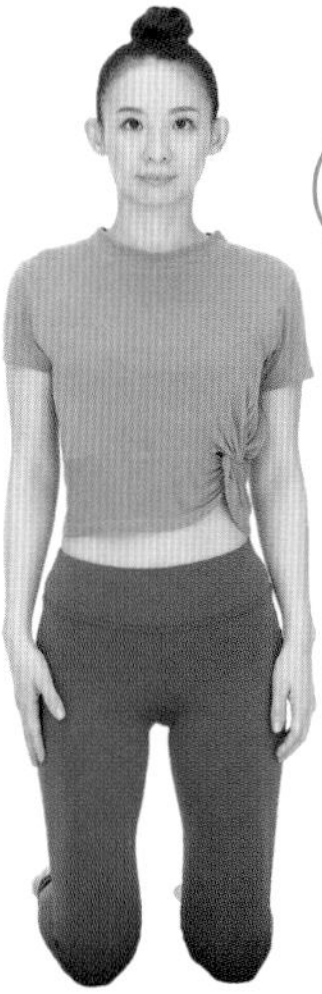

① ひざ立ちする。

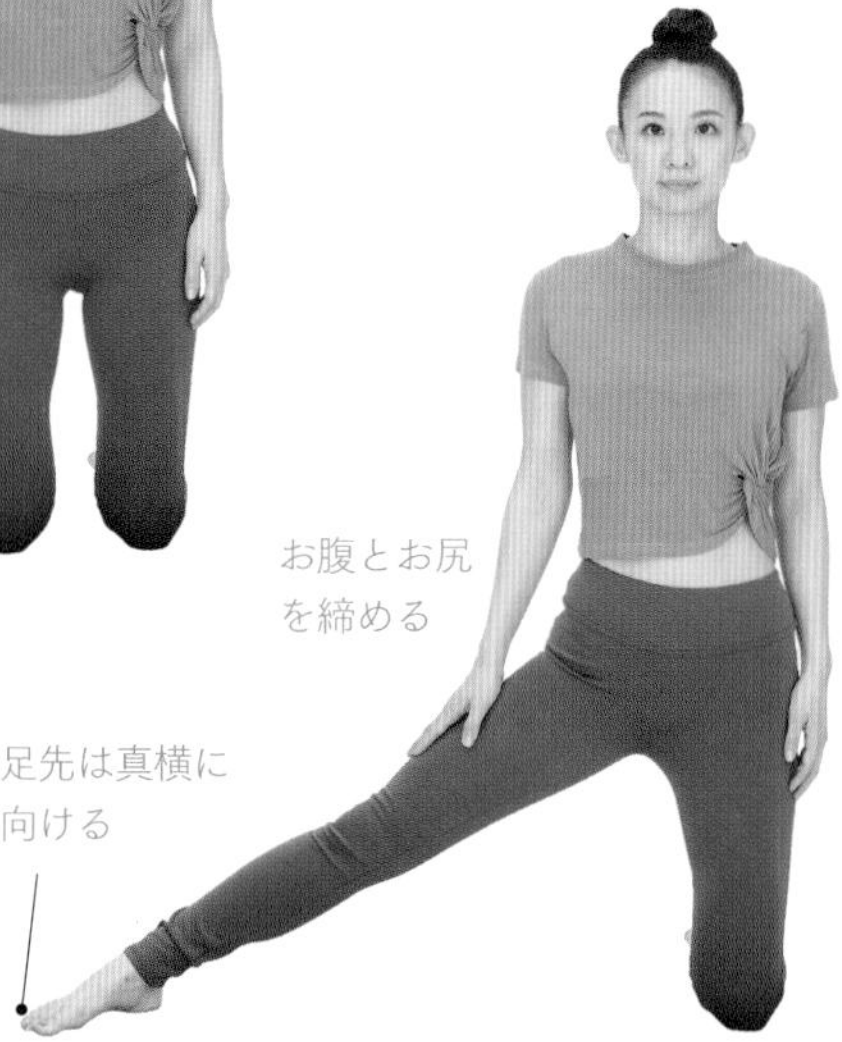

お腹とお尻を締める

足先は真横に向ける

② 右脚を真横に伸ばし、左脚のひざが腰骨の真下にくるように。右手をももの上に軽くのせる。

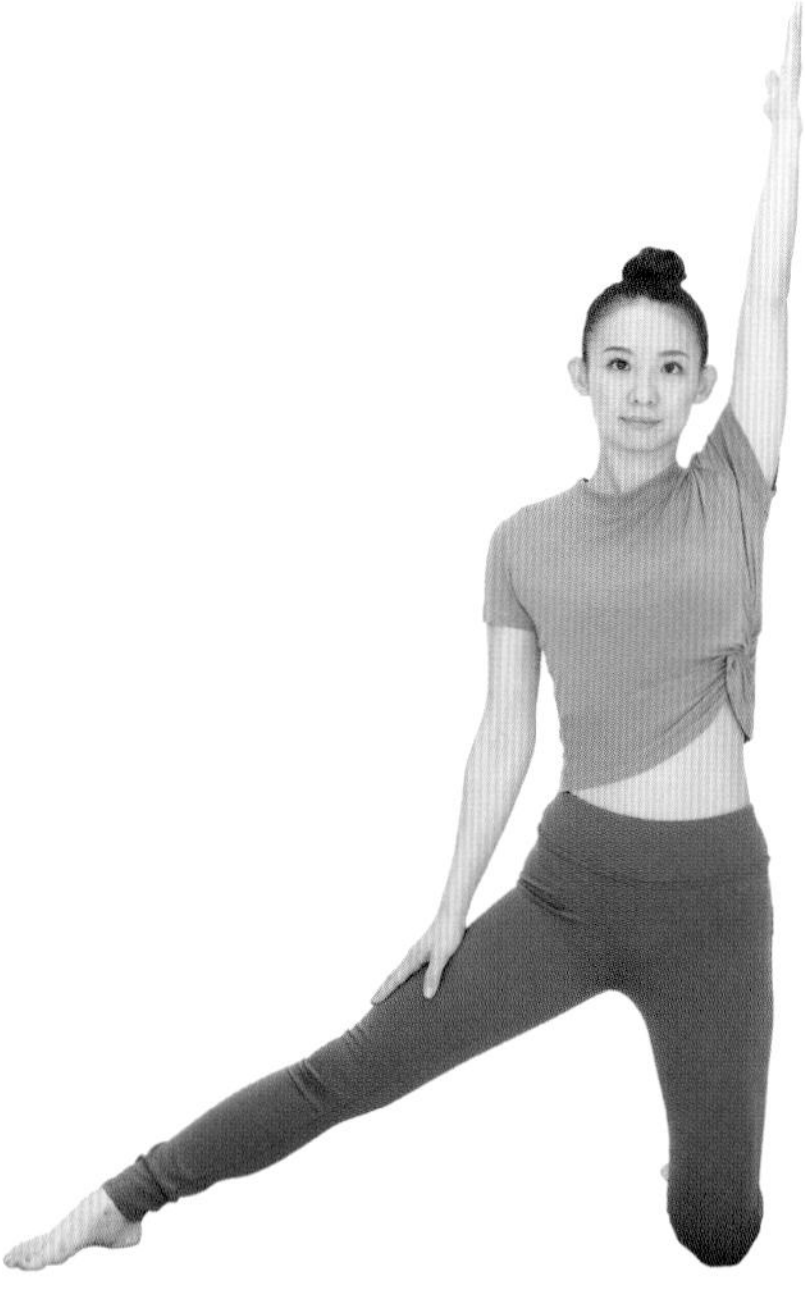

③ 息を吸いながら左手を横から上げていく。

▼動画

Advanced
発展形

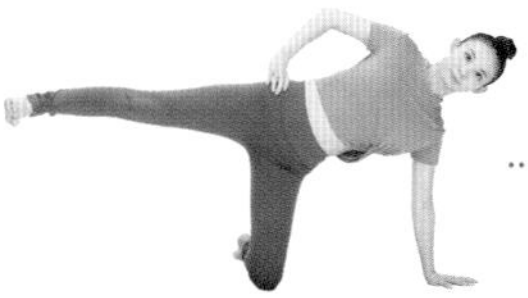

基本③のポーズからそのまま左手をひざの延長線上につき、ゆっくり右脚を上げる。

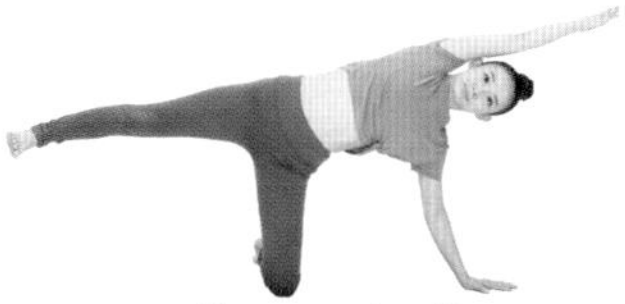

右手を耳の横あたりまで持ってくる。お尻を締め、背筋を伸ばして胸を張り、指先からかかとまで一直線の位置でキープ。ひじをしっかり伸ばして。３～５回呼吸したら、ゆっくり脚を下ろして起き上がる。反対側も同様に。

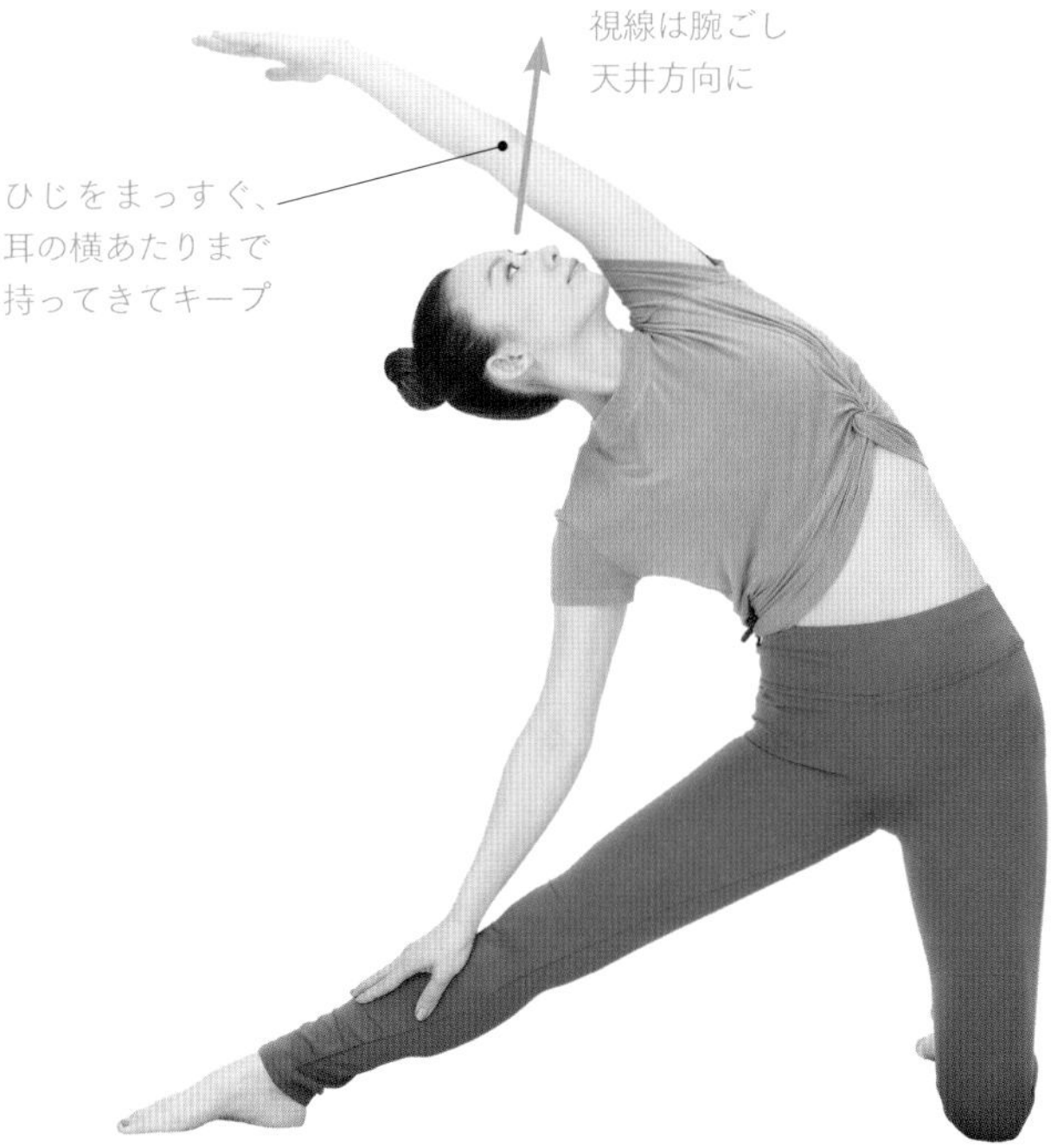
視線は腕ごし
天井方向に
ひじをまっすぐ、
耳の横あたりまで
持ってきてキープ

④ 息を吐きながら上半身を右側に倒していき、左手は耳の横あたりでキープ。
息を吸い、吐きながら体を少しずつ傾けていく。
呼吸を３～５回繰り返したら③の姿勢に戻る。
左右の脚をかえて、反対側も同様に。

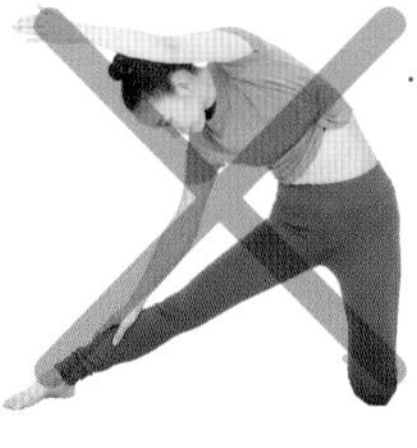

NG

上半身が前に傾くと、内ももへの働きかけが弱まるので、真横に倒す。
ひじは曲げず、ピーンと伸ばすことで背中とわきが伸びる。

体側を伸ばすポーズ

上半身と下半身を力強く使って基礎代謝を上げる

ひざをついて体側を伸ばした1週目「かんぬきのポーズ」を発展させて、今度は立って体側を伸ばしていきます。不安定な体勢になるので、より体幹を使います。

どうしてこのポーズなの？

上半身を股関節から横へ倒し、上げた手と伸ばした脚とで引っ張り合うことで体側を伸ばすポーズです。下半身や背中の大きな筋肉を使うことで、血行をよくしていきます。血行がよくなると基礎代謝が上がります。両脚でしっかり踏み込んでももを使うため、ももの引き締め効果もあります。

体の動かし方

脚を肩幅の2倍くらい開いて、右足を90度外側に、左足をやや内側に向けます。息を吸って背中を伸ばし、吐きながら、右足のかかとの上にひざがくるまで踏み込みます。股関節からゆっくり体を右に倒していき、右腕のひじをもも上にのせます。息を吸いながら左手をまっすぐ天井方向へ上げていき、右手の指先をかかとの手前について、息を吐きながら左腕を耳の横まで伸ばしてキープ。3～5回呼吸したら、お腹の筋肉を使ってゆっくり元の姿勢に戻り、脚と手の左右をかえて同様におこないましょう。

ここがポイント

体を横に倒していくときに上半身が前に倒れてこないように、お尻をきゅっと締めます。上半身を真横に倒すことで、背中と一緒に内ももストレッチされます。

ここに注意！

後ろの脚のつま先も外を向きやすいので、少し内側に向ける、もしくは正面に向けるようにしましょう。前に踏み込むほうの脚も外側を向きすぎないように注意して。つま先を大きく外に開きすぎると、ひざがねじれて故障につながるので注意しましょう。

7月 2週目

体側を伸ばすポーズ

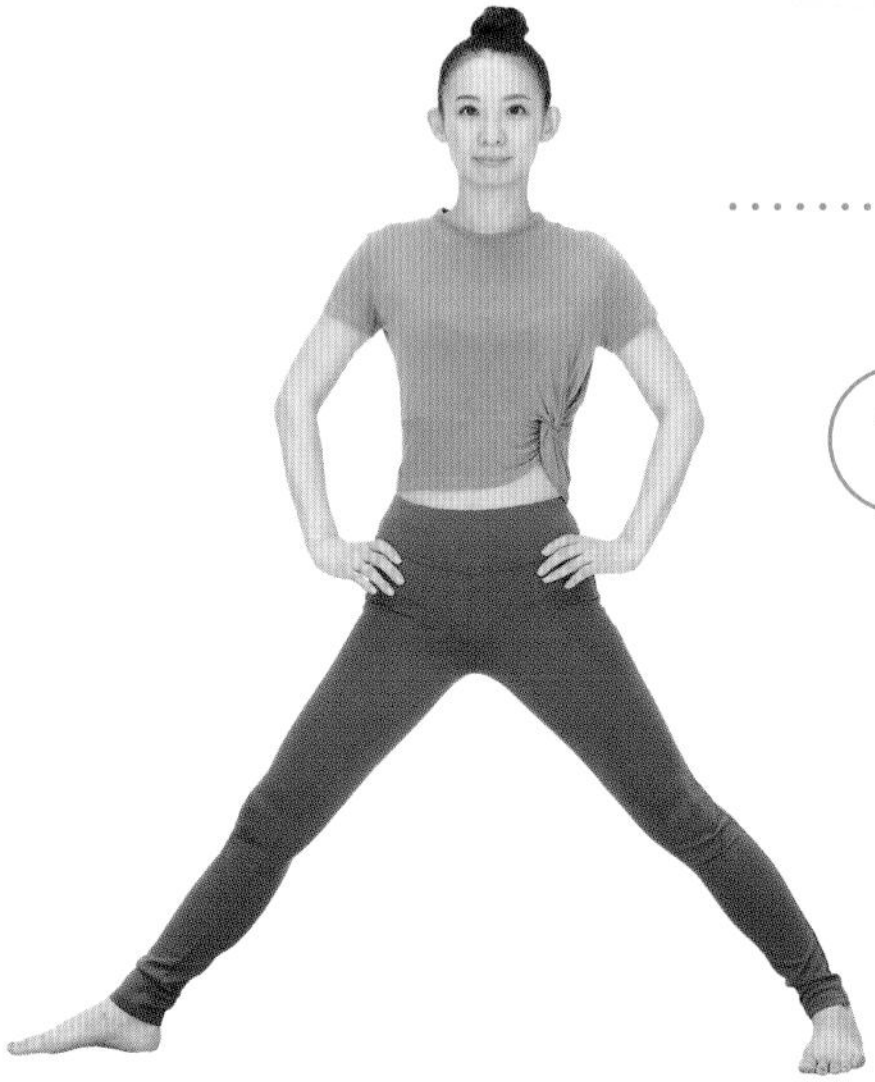

Basic

基本のポーズ

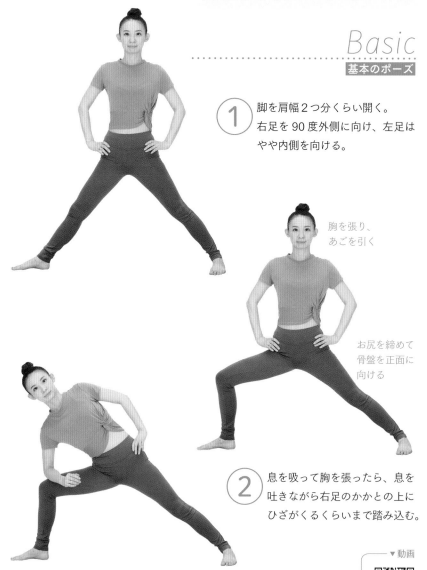

① 脚を肩幅2つ分くらい開く。
右足を90度外側に向け、左足はやや内側を向ける。

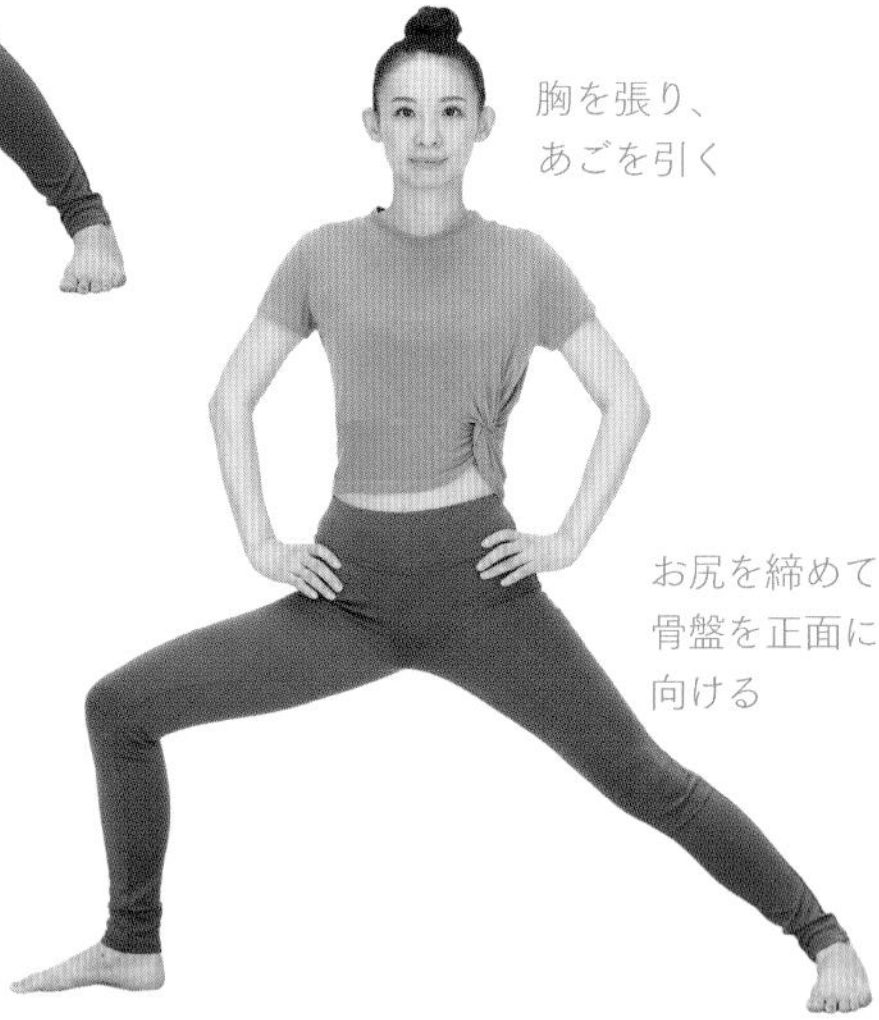
胸を張り、
あごを引く
お尻を締めて
骨盤を正面に
向ける

② 息を吸って胸を張ったら、息を吐きながら右足のかかとの上にひざがくるくらいまで踏み込む。

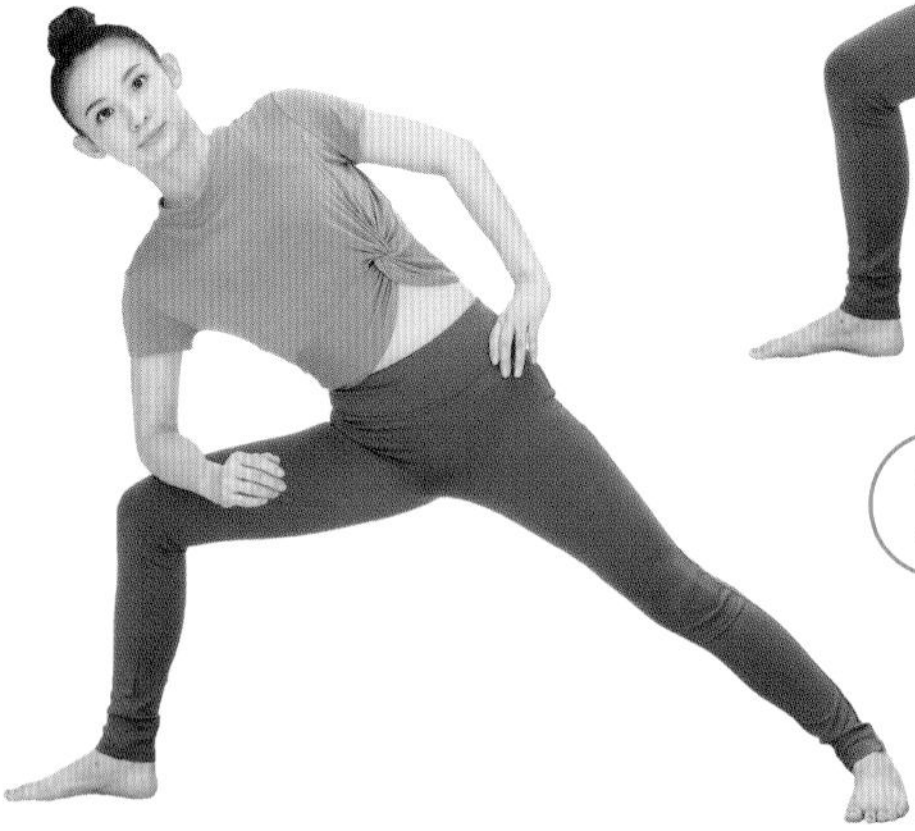

③ 体を右に倒し、右ひじを右ひざの上にのせる。

▼動画

④ 息を吸いながら左手を
天井方向へ上げる。

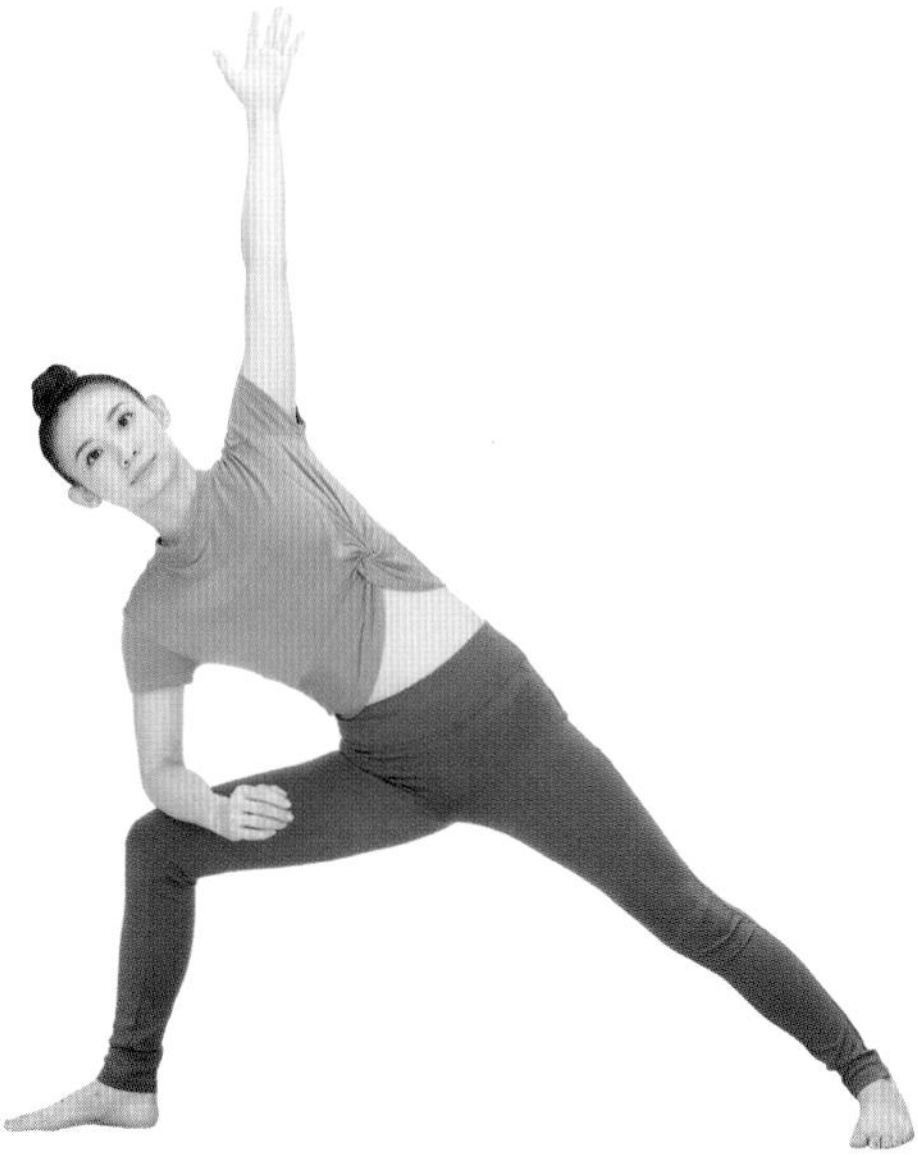

⑤ 右手の指先をかかとの手前について、息を吐きながら、
上げた左腕を耳の横へ伸ばしてキープ。
３～５回呼吸したら④の姿勢に戻る。
左右の脚をかえて反対側も同様に。

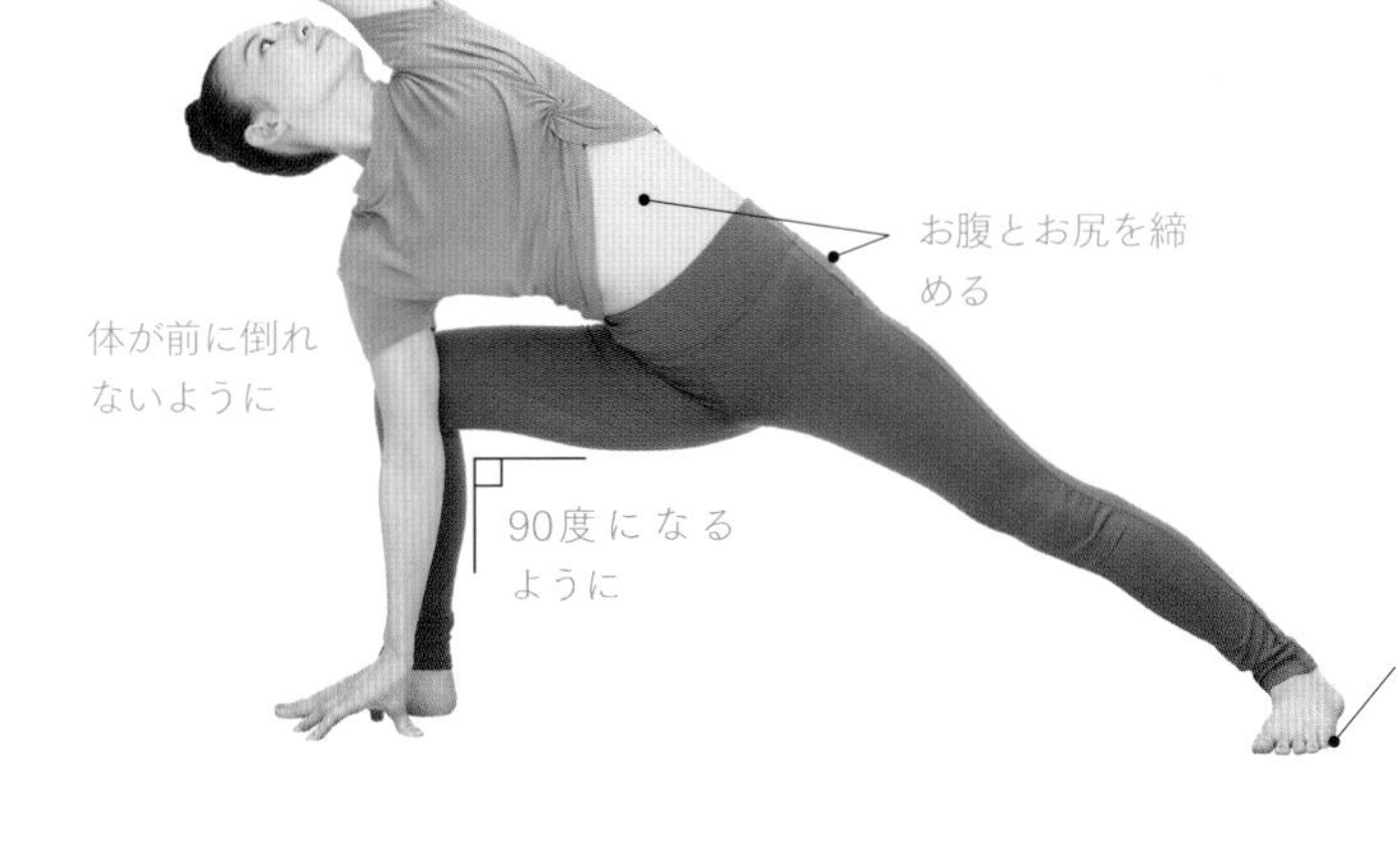
お腹とお尻を締
める
体が前に倒れ
ないように
90度になる
ように
左足の小指を
しっかり踏み込む

バッタのポーズ

背中を縮ませて胸と脚を上げる。体幹を鍛えて立ち姿美人に

3週目は背中の筋肉を使って手足を上げるポーズを紹介します。背中の筋肉が動いていることを意識しながらおこないます。胸や脚を高く上げなくても効果はあるので、無理せず、できる範囲でトライしてください。

どうしてこのポーズなの？

うつぶせの状態から胸と脚を床から上げるためには、背中はもちろん、脚やお尻の筋肉を引き締めて動かしていくことが必要です。シンプルな動きで簡単そうに見えても、実は体幹を使う全身運動です。スッと背筋の伸びたきれいな姿勢を作るのに役立ちます。

体の動かし方

うつぶせになって額を床につけ、手はお尻の横に、手のひらは床向きにおきます。脚は腰幅に開き

ましょう。あごを引いて視線は遠くの床。息を吸って、吐きながら上半身をゆっくり起こします。手の指先は脚のほうに伸ばしていく気持ちで胸を開いて背中を縮めます。このとき首の後ろにシワができないように軽くあごを引きます。3〜5回呼吸し、続けてできそうなら、そっと脚の付け根を床から離していきます。ここでも3〜5回呼吸して、ゆっくり脚を下ろし、胸も下ろします。クールダウンのため、最後は両手を胸の横においてよつんばいとなってから、足をそろえてお尻をかかとに下ろします。そった背中を丸めてお休みしましょう。

ここがポイント

背中を縮めて胸と脚を持ち上げるというイメージで。脚を高く上げようとがんばってしまうと、腰ばかりに負担がかかって、痛めやすくなってしまうので、足先を遠くに伸ばすようなイメージを持って。最初はゆっくりでいいので、背中が縮むのを確認しながらやってみてください。

ここに注意！

肩から腕を脚のほうへ引くことで、肩甲骨が下がり、胸がそりやすくなります。頭を上に高く上げようとすると、腰を痛めやすくなるのでＮＧです。あごは軽く引いて、視線は遠くの床に向けます。頭頂を斜め前に引っぱられる意識で首の後ろにシワを寄せないようにしてみましょう。

バッタのポーズ

Basic
基本のポーズ

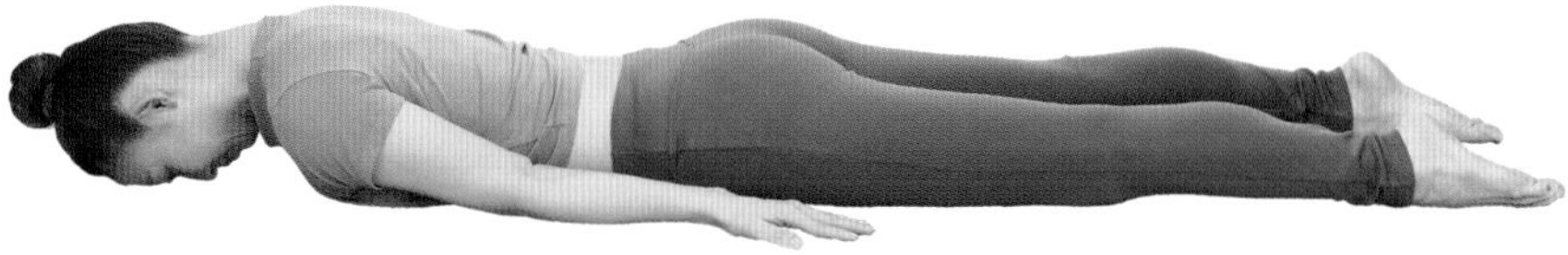

① うつぶせになり、額を床につける。
手のひらは床に向けて、お尻の横に。脚は腰幅に開く。

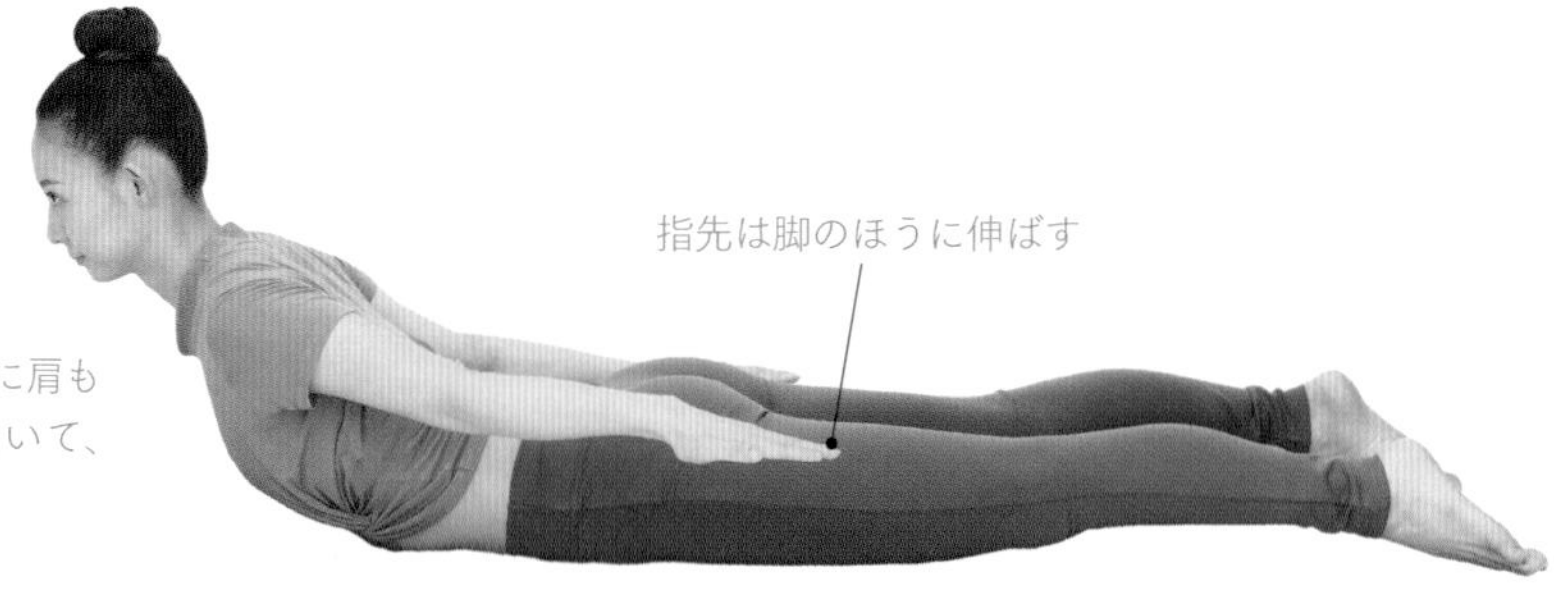
指先は脚のほうに伸ばす
手と一緒に肩も
後ろに引いて、
胸を開く

② あごは軽く引いて、視線は遠くの床に向ける。
息を吸って、吐きながら手を脚のほうに伸ばして
ゆっくり胸を起こす。
３～５回呼吸してキープ。

▼動画

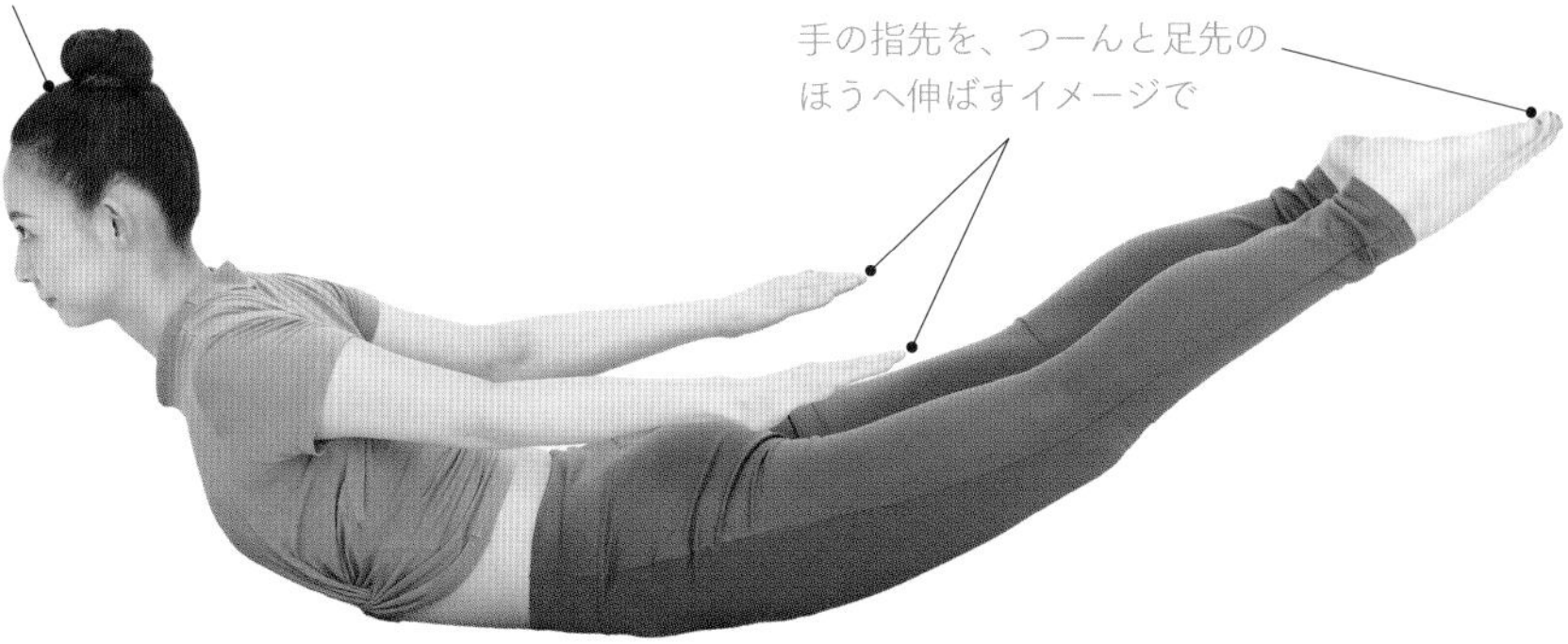
頭頂部を斜め前
に引っぱられる
ような意識で
手の指先を、つーんと足先の
ほうへ伸ばすイメージで
お腹を締める

③ 続けてできそうなら、脚を付け根からゆっくり床から離す。
３～５回呼吸したら、ゆっくり脚を下ろし、胸も下ろす。

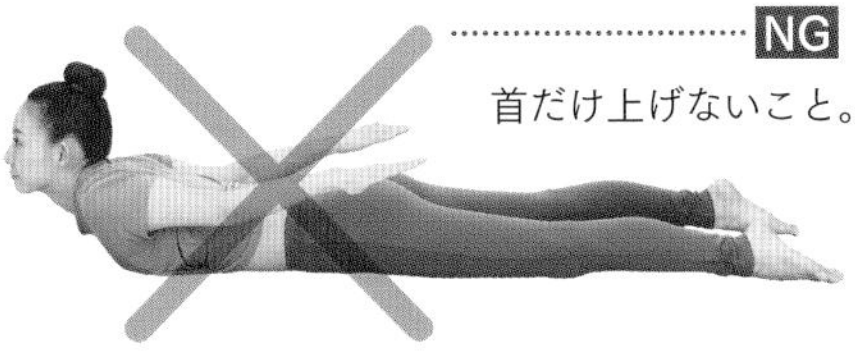

NG
首だけ上げないこと。

Cool Down
クールダウン
チャイルドポーズ
（→詳しくは 160 ページ参照）

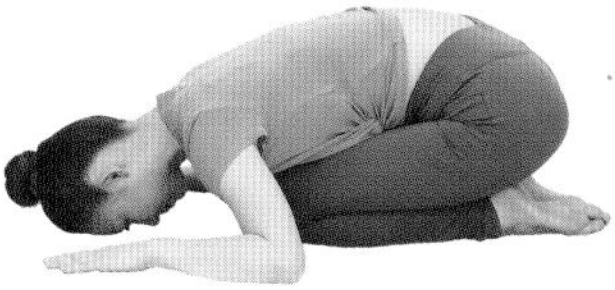

背中、腰など背面を縮めたので、ゆるめてあげましょう。
よつんばいから、お尻をかかとにつけ、背中を丸めて額を床につける。
両手は前方にゆったり伸ばし、全身の力を抜いてリラックスする。
３～５回呼吸して、気持ちがよければもっと長く休んで OK。

ワシのポーズ

アクロバティックなポーズで肩甲骨を最大に開く

7月の仕上げの「ワシのポーズ」は、ヨガの有名なポーズの1つです。1〜3週目で肩甲骨をよく動かしてきたので、動きを覚えればできると思います。

どうしてこのポーズなの？

3月2週目で上半身だけの「座位のワシのポーズ」をご紹介していますが、7月は立位、しかも片脚で立つので、足の裏や体幹を使って全体のバランスをとっていきます。手をからめて前傾していくことで、肩甲骨が左右に離れ、背中が左右に大きく伸ばされます。手足をからめて血流制限をかけてから一気に解放することで、全身の血流もよくなります。また、視線を一点に定めることで集中力も高まるなど、いいことがいっぱい。夏の暑さを乗りきる、しっかりした体の基礎固めになります。

体の動かし方

両手を手のひらを上に向けて前に伸ばし、右腕を下にして、左右の腕をクロスさせます。ひじを曲げて、手の甲、またはもうひとひねりして手のひらを合わせます。次に右ひざを胸に引き寄せ、ゆっくり左ひざを曲げたら、右脚を左脚にからめます。可能なら、右足のつま先を左脚のふくらはぎに引っかけてください。ふらついてしまうときは、右の足先を床についてもOKです。息を吸って、吐きながらお尻を後ろに引き、体を折りたたみます。背筋は丸めずまっすぐ伸ばして、胸を張ってキープ。3～5回呼吸して、息を吸いながら体を起こし、吐きながら元の立位に戻ります。手と脚の左右をかえて同様に。

ここがポイント

視線は一点に定めてバランスをとりましょう。背中を開くだけでなく、片脚立ちで全身のバランスをとっていくので、ふくらはぎや足首も鍛えられます。

手足をクロスさせたら、脚の付け根から体を折るようにして、体を小さくまとめましょう。しっかりと小さくなることで血流に制限がかかり、手足を解いたときに血流がよくなります。

ここに注意！

肩甲骨が硬くなっていると、はじめは手がからめられないこともありますが、毎日おこなうことで可動域が広がってくるので、少しずつ挑戦してみてください。難しい場合は、7月1週目のポーズに戻り、難易度を下げて体をほぐすというのも一案です。

ワシのポーズ

Basic
基本のポーズ

① 両手を前に伸ばし、右腕を下にして、左右の腕をクロスさせる。

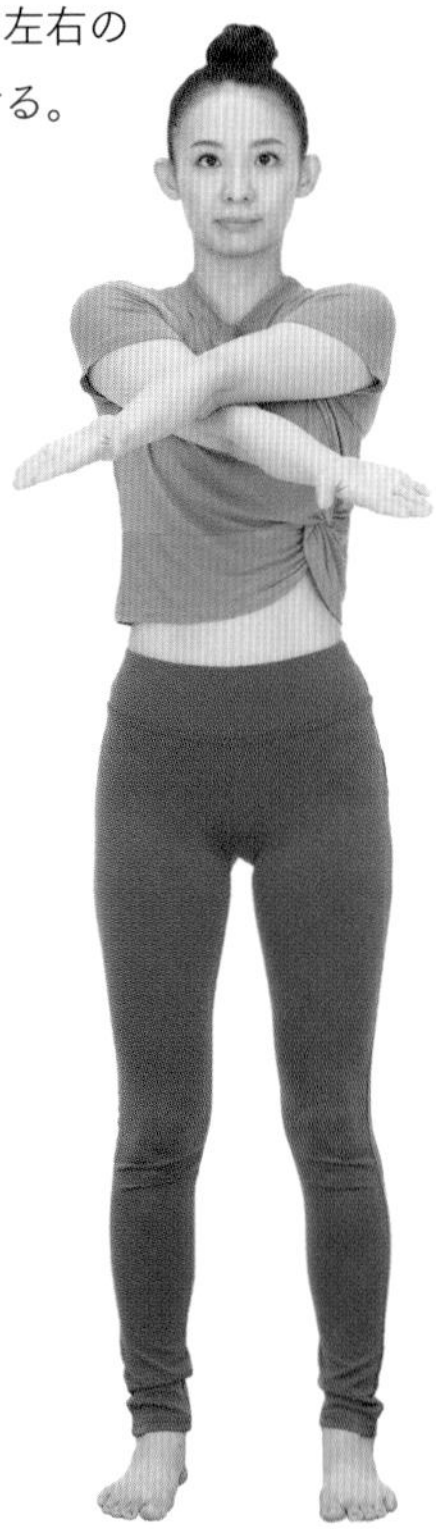

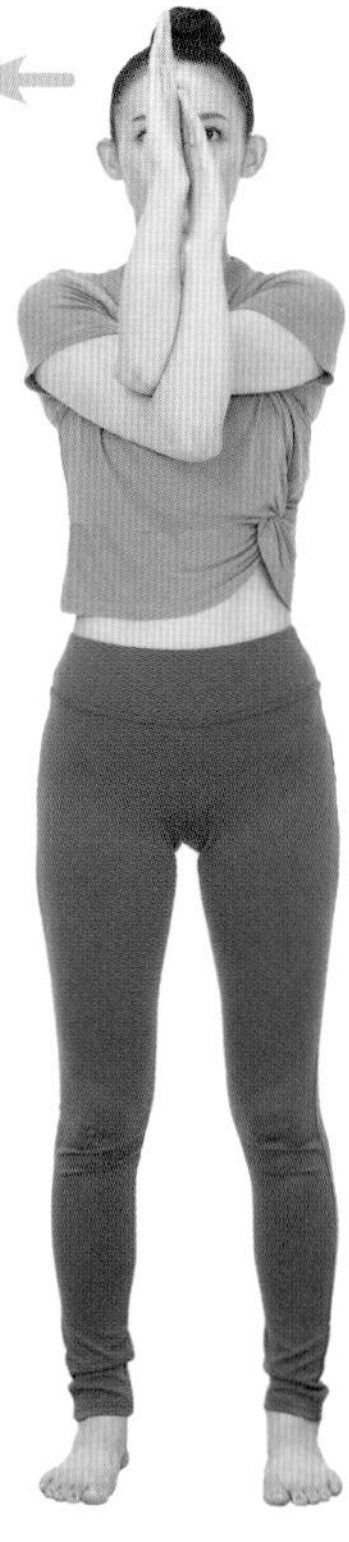

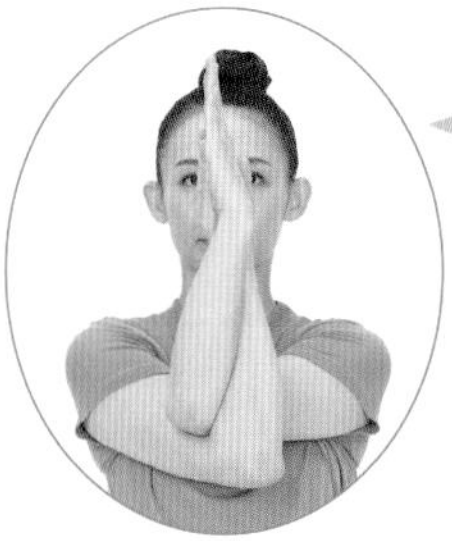

可能ならもうひとひねりして手のひらを合わせる

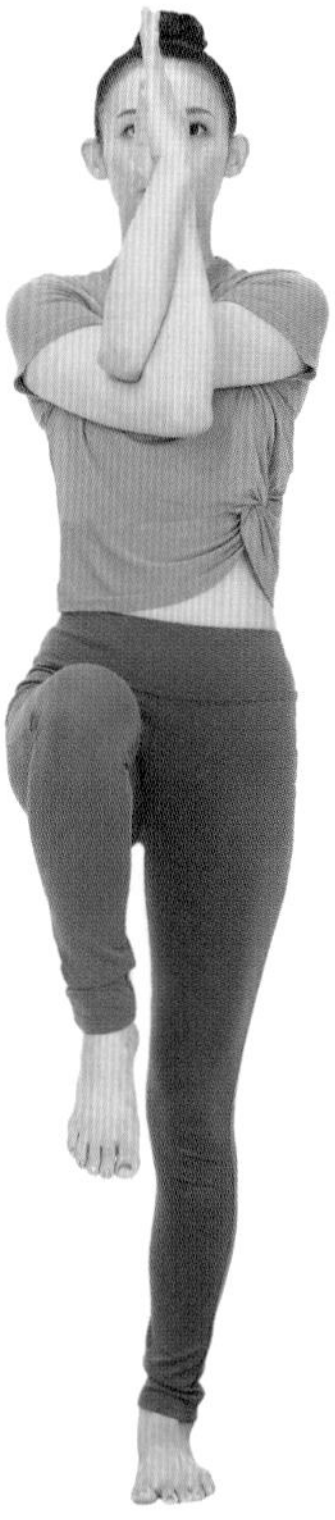

③ 息を吸いながら右ひざを胸に引き寄せる。

② ひじを曲げて、手の甲をつける。

▼動画

Advanced
発展形

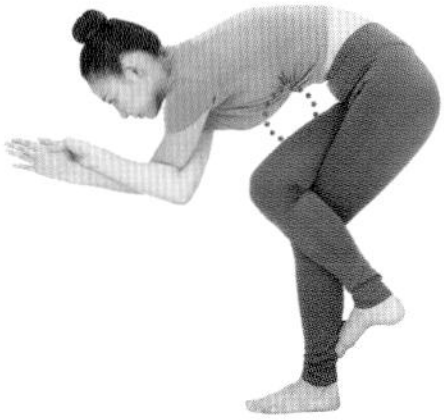

基本④のポーズから、息を吸って、吐きながら背中を丸めていき、からめたひじをひざに近づける。お腹にボールを抱えているイメージで背中を丸めてお腹のあたりに空間を作り、吐く息でからめた手の指先を少し前に押し出す。肩甲骨の間や背中を広げるイメージで。３～５回呼吸したら、息を吸いながら体を起こし、息を吐きながら手足を離して戻る。反対側も同様に。

④ 息を吐きながら左ひざを軽く曲げ、右脚を左脚に深くかけ、右足のつま先を左脚のふくらはぎに引っかける。

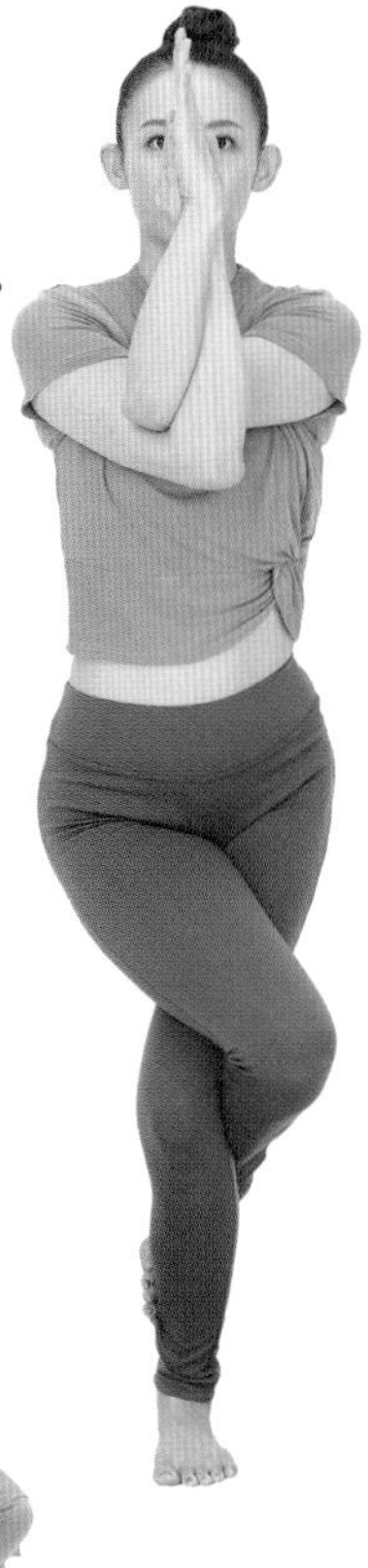

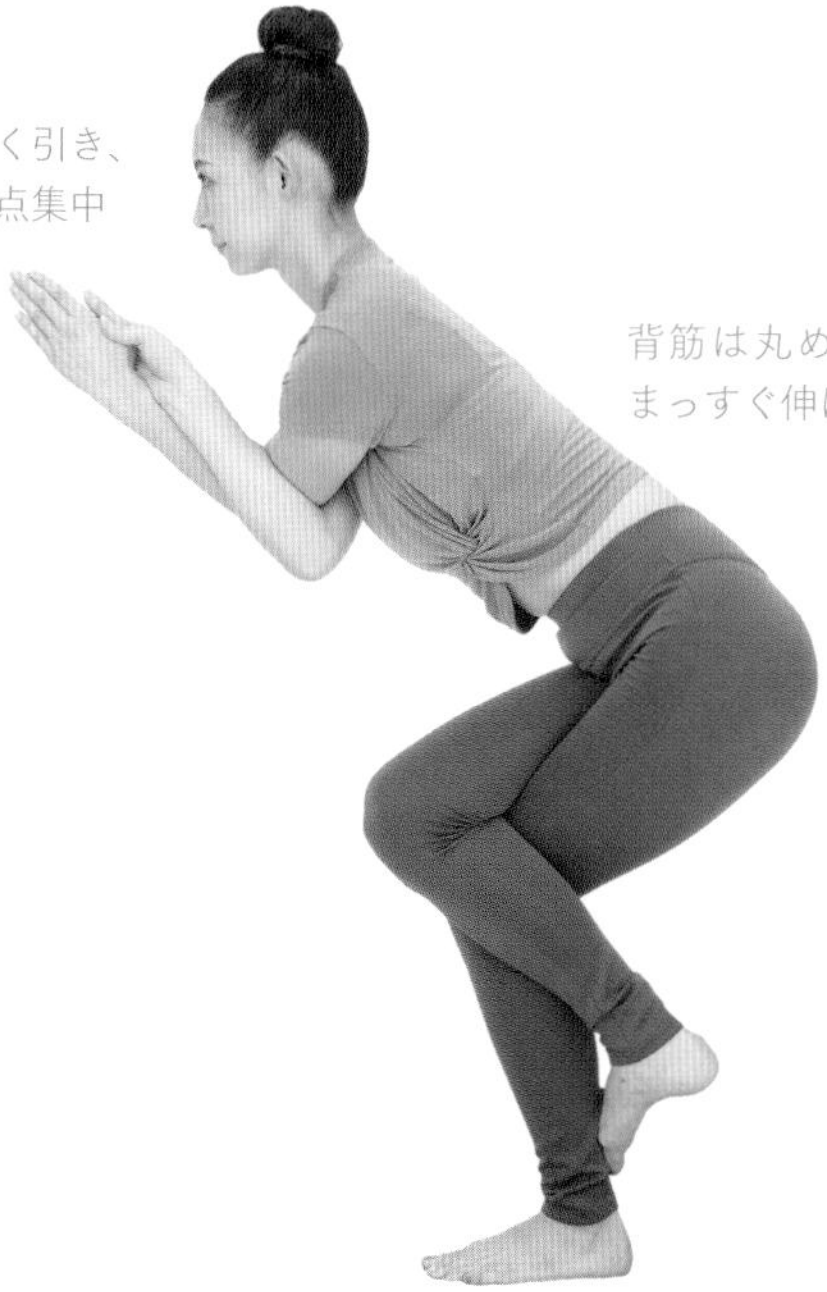

あごは軽く引き、視線は一点集中

背筋は丸めず、まっすぐ伸ばす

⑤ 息を吸って胸を張り、吐きながらお尻を後ろに引いて股関節を曲げる。
３～５回呼吸したら、息を吸いながら体を起こし、吐きながら④の姿勢に戻る。
左右をかえて同様に。

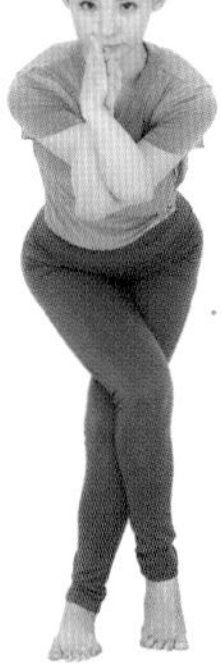

これでも OK

つま先が左脚のふくらはぎにかからない、あるいは片脚で立つとふらつく場合は、右足先を床につける。

Column

7月

肌荒れを身近な食材でケアする

この季節はアーユルヴェーダで考えられている心身の3つの性質、カパ（水のエネルギー）、ピッタ（火のエネルギー）、ヴァータ（風のエネルギー）のうち、ピッタがだんだん高まる季節。ピッタが高まると、血液の熱と酸が強まって、胃痛や肌荒れが起こる、と言われています。

肌荒れが気になるときは、お酢やヨーグルトは控えめに。どちらも肌にいい、と思われがちですが、お酢やヨーグルトにはピッタを上げる働きがあるのです。

肌荒れを落ちつかせるには、アロエやニーム、ハトムギの入ったコスメを、そしてインナーケアにはゴーヤやキュウリなどのウリ科の植物を多く摂るのがオススメです。

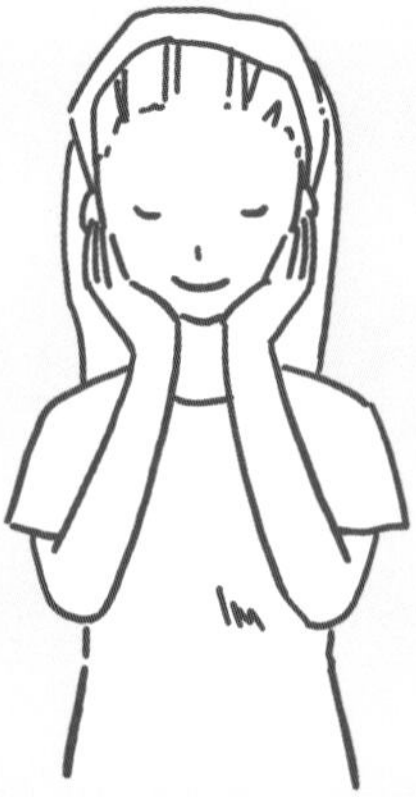

8月

猛暑でバテぎみの体をいたわる

暑い日が続くと、食欲が落ちてきます。
夏バテのせいもありますが、
冷たい食べ物や飲み物を摂り過ぎることによって
胃や腸の機能が低下して起こることもあります。
そんなお腹の不快感を
胃や腸をいたわるヨガで手放していきましょう。

―チャイルドポーズ―

体をいたわり ストレスと不調を手放そう

ストレスは腸に出る、と聞いたことがあると思います。ストレスを感じると、自律神経の活動を担う交感神経が活発になって、腸のぜん動運動をつかさどる副交感神経の働きを抑えてしまうため、便秘や下痢を起こしやすくなります。腸が第二の脳といわれるのもそのためです。夏は特に、冷房の効いた屋内と暑い外の温度差により、自律神経が乱れやすくなるのです。そこで今週は、ストレスをやわらげ、安心感を得られるポーズです。一連のヨガのポーズのあとのクールダウンにも使われます。

どうしてこのポーズなの？

胎児のような姿勢で体を丸め、ストレスがかからない状態を作ることによって腸の活性化を促していきます。いろいろなバージョンでできるので、やりやすい形を見つけましょう。また、目を閉じて呼吸に集中することで、仕事や友人関係について思いをめぐらしたり、「夕食に何を食べようかな」など、忙しく動き回る思考を静めたりする効果もあります。

体の動かし方

正座の状態から上半身を前に倒し、額を床につけます。腕をゆったりと前に伸ばし、首や肩の力を抜きましょう。床に額がつかない場合は、左右の手のひらを重ねた上、あるいはこぶしを重ねた上におでこをのせてもかまいません。背中や首の力が抜ける状態であればＯＫです。お腹が苦しい場合は、足の親指をくっつけた状態でひざを開き、間にお腹を落としてもいいです。いろいろなバージョンがあるので、自分が一番ラクに力が抜ける体勢を見つけてください。その形で、10～15回を目安に呼吸に集中してみましょう。もちろんそれ以上でもＯＫ。

ここがポイント

自分が一番落ちつける形を見つけて、リラックスするのがポイントです。お尻はかかとにつけ、前屈します。おでこが床につかない場合は、手で高さを出しておでこをおけるように調整しましょう。

ここに注意！

腕を前に伸ばしすぎると、首が詰まって息がしづらくなるので、ひじをゆるめて肩まわりに空間を作りましょう。

チャイルドポーズ

Basic
基本のポーズ

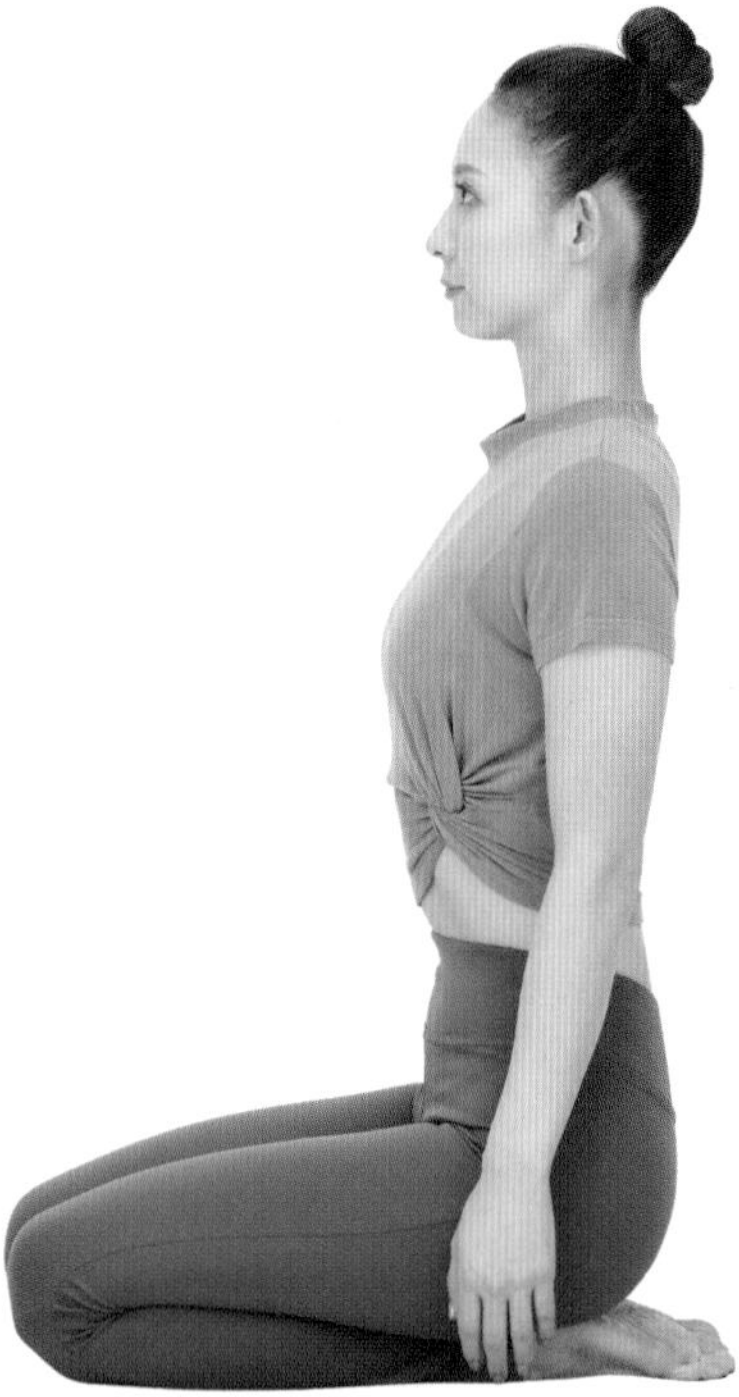

① 正座をする。

▼動画

Easy

軽減ポーズ

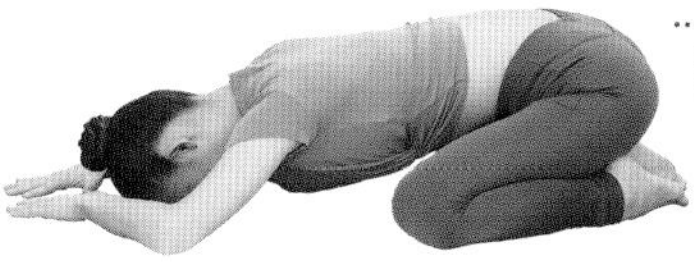

腕を前に伸ばしすぎると首が苦しくなるので、ひじを曲げて、肩まわりにゆったり空間を持たせる。

② 足をそろえてかかとにお尻をつけ、おでこを床につける。
腕はゆったり前に伸ばし、ひじは曲げて OK。
このまま 10 ～ 15 回呼吸して、ゆっくり①に戻る。

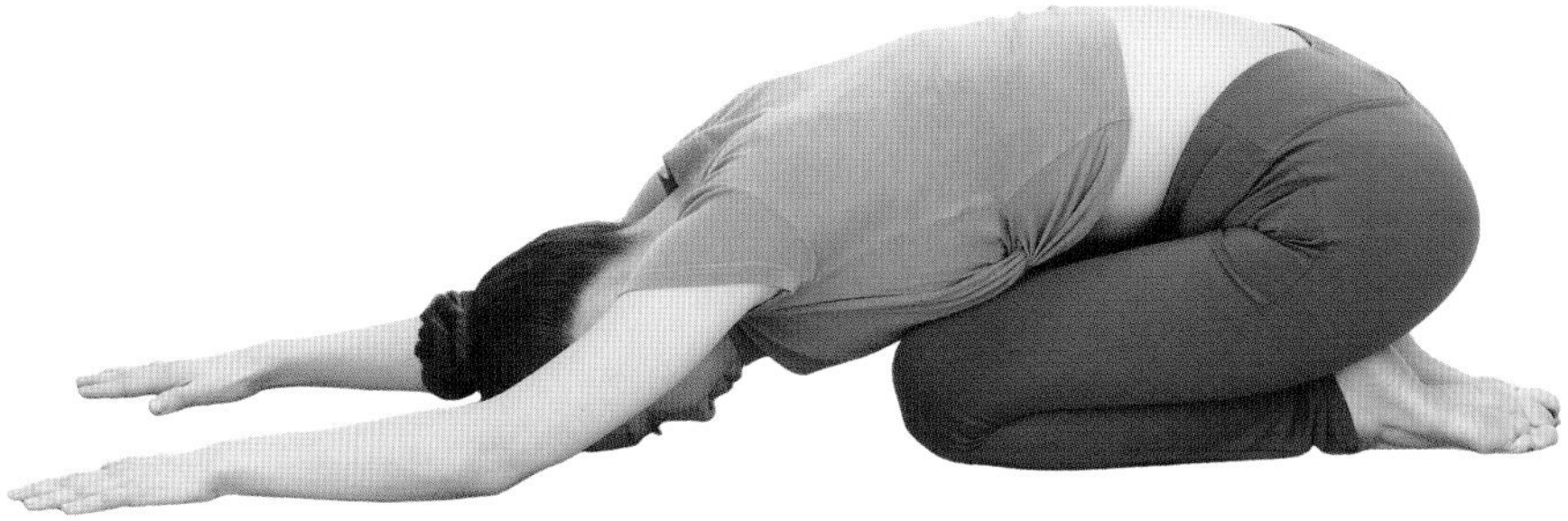

これでも OK

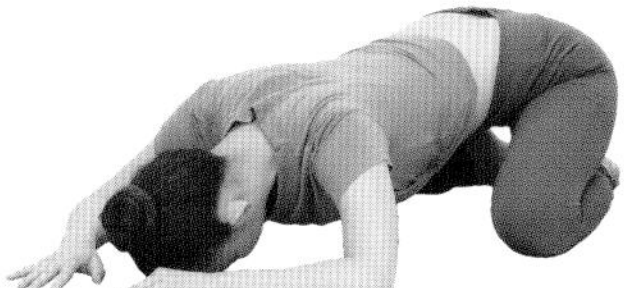

足の親指はつけたままひざを広げて、その間にお腹を落とす。

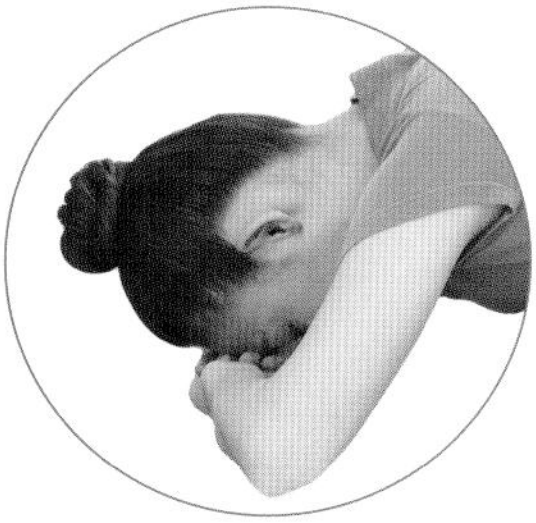

手のひらを重ねた上に頭をのせる。

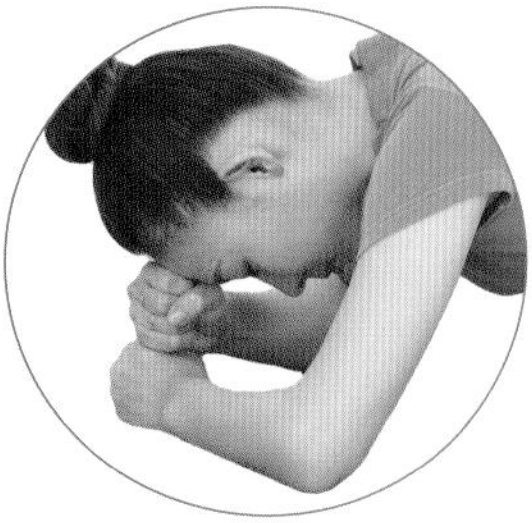

こぶしを作って、高さを出す。

ガス抜きのポーズ

あおむけで体を丸めてリラックス。適度な刺激で腸を活性化

8月1週目に続き、2週目も腸の動きを活発にし、便秘の解消が期待できるポーズをご紹介します。お腹に適度な刺激を与えることで、腸の動きを促していきます。「ガス抜きのポーズ」という名前のとおり、このポーズをするとお腹のガスが動きだして、グルグル鳴る人が続出します。お腹の張りを感じるようなときにもオススメです。また、腰を適度に丸めるこのポーズは、反り腰タイプの腰痛の軽減にも効果的です。

どうしてこのポーズなの？

足を胸に引き寄せることで適度に下腹部に刺激が届き、便秘の解消にも効果があります。また、ゆったりと呼吸をすることで、緊張をほぐしてストレスを軽減していきます。準備段階で片脚ずつ引き寄せるときには、伸ばしているほうの脚の付け根を気持ちよく伸ばして血流をよくしていきましょう。

体の動かし方

準備として、あおむけになって右ひざを引き寄せ、両手で抱えてさらに胸に近づけます。あごは軽く引き、頭をしっかり床につけておきます。頭が上がってきてしまう場合は、もも裏を持って引き寄せるのでもかまいません。ここで3～5回呼吸して、脚を伸ばしましょう。左脚も同様におこなってください。

基本のポーズでは、両脚を一緒に引き寄せます。息を吸いながら両ひざを両手で抱えて、ひざを胸に引き寄せ、息を吐きながら、鼻先をひざに近づけます。ここで3～5回呼吸します。

ここがポイント

リラックスのためのポーズです。頭や肩の力も抜いて、ゆったりとお腹で呼吸をしましょう。

ここに注意！

ひざを引き寄せるために、肩や腕にギューギュー力を入れるのではなく、気持ちよさを味わいながらおこないましょう。大切なのは、体の緊張を解いてリラックスさせる副交感神経を優位にすることです。

8月 2週目 ●●●●

ガス抜きのポーズ

準備

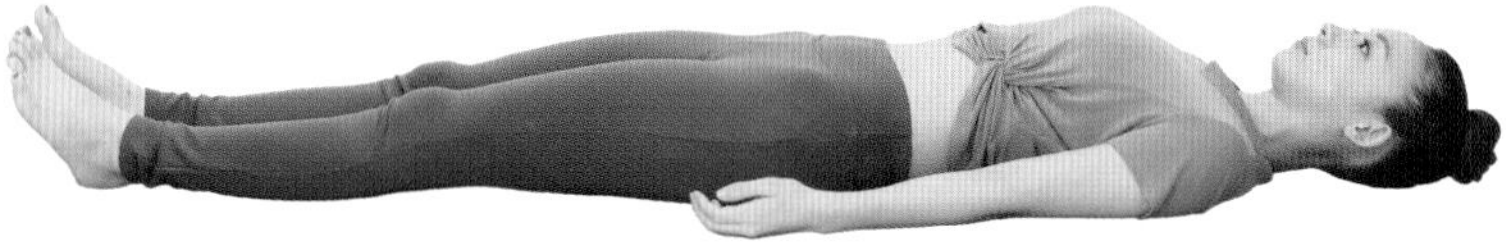

あおむけになって、全身の力を抜いてリラックスする。

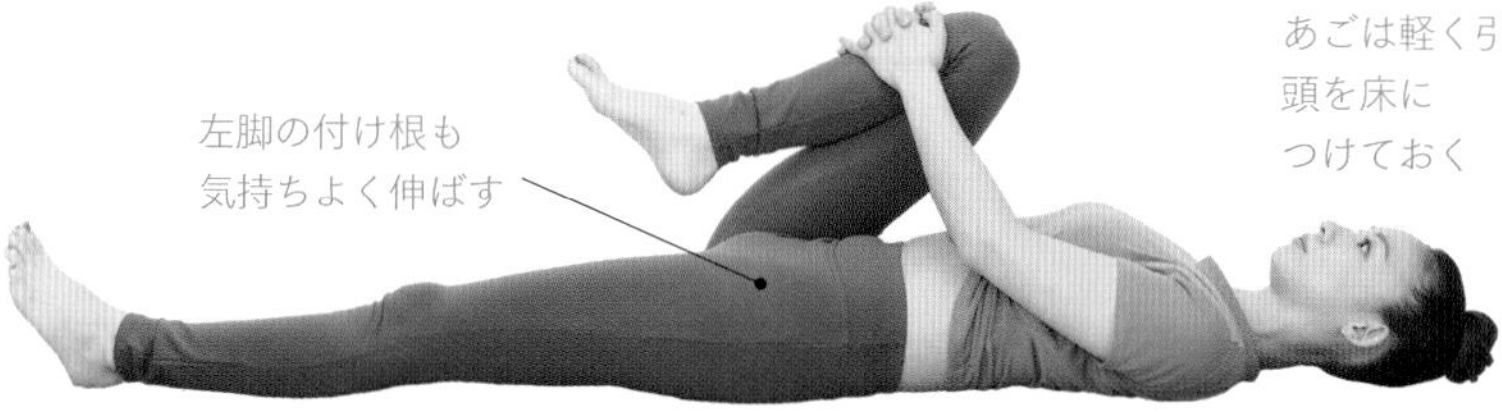
左脚の付け根も
気持ちよく伸ばす
あごは軽く引き、
頭を床に
つけておく

右ひざを引き寄せて、両手で抱えてさらに胸に引き寄せる。
ゆったりとした呼吸を３～５回して、右脚を下ろす。
左脚も同様に。

NG

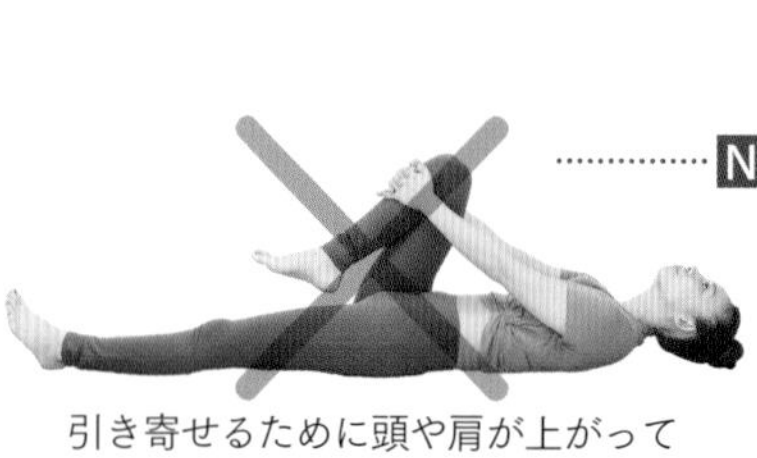

引き寄せるために頭や肩が上がって
しまわないように。

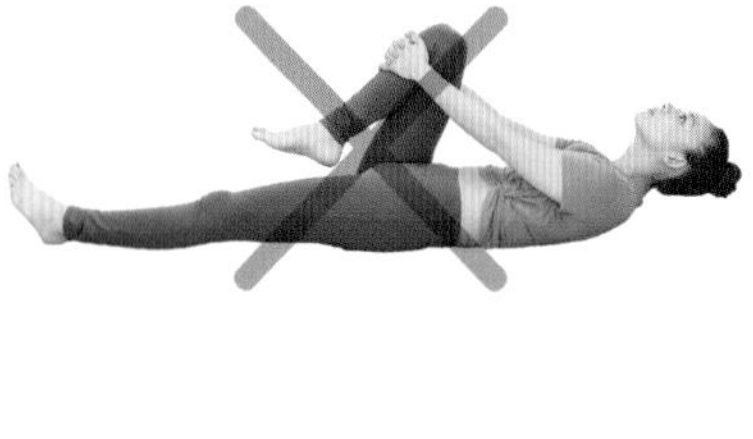

これでも OK

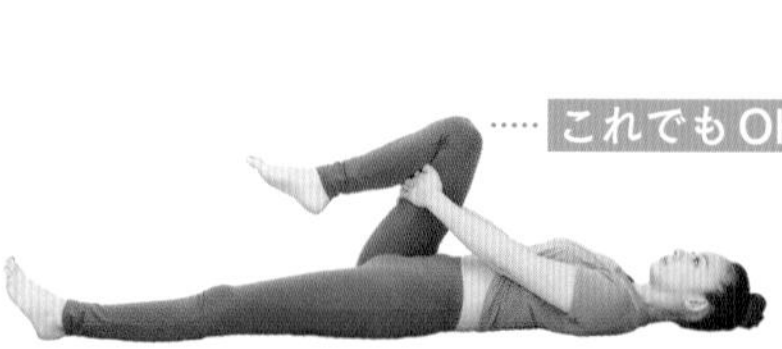

すねで手が組めないときは、もも裏で手を
組んで引き寄せる。

▼動画

Basic

基本のポーズ

① 息を吸いながら両ひざを両手で抱える。

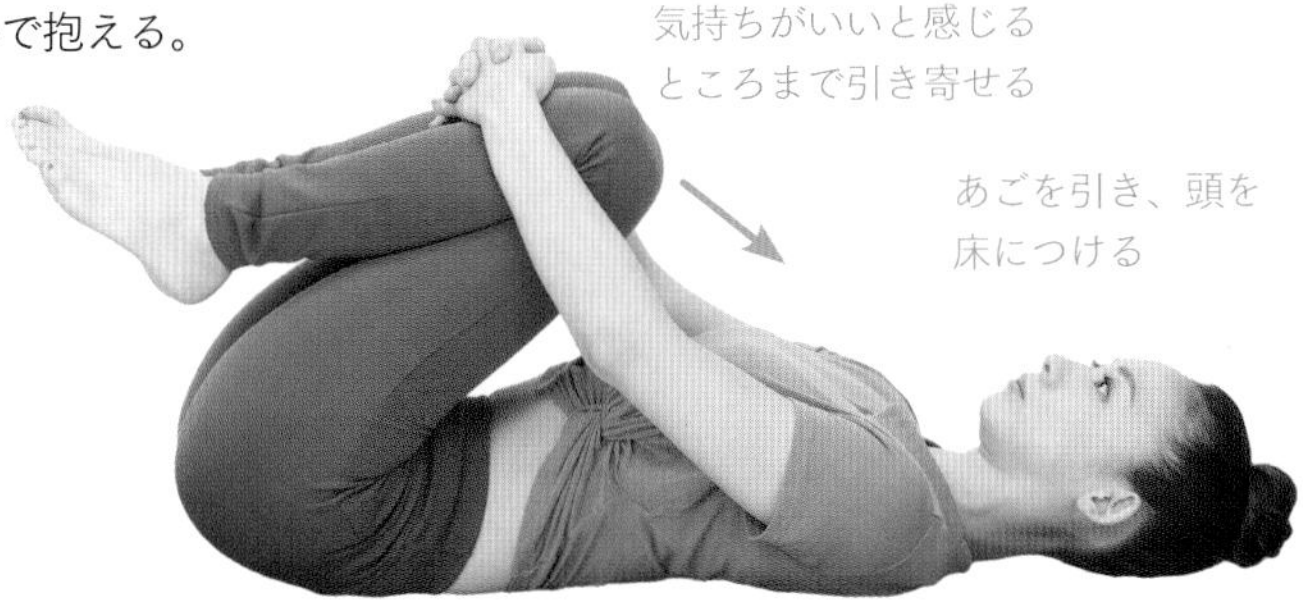
気持ちがいいと感じるところまで引き寄せる
あごを引き、頭を床につける
肩や腕の力は抜いて

② 息を吐きながら抱えた両ひざを胸に引き寄せ、頭を持ち上げる。3～5回呼吸したら、ゆっくりと①の状態に戻る。

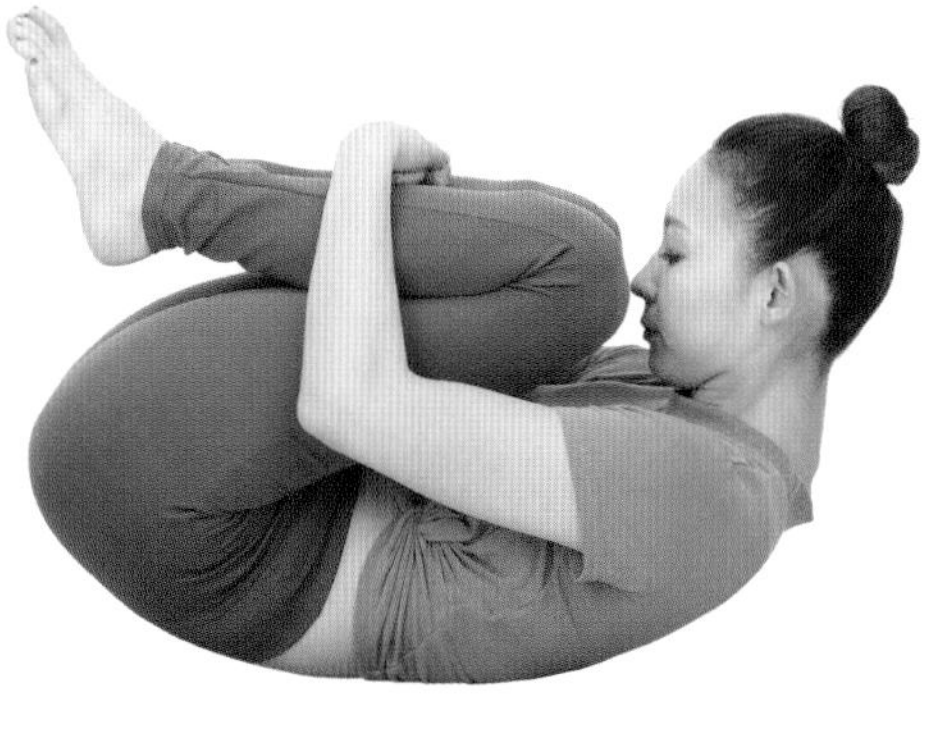

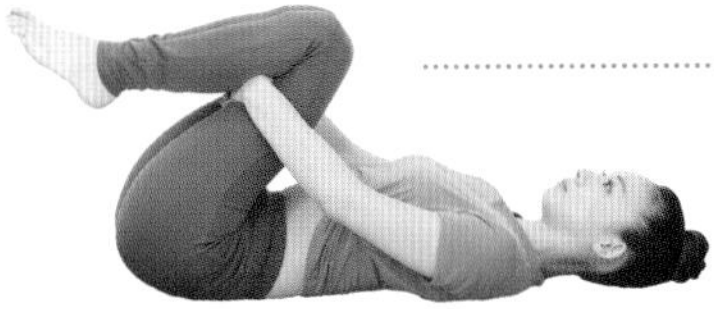

これでもOK

もも裏に手を当てておこなってもOK。

―ねじりのポーズ―

背骨とわき腹をねじって腸のぜん動運動を促す

ヨガではよく知られる「ねじりのポーズ」。大人になると日常の動作で体をねじることは少ないので、腸に刺激を与える点でオススメです。もちろん、ウエストのシェイプアップにも効果が期待できます。トライする前に、「がっせき前屈のポーズ」（5月1週目）や「針の穴のポーズ」（5月2週目）など、お尻を柔らかくするポーズで体をほぐすのもオススメです。

どうしてこのポーズなの？

ねじってお腹に刺激を与えることで、腸のぜん動運動を活発にしていきます。お腹がすっきり健康なら、おいしいものが食べられて暑さに負けることもありません。続けることで骨盤のゆがみも整って、血流がよくなり、冷え症や腰痛の改善が期待できます。

体の動かし方

両ひざを立てて座り、右ひざを外側に寝かせ、かかとを左ももの下に引き込んでひざを正面に向けます。左脚は右ももの外側につき、足の裏をできるだけ床につけましょう。左手はお尻の後ろにつき、右手で左ひざを抱えます。余裕があれば、右ひじを左ひざの外側に引っ掛けましょう。頭のてっぺんを引っ張られるイメージで、背筋はできるだけまっすぐ長く伸ばします。ここで息を吸い、吐きながら、ぐるぐるっと上半身を左にねじります。息を吸って吐くたびにねじりを深くしていくとなおよいです。3～5回呼吸して前を向き、元の姿勢に戻りましょう。左右の脚をかえて反対側も同様におこないます。

ここがポイント

ひざを立てて座ったときに、左右のお尻を交互に軽く上げて、お尻の骨を床にあて、骨盤をしっかり立てて背筋をまっすぐ上に伸ばした状態でおこなうと最大の効果が得られます。上半身をねじるとき、後ろについた手で床を押すと骨盤が立ちやすいです。後ろにおいた手が床につかない場合は、手の下にヨガブロックなどをおいて高さを出しましょう。

ここに注意！

脚を組んだときに上になるほうのお尻が浮いてしまう場合は、下の脚をまっすぐ前に伸ばしてもOK！　上半身を左右に傾けず水平な状態を保つことで、背骨をねじりやすくなります。

8月 3週目 ●●●○●

ねじりのポーズ

Basic
基本のポーズ

① 両ひざを立てて座る。
お尻の骨を床につけ、
骨盤を立てる。

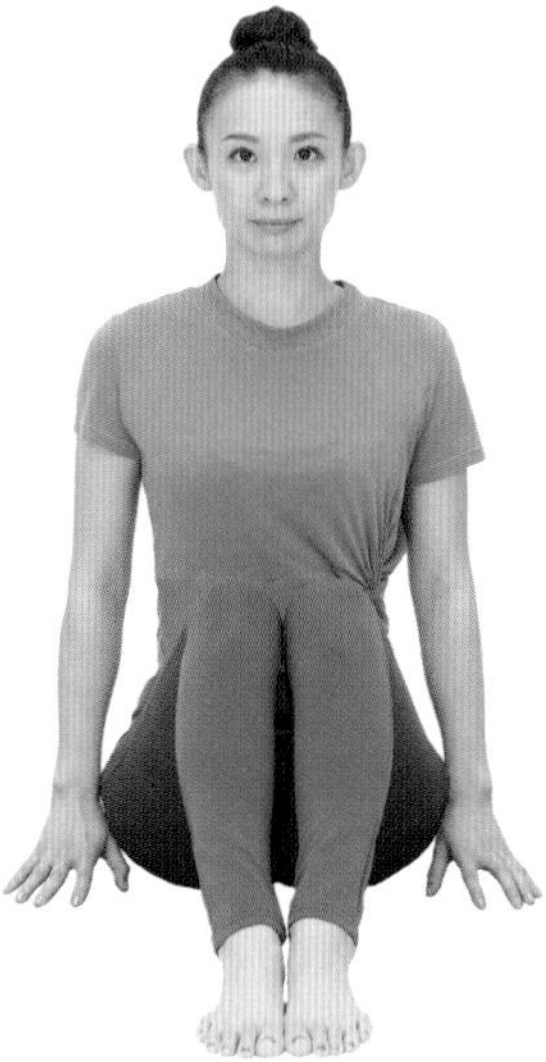

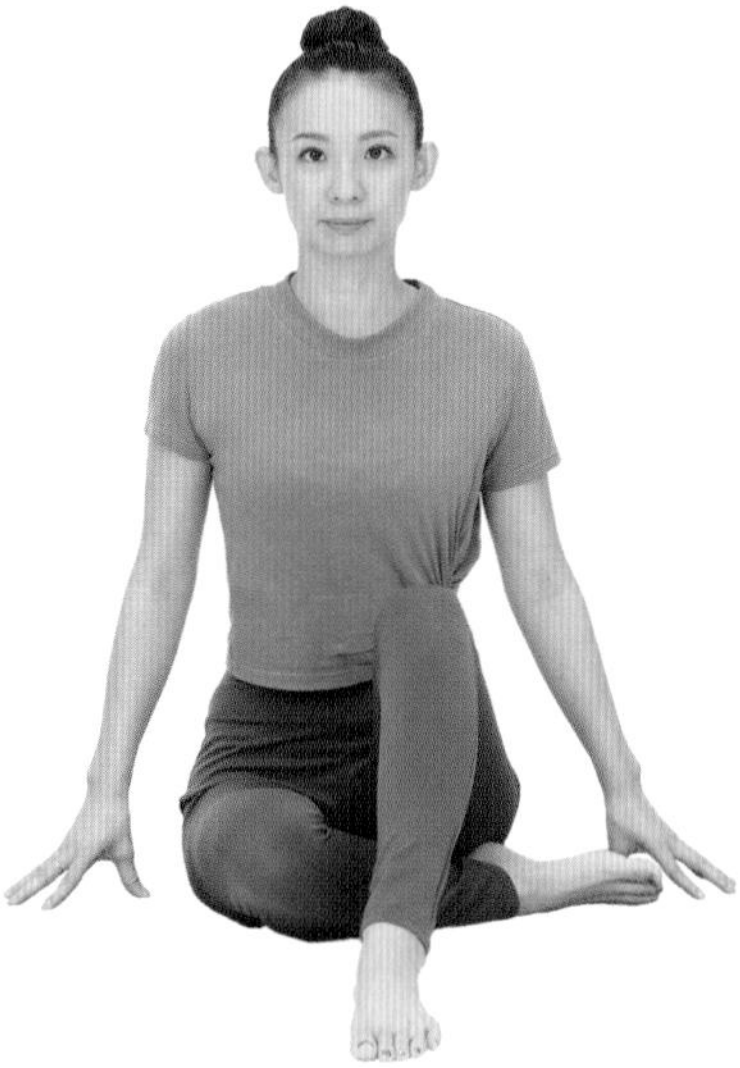

② 右ひざを外側に寝かせ、かかとを左ももの下に引き込んで、右ひざを正面に向ける。

▼動画

Easy

軽減ポーズ

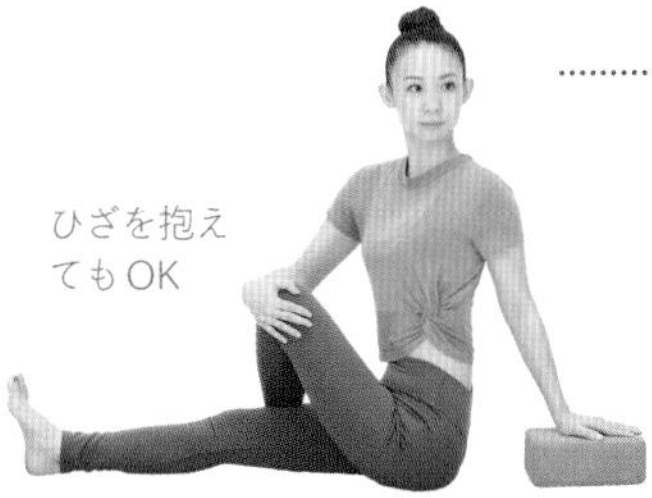

ひざを抱えてもOK

上に回した足のほうのお尻が床から離れてしまうときは、下の脚を前に伸ばしておこなう。

背筋をまっすぐ伸ばすのが難しいときは、後ろについた手の下にヨガブロックや2リットルのペットボトルなどをおいて高さを出すとラクにできる。

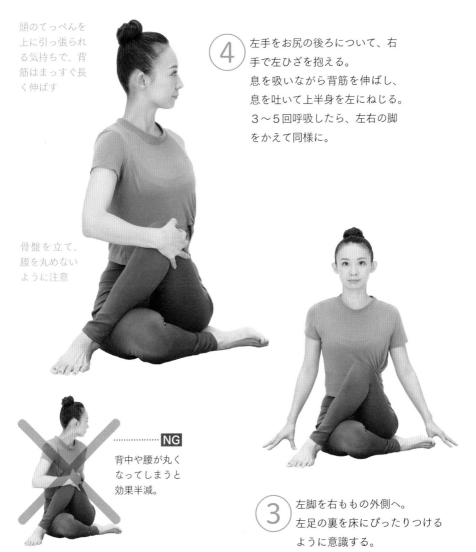

頭のてっぺんを上に引っ張られる気持ちで、背筋はまっすぐ長く伸ばす

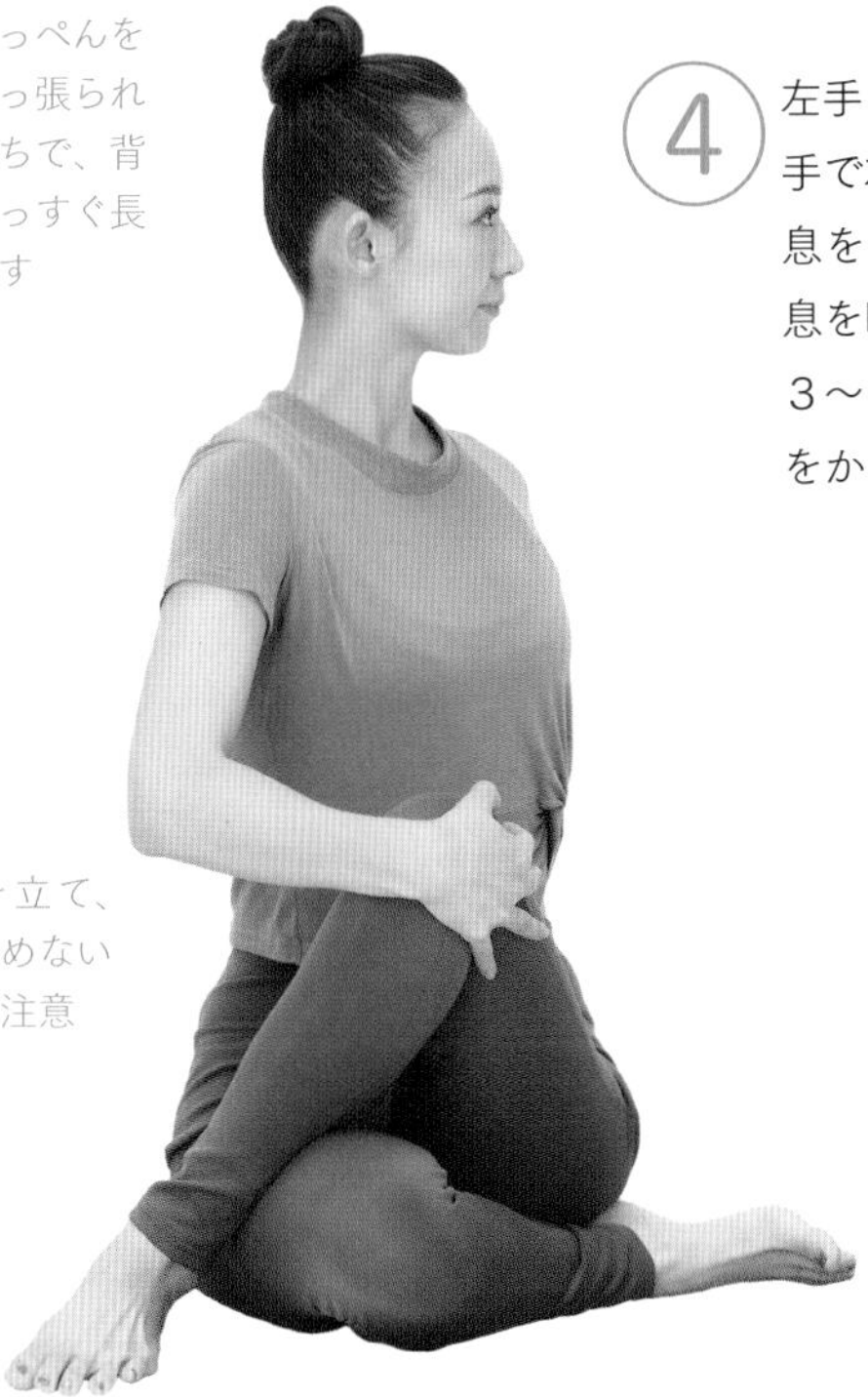

骨盤を立て、腰を丸めないように注意

④ 左手をお尻の後ろについて、右手で左ひざを抱える。
息を吸いながら背筋を伸ばし、息を吐いて上半身を左にねじる。
3～5回呼吸したら、左右の脚をかえて同様に。

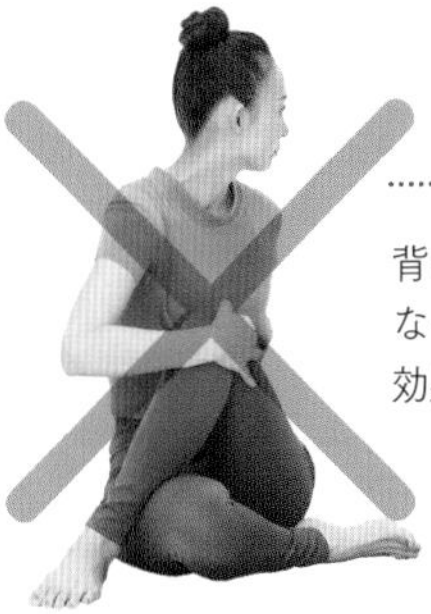

NG

背中や腰が丸くなってしまうと効果半減。

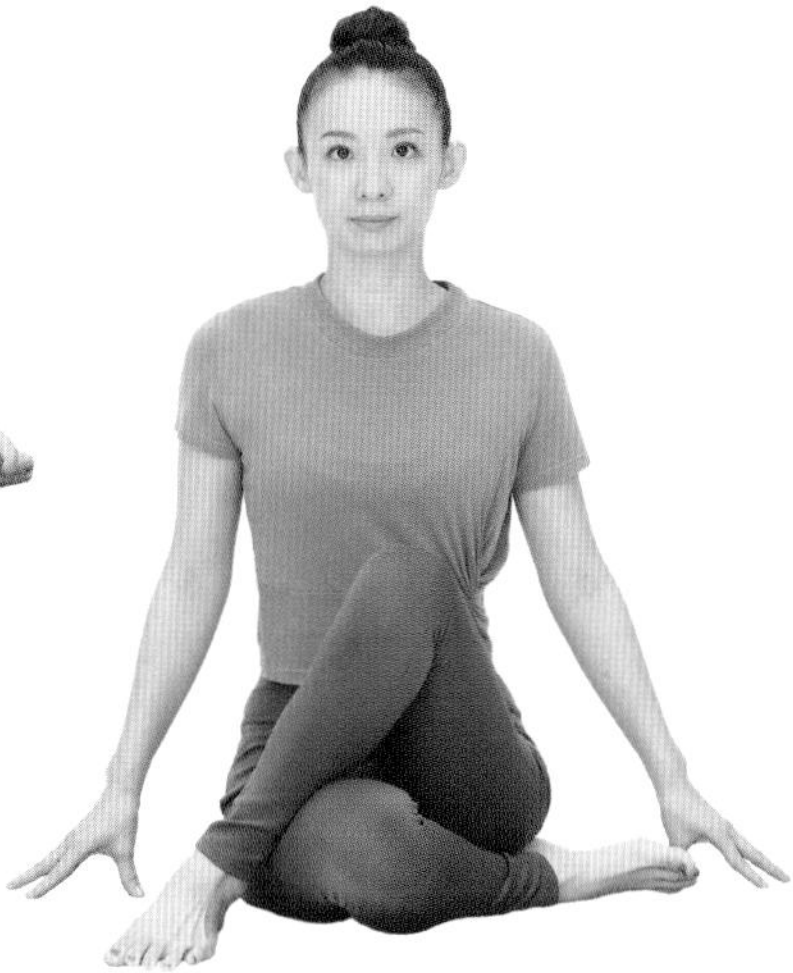

③ 左脚を右ももの外側へ。
左足の裏を床にぴったりつけるように意識する。

半分の鳩のポーズ

体幹を鍛え 内臓を正常な位置へ

8月の集大成として、お腹に加え、胸、もも、わき、腕など全身を伸ばすポーズをご紹介します。4週目なので難易度が高めですが、1週目から3週目まで続けてこられた方はできるはず！

どうしてこのポーズなの？

わき腹を中心に全身を大きく伸ばしてポーズをとっていくことで、腰まわりの筋肉が強化され、内臓を正常な位置へ整える効果があるとされています。内臓の位置が整うことで内臓の活動が改善され、体温も上がるので、たとえば冷房が効いた部屋に長くいて冷えぎみの体を温める、といった効果があります。さらに背骨を動かすことで呼吸がしやすくなり、気持ちもゆったりします。夏の疲れがマックスになる8月末にチャレンジしたいポーズです。そのほか、冷え症やむくみの解消、肩こりの緩和にも効果的です。

体の動かし方

右ひざを外側に倒し、左脚を後ろに引きます。左手で左足首を持って引き上げ、左手のひじにかけます。胸をゆっくりと右ひざのほうへ向け、息を吸いながら右腕を耳の横に上げていき、息を吐きながら、ひじを曲げて右手を頭の後ろに添えます。右手と左手の指先を頭の後ろのほうで組んでみましょう。

視線は上のほうに向け、胸とわきを気持ちよく伸ばしてキープ。3～5回呼吸して、手を離してゆっくりと元に戻り、左右をかえて同様におこないましょう。

ここがポイント

完成ポーズで胸を張るときは、後ろの脚の付け根を伸ばすイメージで。腰が必要以上にそらないように、息を吐きながらお腹をしっかりへこませると、腰を守りながらおこなえます。

ここに注意！

ひじに足先をかけることのできない方は、左手で足の甲を持ち、右手は床について胸を張るのでもOKです。

8月 4週目 ●●●●●

半分の鳩のポーズ

Basic

基本のポーズ

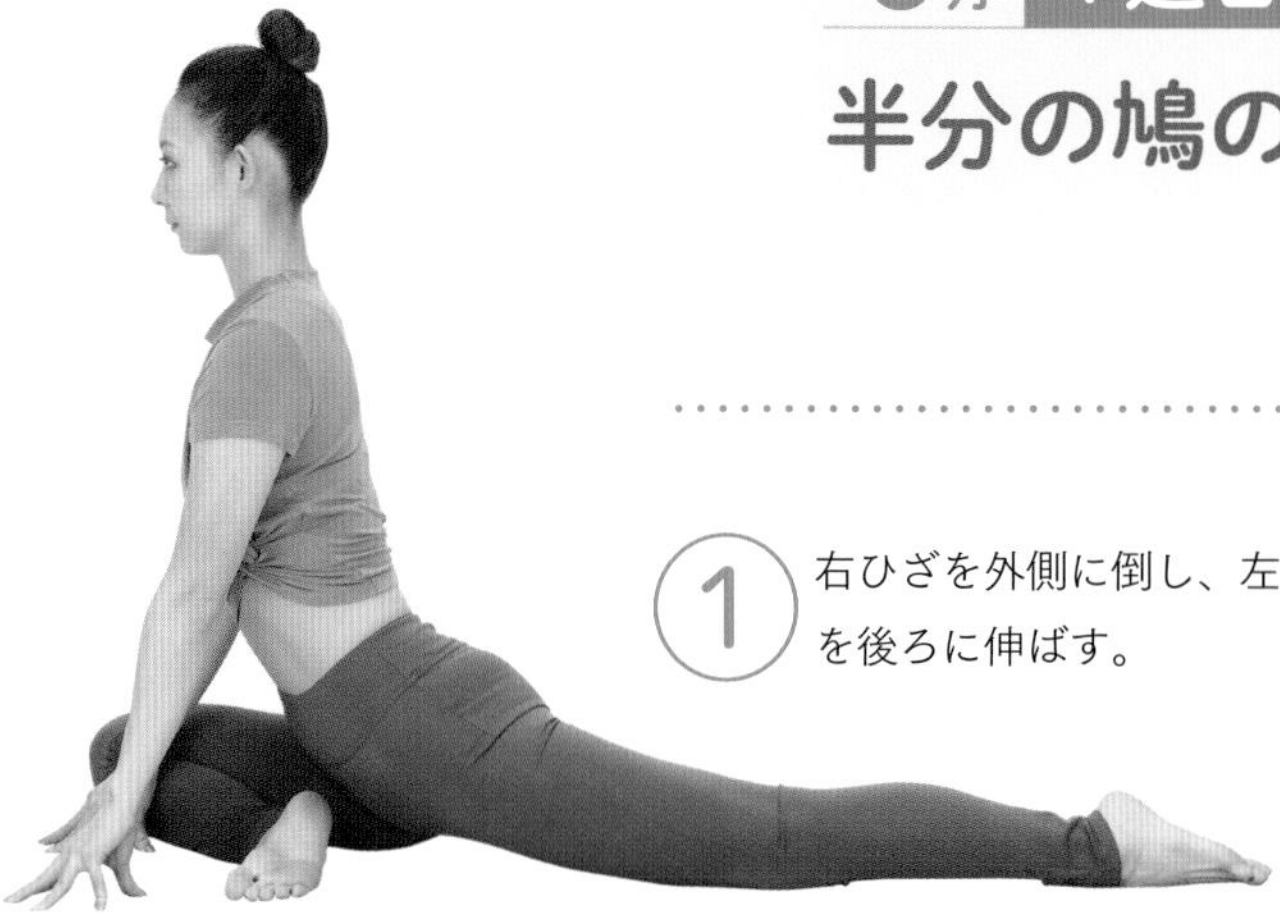

① 右ひざを外側に倒し、左脚を後ろに伸ばす。

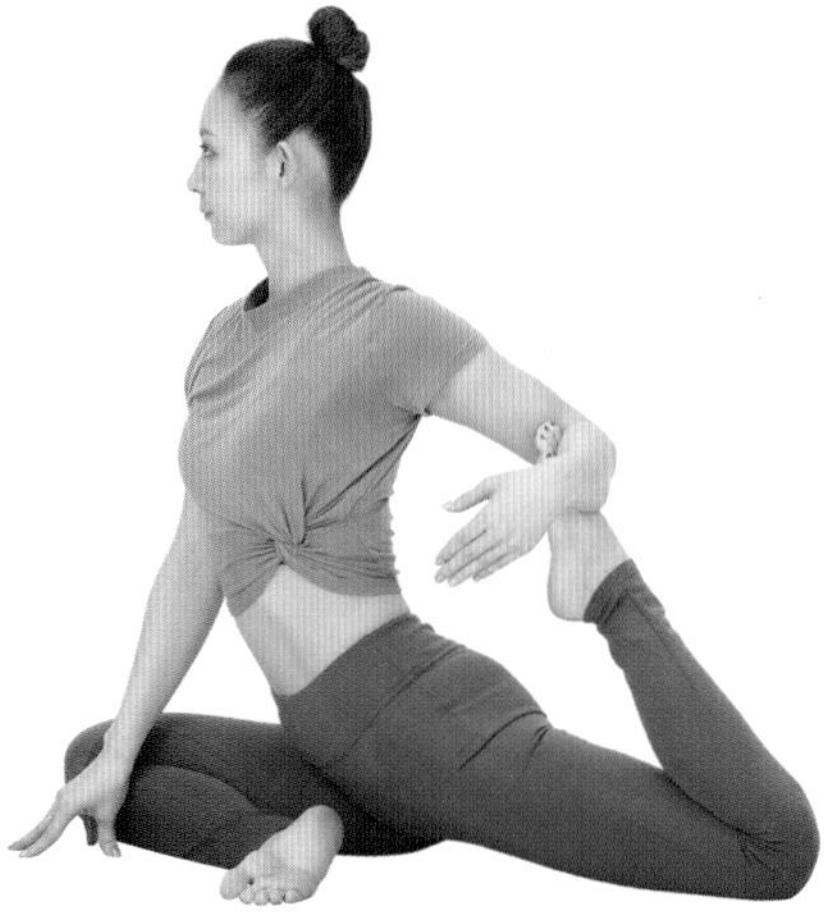

② 左手で左足首を持って引き上げ、左手のひじにかける。

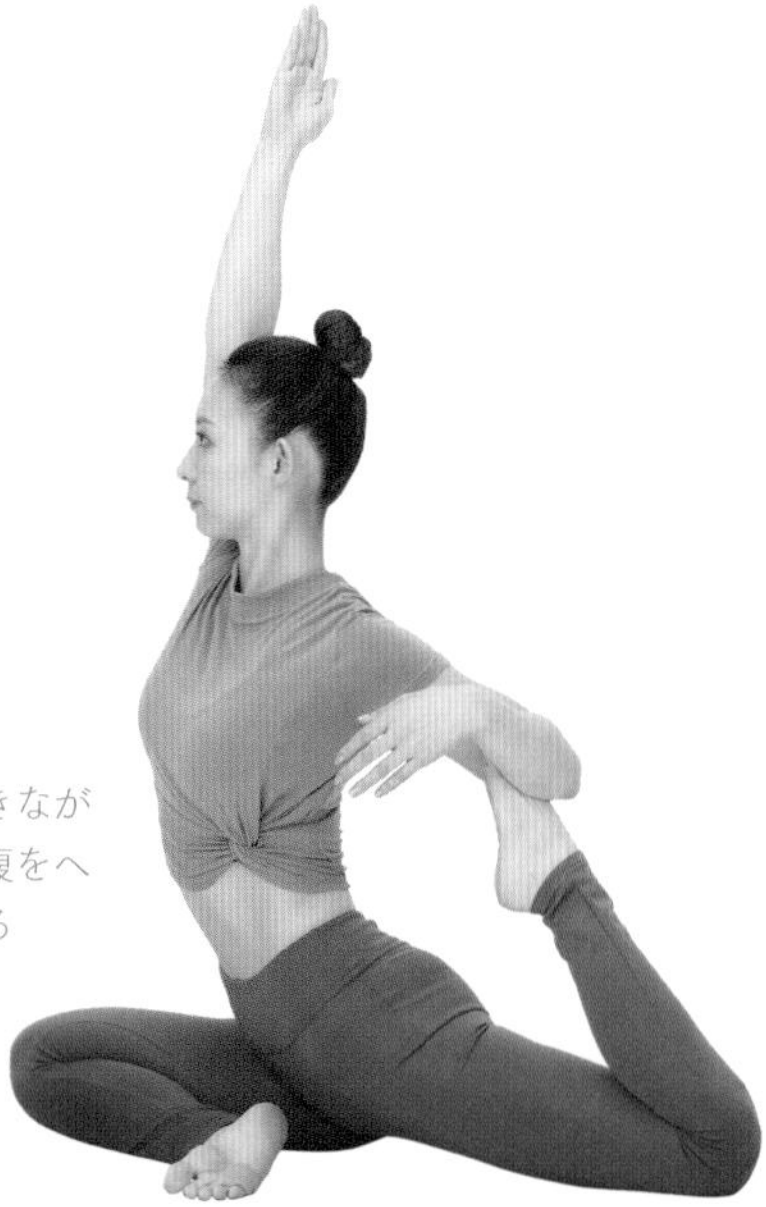

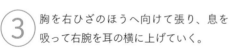

息を吐きながら、お腹をへこませる

③ 胸を右ひざのほうへ向けて張り、息を吸って右腕を耳の横に上げていく。

▼動画

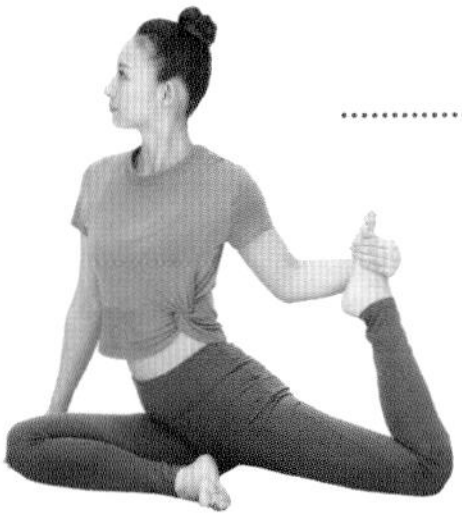

Easy

軽減ポーズ

足がひじにかからない場合は、足の甲を手で持って胸を張り、もう片方の手は床についてバランスをとる。

右手を上げられる人は、基本③のポーズのように耳の横あたりまで上げて伸ばし、負荷をかけるとよい。

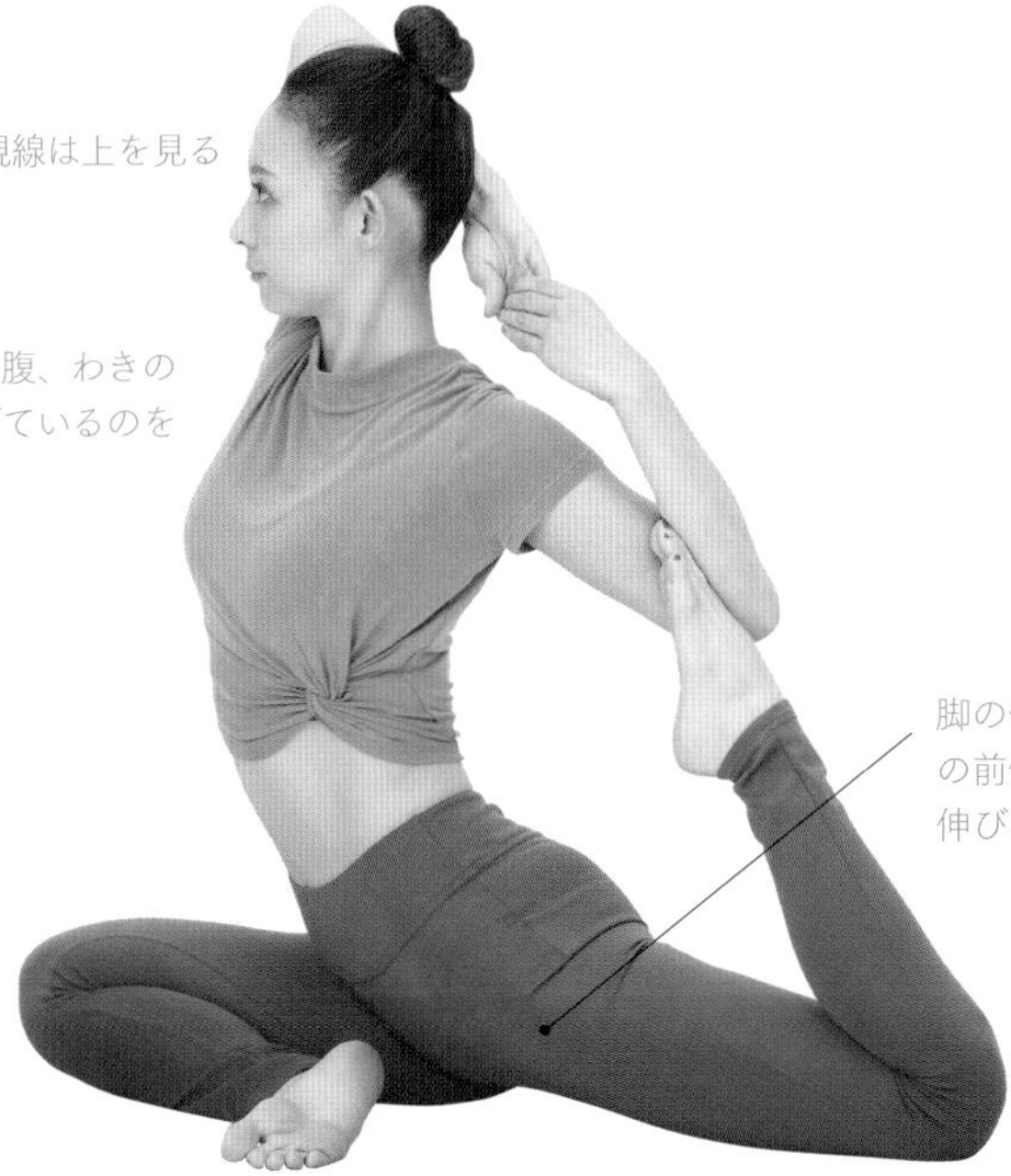

視線は上を見る
胸、わき腹、わきの下が伸びているのを感じる
脚の付け根とももの前側がしっかり伸びる

④ 息を吐きながら、ひじを曲げて右手を頭の後ろに当てる。
余裕がある方は、頭の後ろで左右の手を組む。
視線を上のほうに向け、3～5回呼吸してキープ。
手を離して、ゆっくり①に戻る。反対側も同様に。

Cool Down

クールダウン

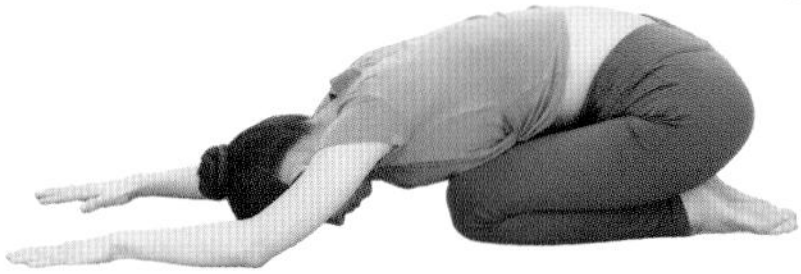

全身の筋肉を伸縮させるなどして緊張させた後は、1週目に紹介した「チャイルドポーズ（→ 160 ページ)」でクールダウン。

Column

8月 冷たいスープで体の中からクールダウン

夏はピッタ（火のエネルギー）が上がり、誰もが消化力が弱まる季節。スパイスと熱を排出してくれる夏の食材を使って、体に負担なくクールダウンできる食事を心がけましょう。

夏のひんやりスープ２人分

材料

キュウリ……2本
ミント……ひと束
コリアンダーシード、クミンシード……各小さじ1/2
岩塩……小さじ1/3
水……200ml
オリーブオイル……適量

作り方

フライパンにオリーブオイル、コリアンダーシード、クミンシードを入れチリチリと熱します。

ランダムに皮をむき、乱切りにしたキュウリを加え、しんなりするまで炒めます。

水を入れ、フツフツとするくらいまで温めたら手でちぎったミントを入れ、ブレンダーでなめらかになるまで撹拌します。

岩塩を入れ、味を整え、温度が冷めたらいただきます。

冷蔵庫で冷やさなくても、体内に涼しい風が吹くような清涼感が得られるはず。腸も動きがスローになりがちな夏は、夕食は少なめに。

体内に食べ物が重く残っていない状態で床につくと、眠りが深くなる効果があります。翌朝、スキッと動く腸を実感できるはず！

9月

アクティブな夏から
落ちつきを取り戻す

９月は残暑が厳しい時期ですが、
中旬ごろからは北から紅葉の便りが届きます。
疲労回復のポーズで心と体をクールダウンさせて
感覚を研ぎ澄ませていきましょう。
そして芸術の秋、食欲の秋を満喫しましょう。

カエルの足のポーズ
骨盤を開いて血流の滞りとむくみを解消

秋に向かうと、人の体は少しずつ閉じていく傾向にあり、特に骨盤は気温が下がるのに合わせて閉じやすくなります。骨盤が閉じて動きが硬くなると、血流の滞りが起きて、体が冷えやすくなります。子どものころ、股関節を開いてうつぶせで寝ていた記憶がありませんか？　体が柔らかい子どもには簡単ですが、大人になると股関節が開きづらくなります。そこで9月1週目は、自分の体の重みを使って股関節が開くのを感じていきましょう。

どうしてこのポーズなの？

下を向いて、ひざを大きく開き、脚の付け根を開いていく「カエルの足のポーズ」は、骨盤周辺の血流の滞りや、むくみを解消します。脚がむくんでいるだけでも、イライラ、モヤモヤといった感情が生まれやすくなるもの。股関節を動かすことで、肉体的にも精神的にも詰まりをスッキリさせていきましょう。また、下を向いてポーズをとることで、心の落ちつきを取り戻すことができます。ポーズがとれたら、ゆっくりと呼吸に集中して、普段の心配事などにわずらわされない静かなひとときを味わってみてください。

体の動かし方

ひざ立ちして、ひざを肩幅に開き、左右のつま先をつけます。お尻を後ろにつき出すようにしながら手を床につき、腕を前に伸ばします。お尻の骨を上に向けるようにお尻をつき出し、胸とあごを床につけるようにします。手はラクなところにおきましょう。手を伸ばし、胸を開いて床に密着させると、背中のカーブが自然になり、腰への負担もありません。余裕のある方は、ひざをさらに左右に大きく開いておこなうと強度がアップします。

ここがポイント

股関節を開くポーズなので、ひざを左右に大きく開き、お尻の骨を上に向けていきます。つま先をつけるのがキツければ、離してもかまいません。

ここに注意！

お尻の骨が下を向いてしまうと、背中が丸くなり、股関節へのアプローチが半減するので要注意です。胸とあごを床につけると首まわりが苦しく感じる場合は、額をつけてもＯＫです。

カエルの足のポーズ

Basic
基本のポーズ

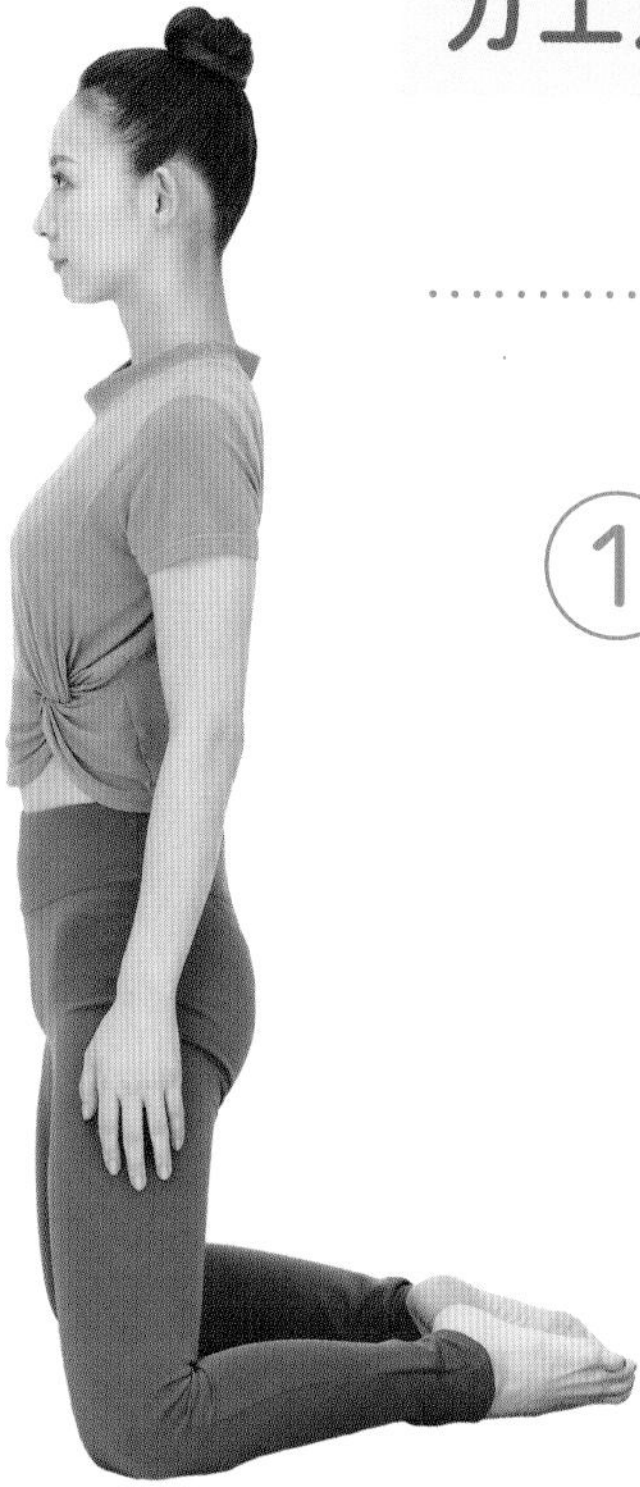

① ひざ立ちして、ひざを肩幅に開き、左右のつま先をつけて甲を横に寝かす。

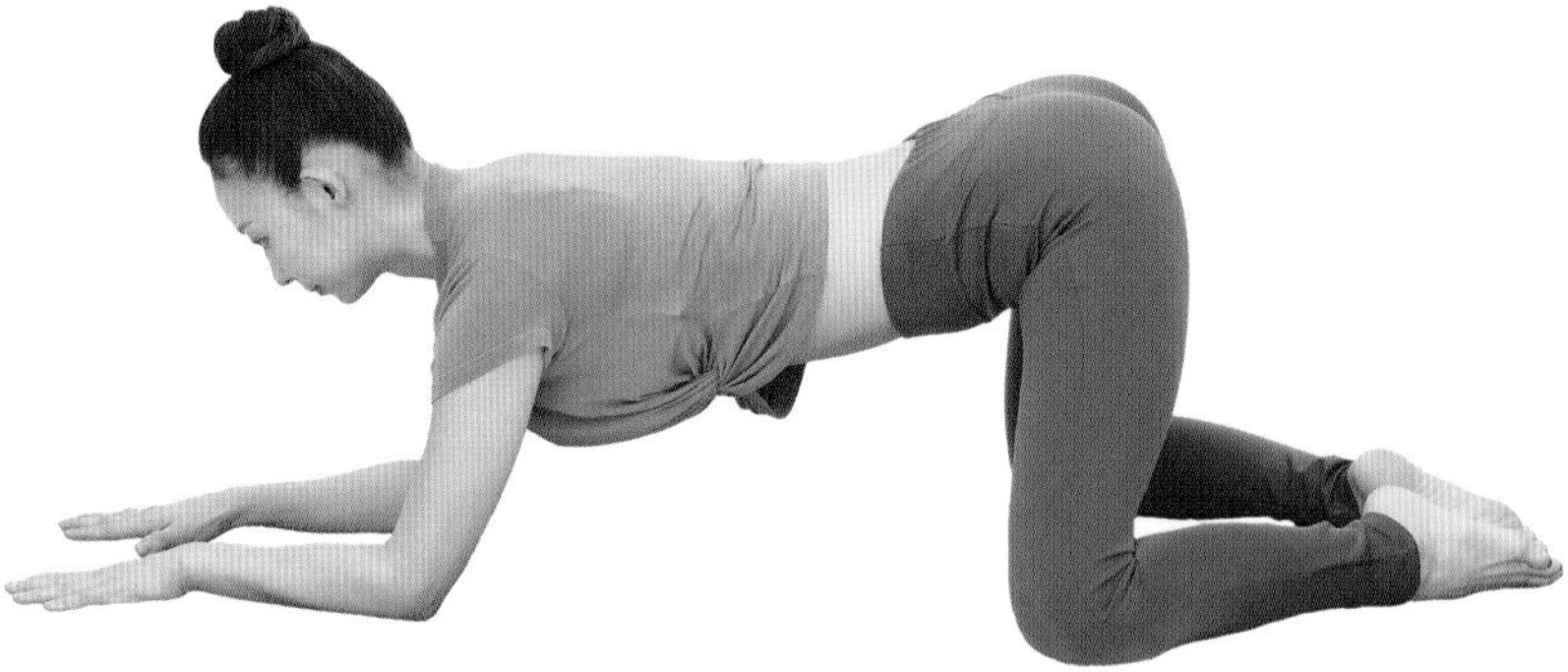

② 床に手をつく。お尻はひざの上で、尾骨を上に向けるようにつき出す。

▼動画

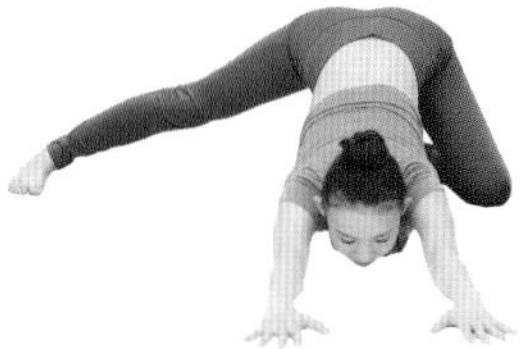

基本②のポーズに戻り、開いたひざの幅を肩幅に戻したら、右脚を横に伸ばす。
左足のつま先は立てて安定させて、基本③のポーズと同じように胸とあごを床につけていく。前後と横の３方向に引っぱられ、内ももともも裏が伸びてくる。

Advanced

発展形

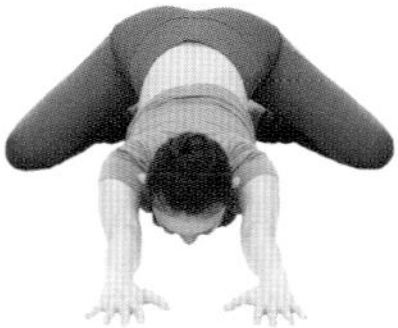

半分のカエルの足のポーズ

ひざを左右に大きく開けば、強度アップ！

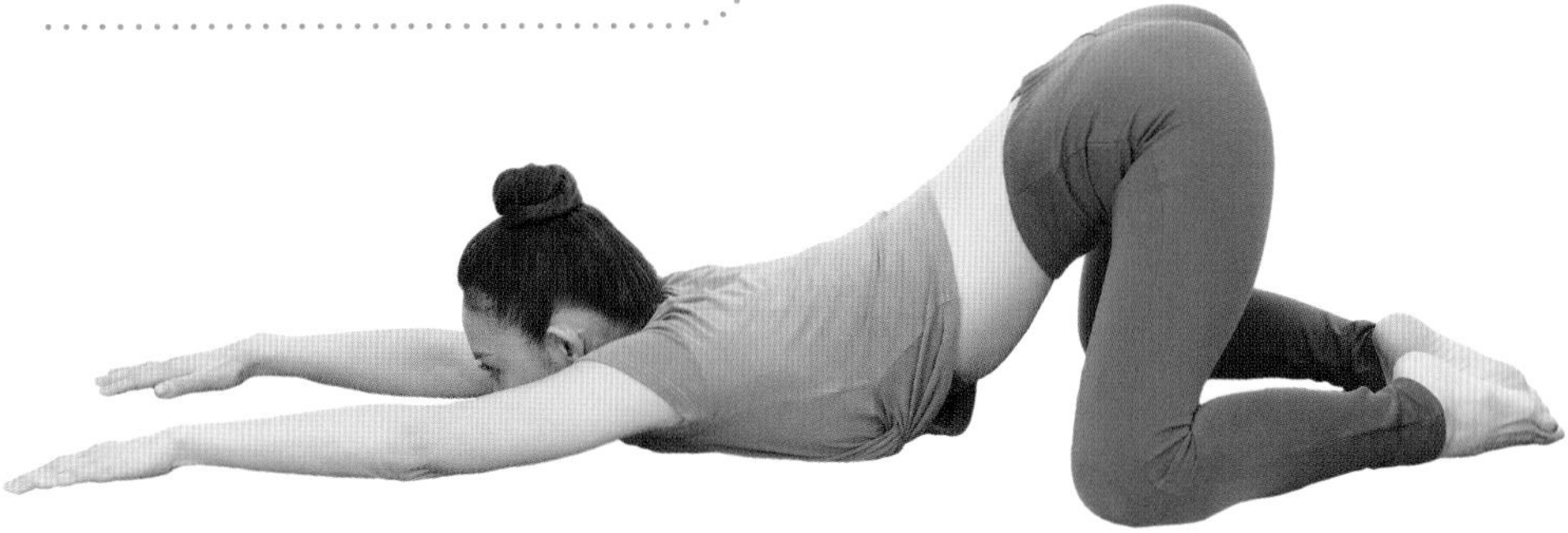

③ 腕を前に伸ばし、胸とあごをぴったり床につける。お尻の骨を上に向けたまま、３～５回呼吸してキープ。
ゆっくり手で床を押して、②の姿勢に戻る。

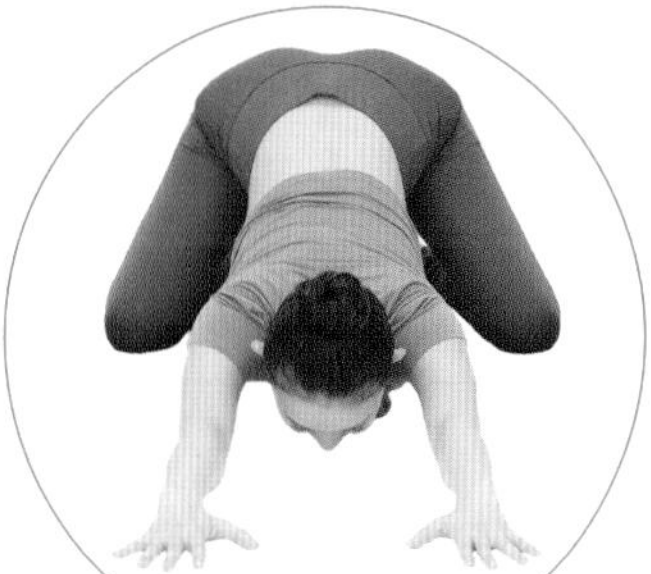

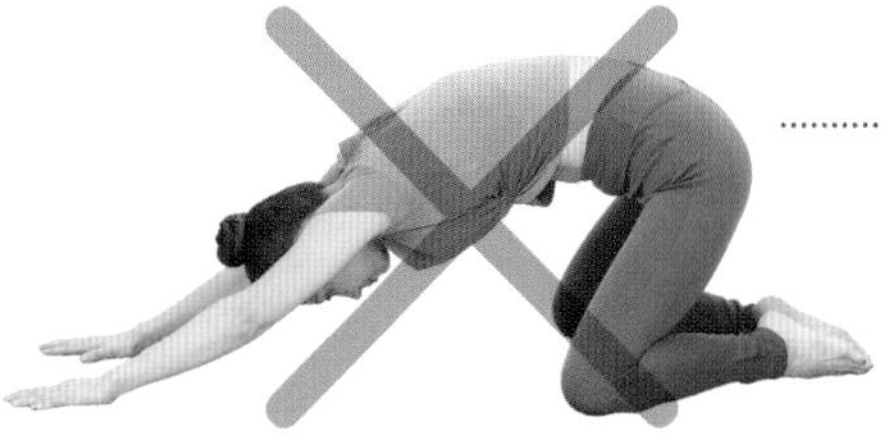

NG

お尻の骨が下を向いてしまうと、背中と腰が丸まって股関節へのアプローチが弱まってしまうので注意！

―あおむけのがっせきのポーズ―

脚の重みで股関節を開く。肩や背中の骨格矯正にも効果あり

5月1週目で「がっせき前屈のポーズ」をおこないましたが、9月は、がっせきのあおむけバージョンです。あおむけになることで、普段は日に当たりづらい内ももやふくらはぎの内側、ひじの内側などが上に向くので、太陽のエネルギーを吸収するポーズと考えられています。冷え、むくみの緩和にも効果的です。

どうしてこのポーズなの？

足裏を合わせて股関節を開き、あおむけになるこのポーズは、自分の脚の重さで無理のない範囲で股関節を刺激し、血流の滞りを解消していきます。血流がよくなると体も温まるので、睡眠の質も上がります。また、背中を床に預けることで、負担なく肩や背中の骨格を正しい位置に戻すことができます。仕事やスマホ操作などで前かがみになりやすい人には、特にオススメです。

体の動かし方

両ひざを立てた状態で座り、そのまま手で体を支えながら、ゆっくりあおむけになります。両手は手のひらを上に向けてお尻の横におきましょう。両足の裏同士をくっつけてお尻に近づけ、ひざを左右に倒して開きます。あごを軽く引き、力を抜いて3〜5回呼吸をします。

ここがポイント

かかとをお尻に近づけてひざを左右に開きますが、かかとは自分がラクなところにおいてOK。ひざを左右に開くのが難しい方は、かかとをお尻から離すと難易度が下がります。

また、ひざが床から高く浮いてしまい、股関節まわりや内ももの緊張が取れにくい場合は、左右のももの下にクッションやヨガブロックなどをおくと重みをゆだねられるので、リラックスできます。

ここに注意！

リラックスするポーズなので、正しい形にこだわる必要はありませんが、手のひらとひじの内側を天井に向けるのがベストです。デスクワークなどの時間が長いと、手を前に伸ばしているので肩が内側に入りがちです。肩が内側に入ってしまうと、鎖骨の下の筋肉がこりやすくなりますし、背中も丸くなってしまいます。本来は、鎖骨の先端が耳の横にあるのが正解。極力その形に戻していくために、あおむけになったら肩を外に向けて、できるだけ自然な状態に戻していきましょう。

あおむけのがっせきのポーズ

Basic
基本のポーズ

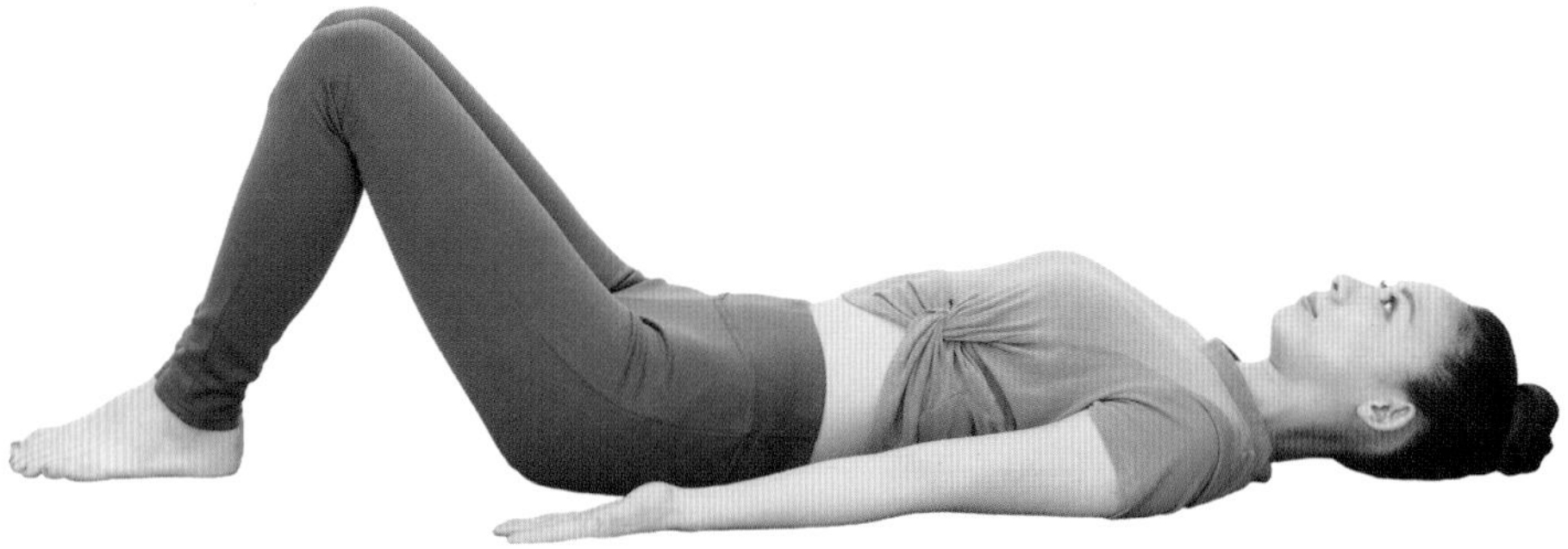

1 両ひざを立てた状態で座り、手で体を支えながら
ゆっくりあおむけになる。
両手は手のひらを上に向けて、お尻の横に。

▼動画

Easy
軽減ポーズ

両足の裏をつけてお尻に近づけると、ひざが開かないときは、かかとをお尻から離すと開きやすくなる。

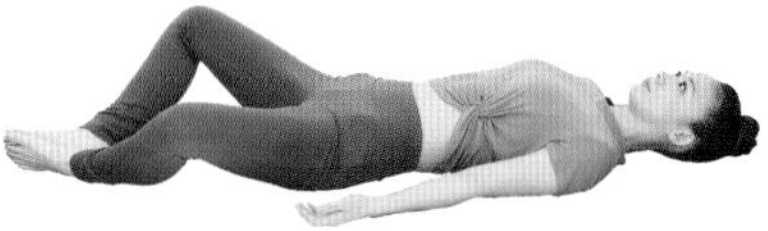

ひざを左右に開いたときに、ひざが浮いていると緊張がほぐれないので、ももの下にクッションやヨガブロックなどをおく。

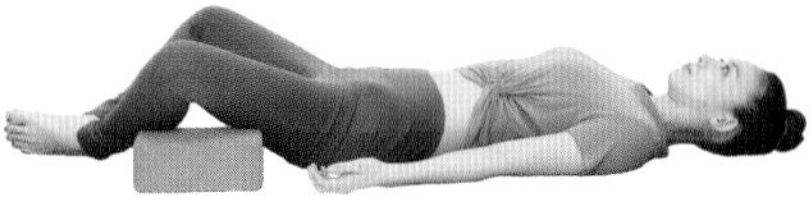

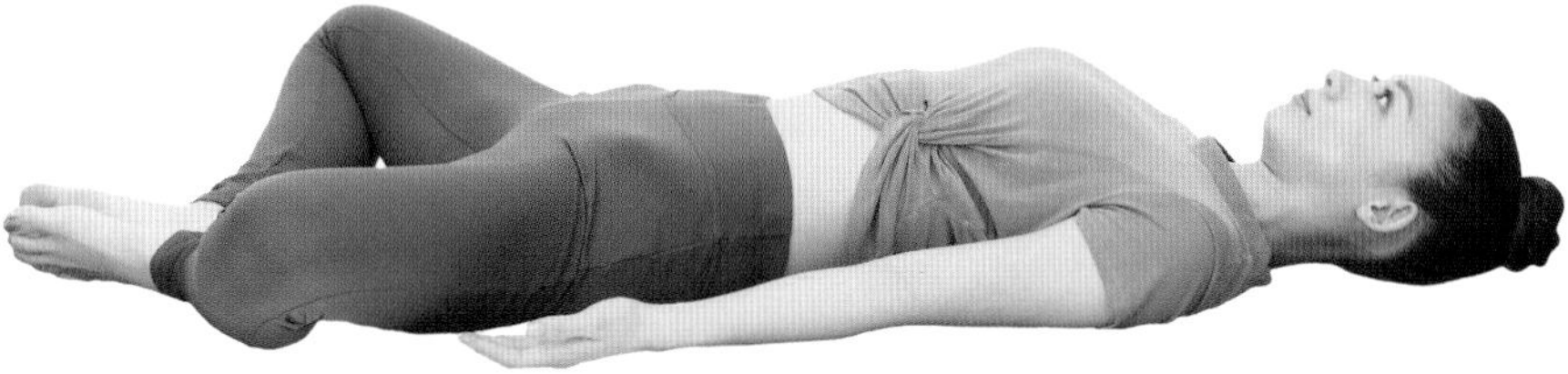

② 両足の裏をくっつけて、お尻に近づけ、ひざを開いて倒す。あごを引き、力を抜いて、3～5回呼吸してリラックスする。

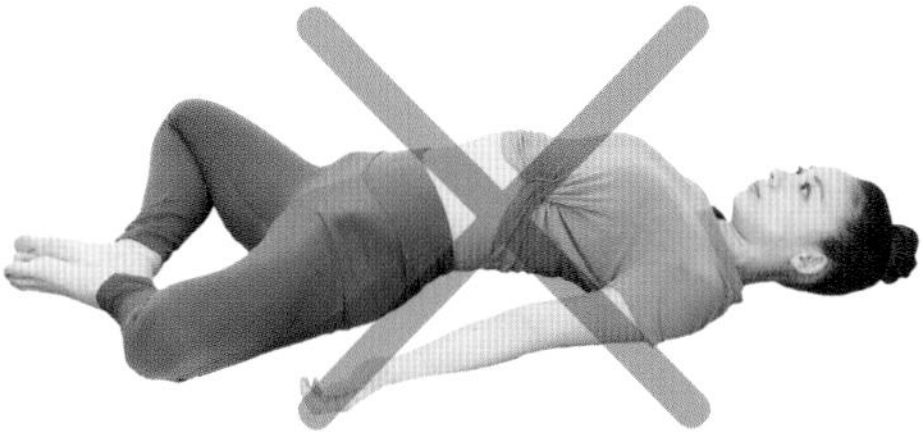

NG

無理にひざを左右に開いて腰を浮かせないように。

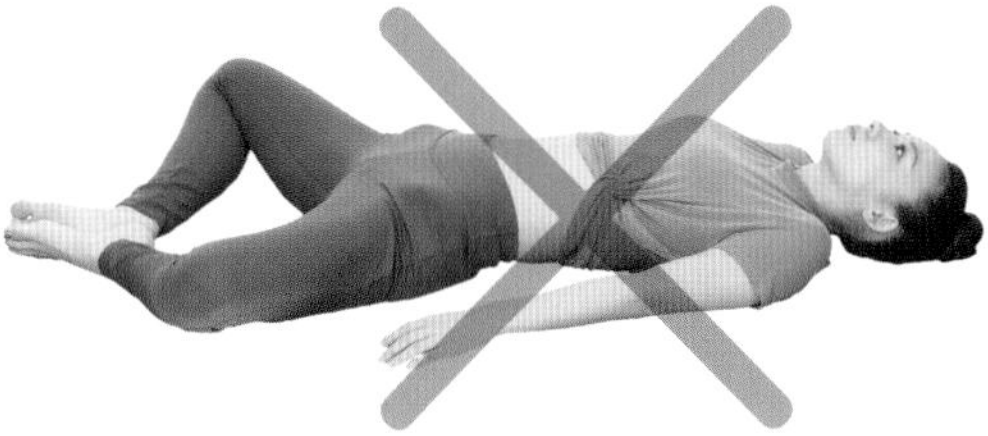

手のひらを下に向けると、巻き肩になり、あごが上がりやすくなる。この体勢ではリラックスできないので、手のひらは上向きにし、肩を開いて、あごを軽く引きましょう。

ハッピーベイビーのポーズ

脚を持ち上げて股関節を開く。安らかな眠りのために

赤ちゃんが喜んでいるとき、あおむけで自分の脚を持ってニコニコしている姿を見たことがありませんか？　「ハッピーベイビーのポーズ」は、そんな幸せのポーズを模したものです。顔の筋肉もゆるめて幸せな気持ちでやってみてください。

どうしてこのポーズなの？

両手で内側から土踏まずを持ち、わきの下に沈めていくことで、股関節まわりのコリをほぐしていきます。血流やリンパ液の流れをよくするので、体を温め、脚のむくみや末端の冷えを緩和するのに効果があります。寝る前に、ふとんに横になってからでもすぐできるポーズなので、「腰まわりが重い」「腰のあたりが冷たい」と感じるときなどにやってみてください。気持ちいいだけでなく、体がぽかぽかして、眠りが深くなります。

体の動かし方

あおむけになり、両ひざを胸に引き寄せます。ひざを曲げたまま足の裏を上に向け、左右の足の土踏まずを手で内側からつかんで、ひざをわきの下にぐっと下ろしていきましょう。お尻や、内ももの伸びを感じられれば正解です。形が崩れやすいので、あごを軽く引いて後頭部の下のほうを床につけます。また、骨盤を床につけておくことを意識すると、よりお尻や内もものストレッチになります。この形で3〜5回呼吸してゆっくり脚を下ろし、リラックスしましょう。

ここがポイント

足の裏はしっかり天井に向けて、手の重みで股関節をゆるめていくのがポイントです。ポーズがとれたら、あごを軽く引き、肩は耳から遠く離すようにイメージしてみましょう。あごが上がっていると呼吸がしづらくなり、リラックス効果が半減してしまいます。

ここに注意！

内側からだと土踏まずをつかみにくい方は、外側からつかんでもかまいませんが、その場合、ひざが腕の内側に寄りやすくなります。ひざ同士が近づくと、ひざの骨がねじれてしまうので、しっかりとわきの下に沈めていきましょう。

9月 3週目 ●●●○●

ハッピーベイビーのポーズ

Basic
基本のポーズ

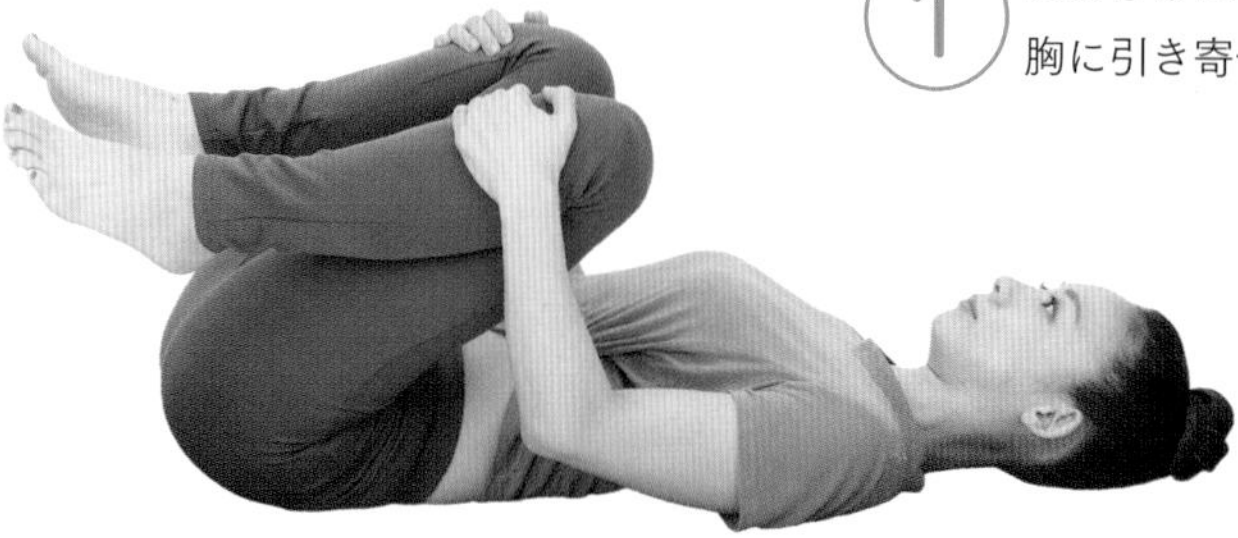

① あおむけになったら、両ひざを胸に引き寄せる。

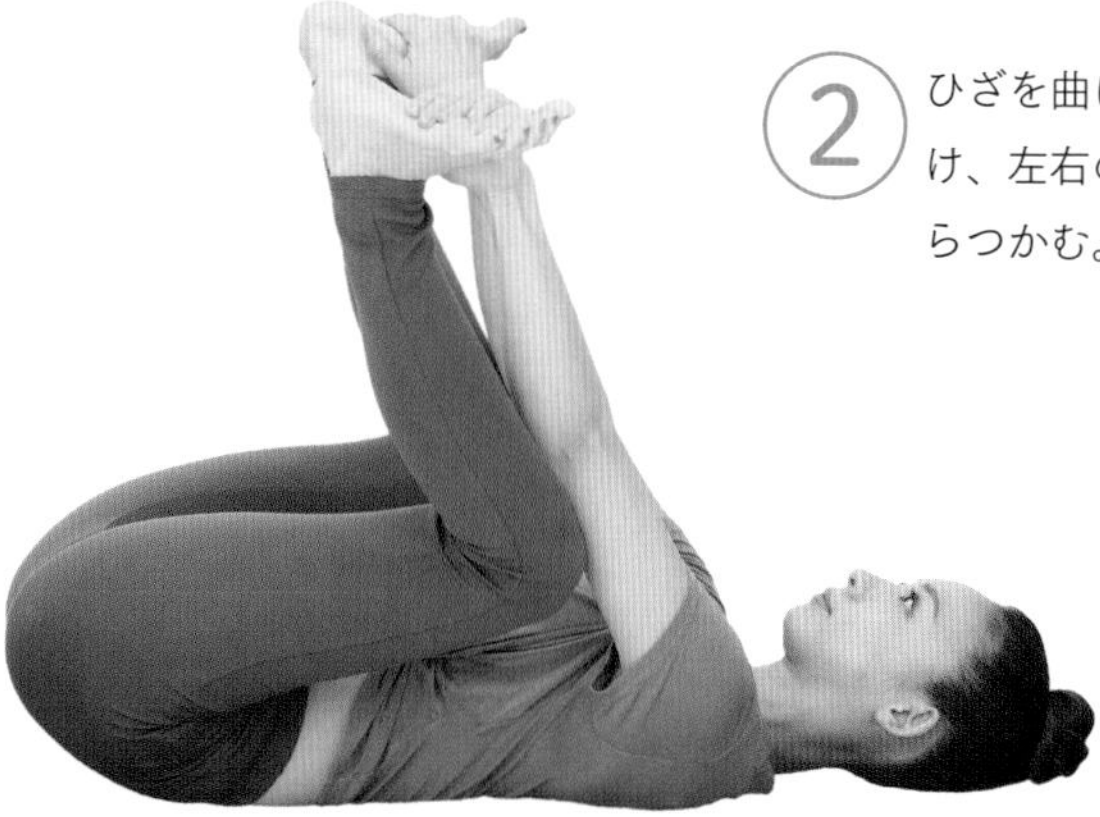

② ひざを曲げたまま足の裏を上に向け、左右の足の土踏まずを内側からつかむ。

あごを軽く引き、首の後ろを伸ばす

▼動画

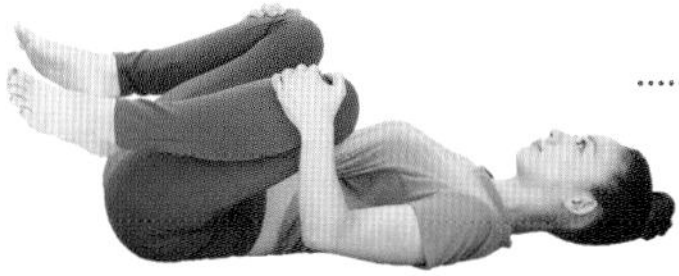

Easy

軽減ポーズ

足の裏がつかめなければ、ひざを持って左右に開くだけでもOK。
このとき、息を吸い、はーっと吐いて肩の力を抜く。
ひざを引き寄せたときにあごが上がらないように注意！

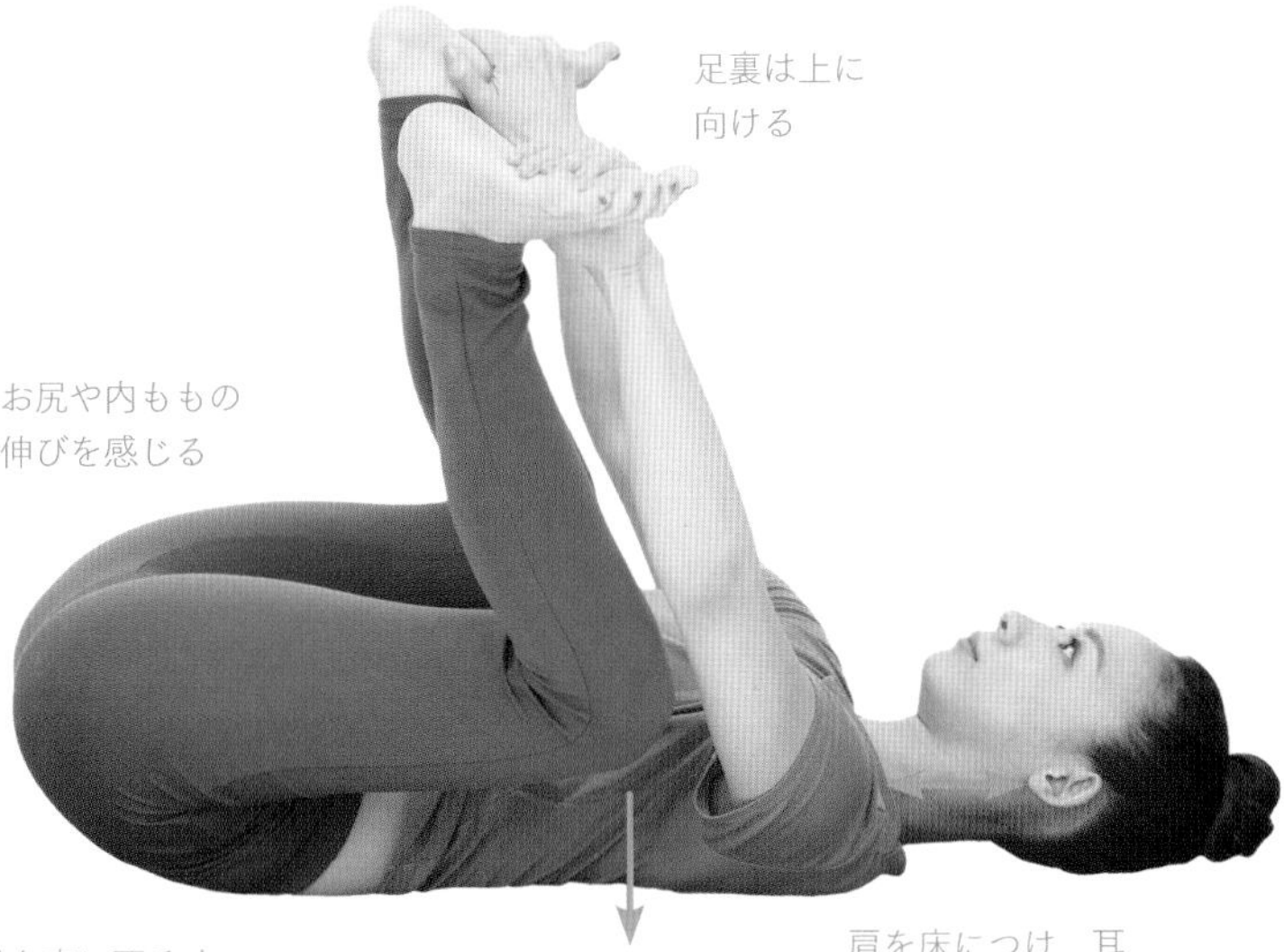
足裏は上に
向ける
お尻や内ももの
伸びを感じる
骨盤を床に下ろす
肩を床につけ、耳
との間を開く

③ 両ひざをわきの下に押し込むように押す。
3～5回呼吸したら、ゆっくり①の姿勢に戻る。

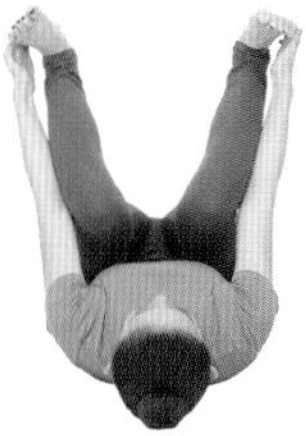

NG

外側から土踏まずをつかんでもいいが、ひざが内側に寄ってしまうと、ねじれた状態になるので、わきの下にまっすぐ沈めるように意識する。

―木のポーズ―

不安定なポーズに集中し体と心のバランスを整える

9月最終週は、まっすぐ伸びた木立のように、軸がしっかりしたポーズをとっていきます。片脚でおこなう難易度の高いポーズなので、はじめはバランスをとるのが難しいかもしれませんが、繰り返し練習してマスターしていきましょう。

どうしてこのポーズなの？

下半身をしっかり落ちつかせ、片脚で全身のバランスをとる「木のポーズ」。不安定なポーズをキープするために、さまざまな広範囲の筋肉を働かせていくので、全身の引き締めにも効果がります。また、集中力を高めてヨガをおこなうことにもチャレンジしてみましょう。一点を見つめて集中することで、体だけでなく心の動きまでも静かに整っていくのを味わってみてください。

体の動かし方

足をそろえて立ち、足指は大きく開いて親指、小指、かかとでしっかり床を踏みます。手で右脚を引き上げて、足の裏を左脚の内ももにつけます。足の裏と内ももが押し合う感じで、体の真ん中に軸をとります。胸の前で合掌し、息を吸って背中を伸ばし、息を吐いて肩の力を抜きましょう。視線はどこでもいいので少し遠くの一点に定め、そこを見つめながら呼吸に集中します。息を吸いながら両手を頭上へ上げ、息を吐きながらバンザイの形に手を開きます。

ここがポイント

左右の骨盤を水平にして正面に向け、体の真ん中に軸をとってバランスを保っていきます。上げているほうの足裏に押されて、立っている脚の外側に体重が流れてしまいやすいので、内ももと足裏を押し合う意識でがんばってください。足の親指でも床を押すことで立ちやすくなります。姿勢がなかなか安定しないときは、つま先を少し床につけてもいいので、まずは体の中心に軸をとる練習から始めてみてください。片方の手を壁につけたり、お尻を軽く壁にあてて練習し、バランスがとれたら手やお尻を離してポーズをとりましょう。鏡を見ながらやるのも効果的です。

ここに注意！

足裏をひざにつけないでください。ひざの関節ははまり方がとても浅く、横から圧力をかけるとケガの原因になるので、内ももに足裏がつけられない場合は、内くるぶしにつけましょう。内ももにつけたはずが、だんだん下に落ちてきてしまうこともあるので、注意してください。

9月 4週目 ●●●●

木のポーズ

Basic
基本のポーズ

① 足をそろえて立ったら、足指を大きく開き、親指、小指、かかとで床を踏んで、右脚のひざを上げる。

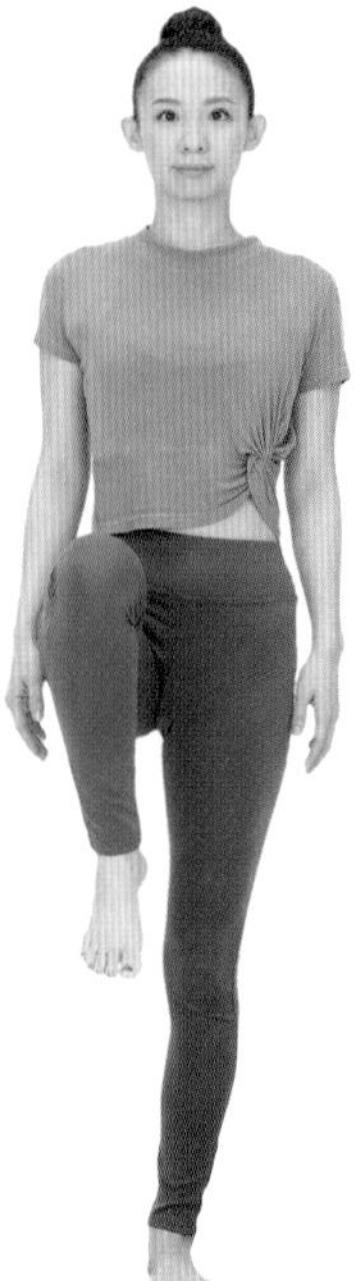

② 右手で右脚の足首を引き上げて、左脚の内ももに添える。
足裏と内ももが押し合うイメージで、体の真ん中に軸を定める。

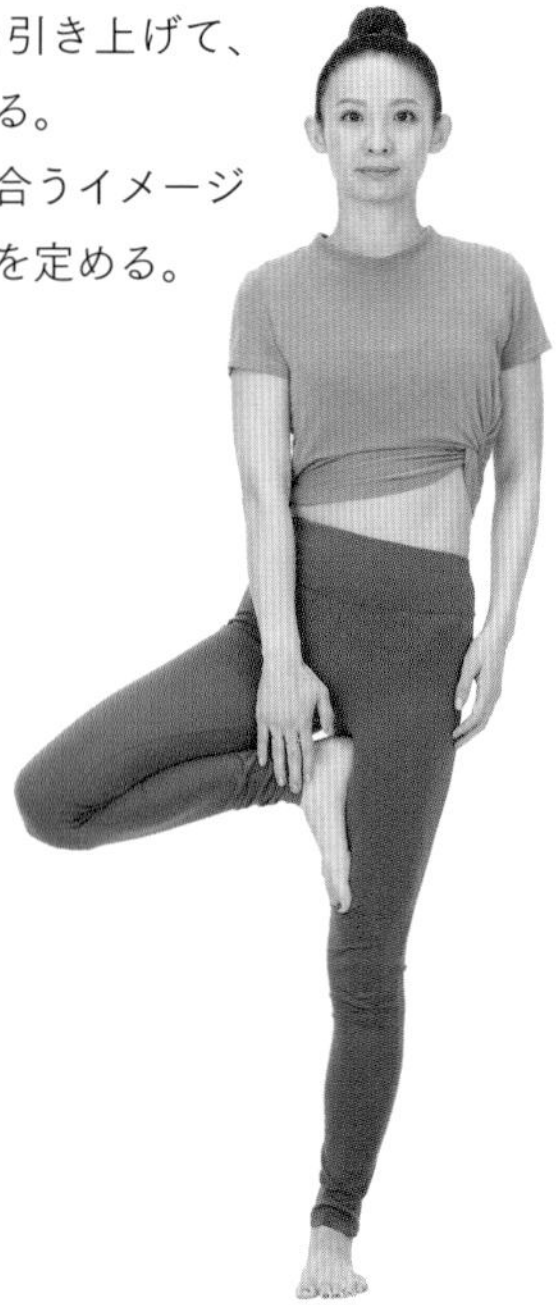

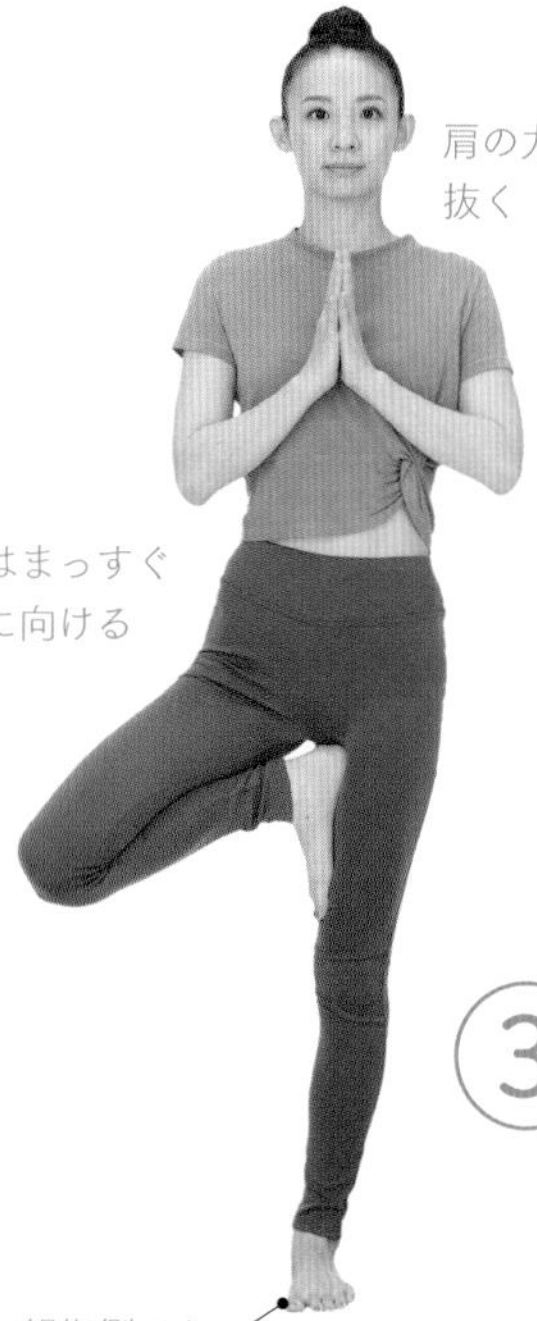
肩の力を抜く
骨盤はまっすぐ正面に向ける
親指側でもしっかり踏む

③ 胸の前で合掌し、息を吸って背中を伸ばす。息を吐いて肩の力を抜く。
視線は少し遠くの一点に定めて、そこを見つめながら呼吸に集中する。

▼動画

④ 息を吸いながら両手を頭上へ上げていき、息を吐きながら手のひらを離してバンザイの形になる。
体の中心に軸があることを意識して、３〜５回呼吸してキープ。左右の脚をかえて同様に。

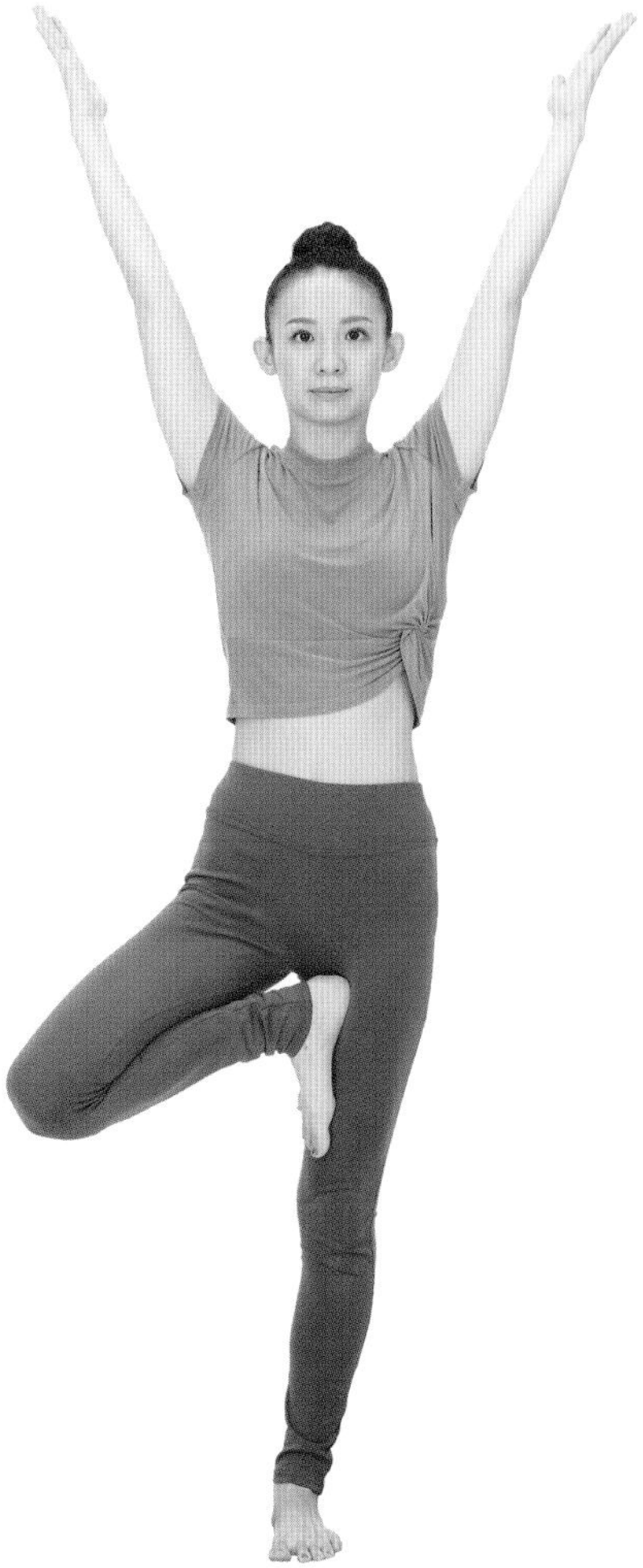

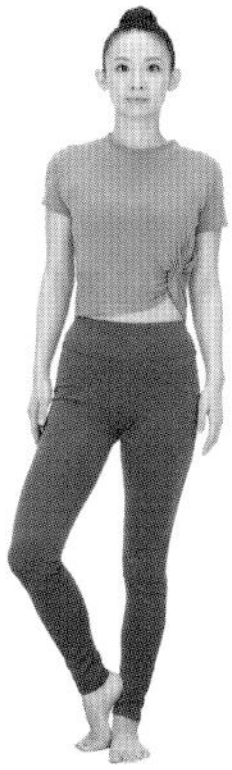

Easy
軽減ポーズ

足裏が内ももまで上がりにくい人は、内くるぶしに当ててもOK。
バランスがとれない場合は、つま先を床につける。

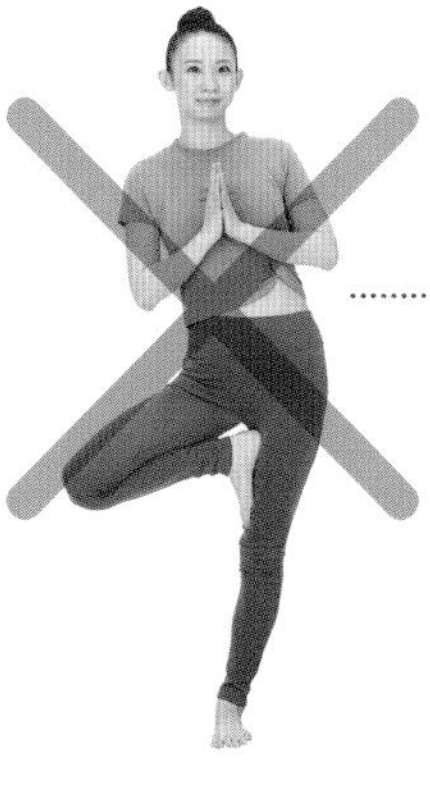

NG

足裏の圧力に負けて体がしなってしまわないように。
お尻をしっかりと締めて、内ももで足裏を押し返すこと。

Column

9月 旬の果物で熱を排出

夏から秋にかけてが、ピッタ（火のエネルギー）が一番高まる季節といわれています。夏はまだ湿度があり、ある程度抑えられていたピッタが、空気が乾燥してくることにより爆発的に高まるのです。

イライラや吹き出もの、ドライアイ、口内炎などがこの季節に起こりやすいトラブル。予防するには、旬の果物をたくさん食べることが一番です。

この季節に旬を迎える梨やぶどう、桃には体内の熱を排出してくれる働きがあり、優しい甘さが体や心までも落ちつかせてくれます。私たちが欲しているものをいつでも差し出してくれる。自然は本当に偉大ですね。

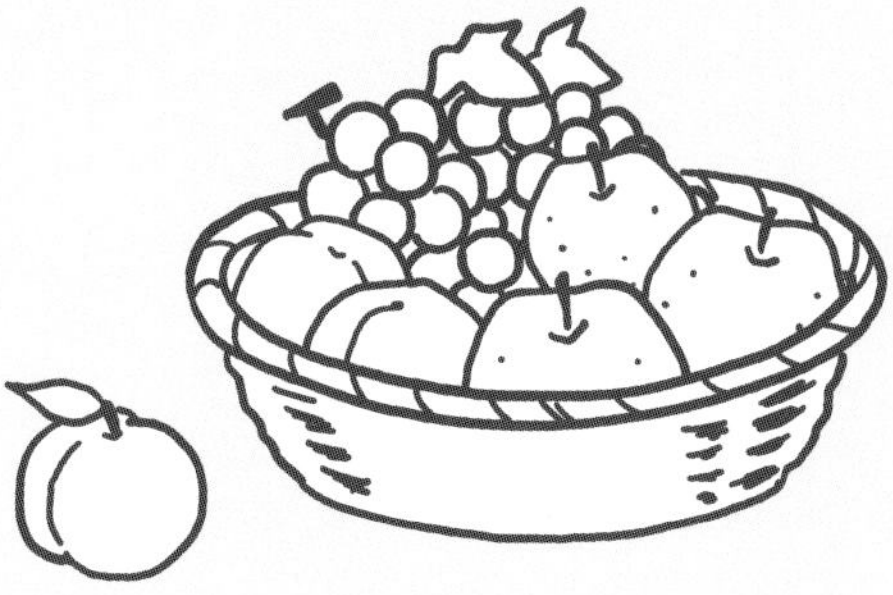

10月

体を動かして
移ろう心を晴れやかに

朝夕に寒さを感じるようになると、
体は閉じる方向に変化していく傾向があります。
風の冷たさに体を縮めていると
血液の循環が滞って、冷えやすくなり、
気持ちも移ろいやすくなってしまいます。
なので、どんどん体を動かしましょう。
10月はスポーツの秋にぴったりの
筋トレ系のポーズを集めました。

花輪のポーズ

胸と股関節を開きふさぎがちな気持ちをアップ！

気温が下がってくると、知らず知らずのうちに体が緊張して、気持ちが内向きになりやすくなります。また、夏に比べて日照時間が短くなることで、幸せホルモンのセロトニンが生産されづらくなるといわれています。セロトニンとは、気持ちを穏やかにしてストレスを減らす働きのある脳内物質ですが、それが減ることで気持ちが落ち込んで不安定になることも。でも、セロトニンの分泌は、毎日しっかり運動をすることで増やすことができ、その結果、気持ちが前向きになります。

どうしてこのポーズなの？

10月は筋肉を動かすポーズを入れていきますが、1週目は股関節を動かして柔軟性をアップしていきます。股関節まわりが柔らかくなると、血流が促され、体が温まります。しっかり胸を開き、背筋を伸ばすことで気持ちを上向きにするだけでなく、体を内側から元気にしていきます。

体の動かし方

脚を肩幅に開いて、つま先を45度外側に向けて立ちます。このままゆっくりひざを曲げてしゃがみ、両手はひざの内側につきます。足の裏はしっかり床につけましょう。息を吸って背筋を伸ばし、吐きながらひじでひざを少し開き、手が離せそうであれば胸の前で合掌します。軽くお尻を締めて、股関節と胸を同時に開きましょう。ここで3〜5回呼吸し、元の姿勢に戻ります。

ここがポイント

股関節と胸を開くポーズなので、効果的におこなうためにはお尻をきゅっと締めましょう。また、ひざが内側に入りやすいので、合掌をした腕のひじで、ひざをぐっと押して固定します。ひざとつま先が同じ方向を向くのが理想です。

ここに注意！

お尻がストンと床についてしまう場合、背中が伸びづらくなるので、ヨガブロックや重ねた雑誌をおいてお尻をのせてみてください。高さがあれば背筋も伸び、股関節と胸が開きやすくなります。かかとが床につかない場合は、ふくらはぎが硬くなっているのかもしれません。無理せずヨガブロックや重ねた雑誌の上に座っておこなうのでもいいですし、階段につま先をのせて、かかとの上げ下げをして足首の柔軟性アップを促すのもオススメ。

10月 1週目 ●●●●

花輪のポーズ

Basic
基本のポーズ

① 脚を肩幅に開いて、つま先を45度外側に向けて立つ。

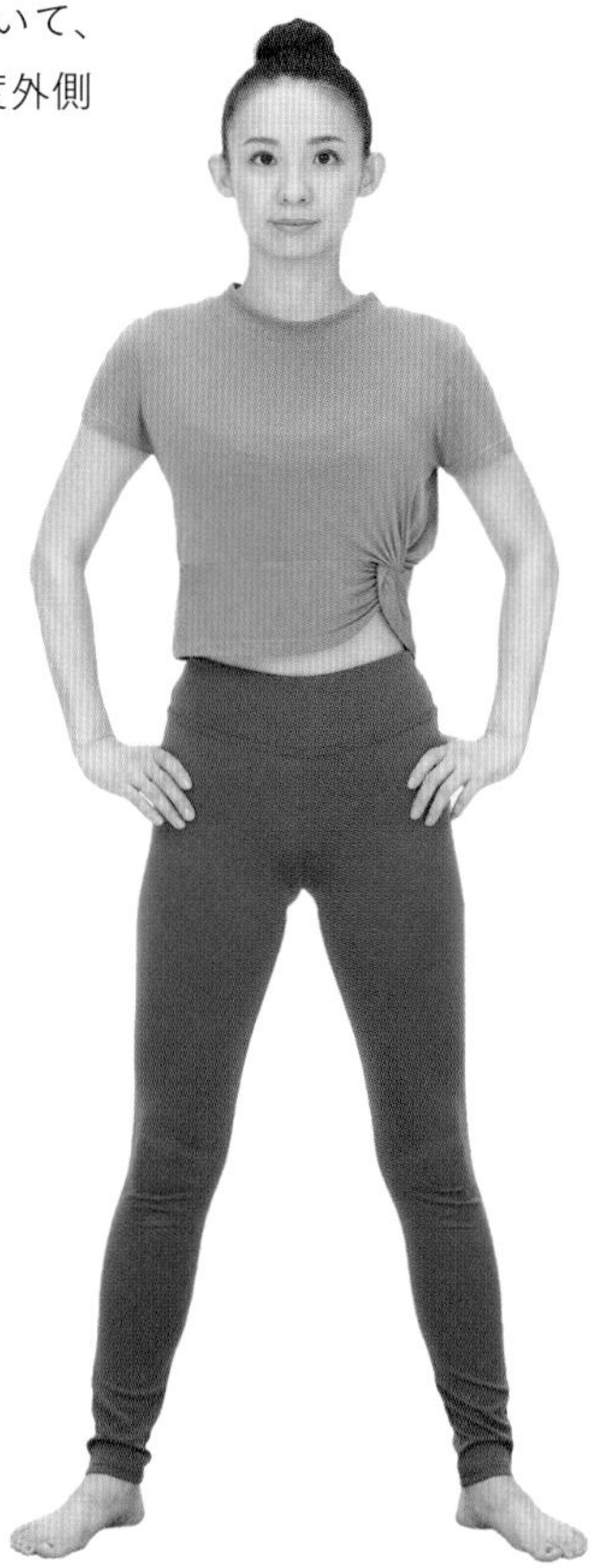

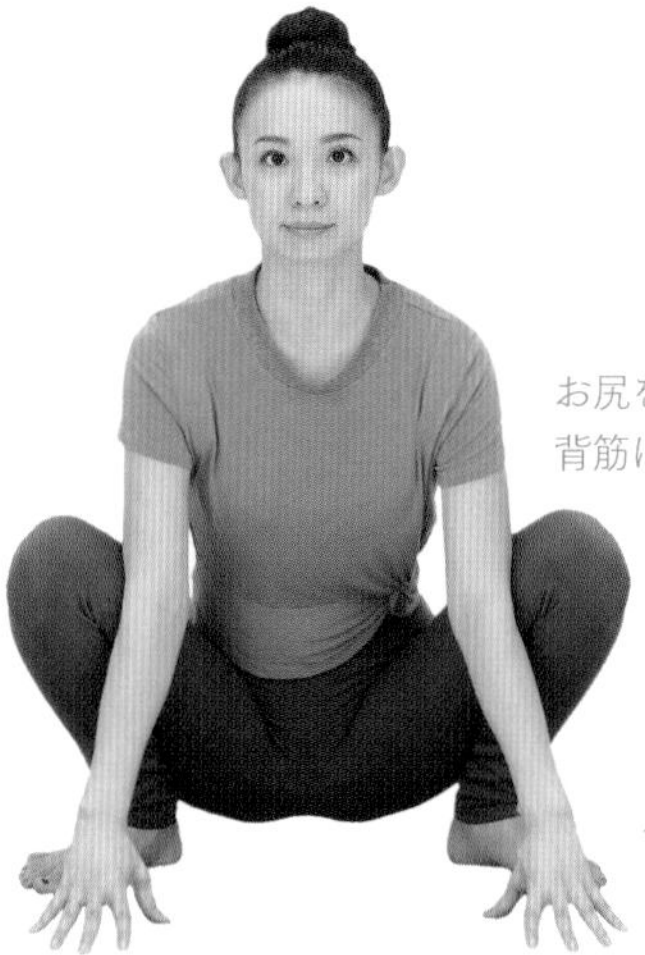
お尻を締めて
背筋はまっすぐ
足の裏は床に
ぴったりつける

② ゆっくりしゃがんでいき、両手をひざの内側、両足のつま先の前方につく。

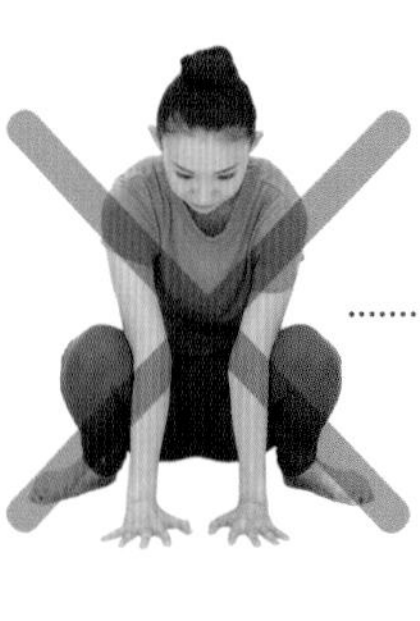

NG
ひざが内側に寄ってきてしまわないこと。

▼動画

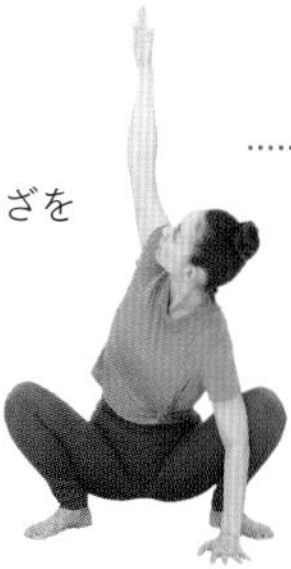

Advanced

発展形

基本②のポーズから、左ひじでひざをロックし、右手を上げる。
視線は右手の先を見る。
この位置で3～5回呼吸して、
基本②のポーズに戻る。
反対側も同様に。

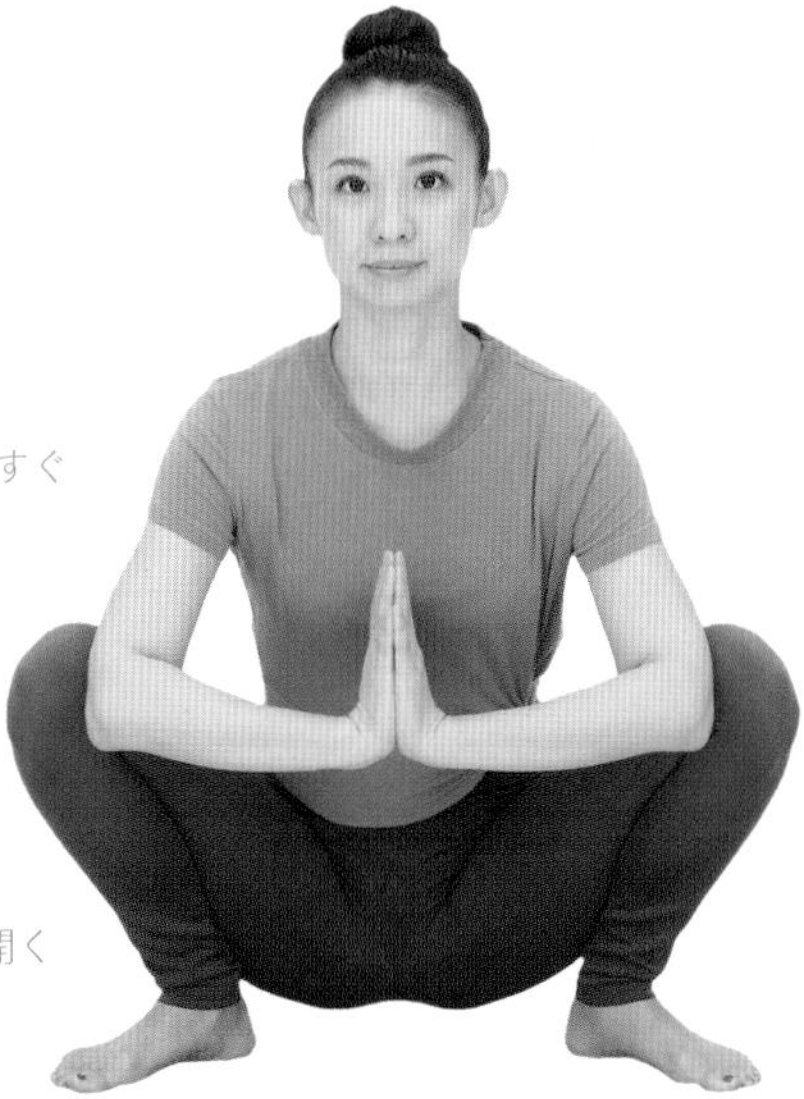

背筋をまっすぐ
ひざが内側に閉じてこないようにひじでロック
股関節を開く

③ 胸の前で合掌する。息を吸いながら背中を伸ばし、息を吐きながらお尻を締める。ひざが内側に閉じてきてしまう場合は、ひじでひざを外に押してキープ。
3～5回呼吸したら①の姿勢に戻る。

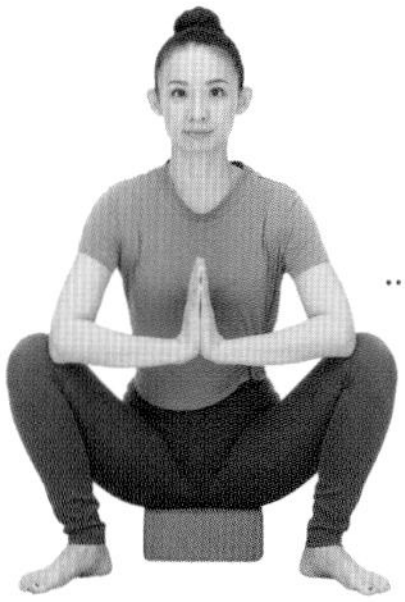

Easy

軽減ポーズ

お尻がストンと床についてしまったり、かかと全体が床につかない人は、クッションやヨガブロック、重ねた雑誌などの上にお尻をのせてやってみて。

テーブルトップのポーズ

全身の筋肉を総動員しておこなう筋トレ系ポーズ

ヨガというと、体の柔らかさが重要と思われがちですが、これまでポーズをとってきたあなたなら、ポーズをとるためにかなり筋肉を使っていることを実感されていると思います。ヨガはふだん使わないあちこちの筋肉を使うからこそ、関節の可動域が広がり、全身を整えていく力があります。また、筋肉を使うことで、セロトニンやドーパミンなど、気持ちを明るくしたり、やる気を促したりするホルモンが分泌されます。体は強くしなやかになり、気持ちも明るくなるのです。

どうしてこのポーズなの？

このポーズは、上向きのポーズの1つで、胸を開いて視線を上げることで気持ちもアップさせていきます。正しくポーズをとるためには、手足、お腹、お尻などの筋肉を総動員し、体幹を使うので、これまでご紹介してきたポーズの中でもかなりしっかり筋肉を使うポーズの1つといえるでしょう。

体の動かし方

両ひざを立てて、ももとふくらはぎが90度くらいになるように座り、脚はこぶし1つ半から2つ分あけてください。手は肩の下につき、指先は後ろに向けます。強度をアップしたい場合は、お尻のほうに指先を向けてみましょう。指は開いて床におきます。そこからゆっくり、お尻を上げていきます。あごが上がらないように、視線は天井に向けて。しっかり手で床を押して胸を張り、お尻を上げて、頭からひざまでが一直線になることを目指します。このまま3〜5回呼吸してキープしたら、ゆっくりと腰をついて元に戻ります。

ここがポイント

お尻を締めることで、脚の付け根が伸びて、体の前側が開きやすくなります。手と足の裏で、床をしっかり押すことも大切です。

ここに注意!

お尻がゆるんで落ちてしまうと、体の重みが腕と肩に集中してしまい、ポーズをキープするのが難しくなるので、お尻はきゅっと締めます。また、首の力が抜けると、頭がガクンと落ちて首に大きな負担がかかってしまうので、軽くあごを引いて頭を支えましょう。

テーブルトップのポーズ

Basic
基本のポーズ

① 両ひざを立てて座り、ももとふくらはぎが90度くらいになるようにひざを曲げて、脚の間をこぶし1つ半〜2つほどあける。

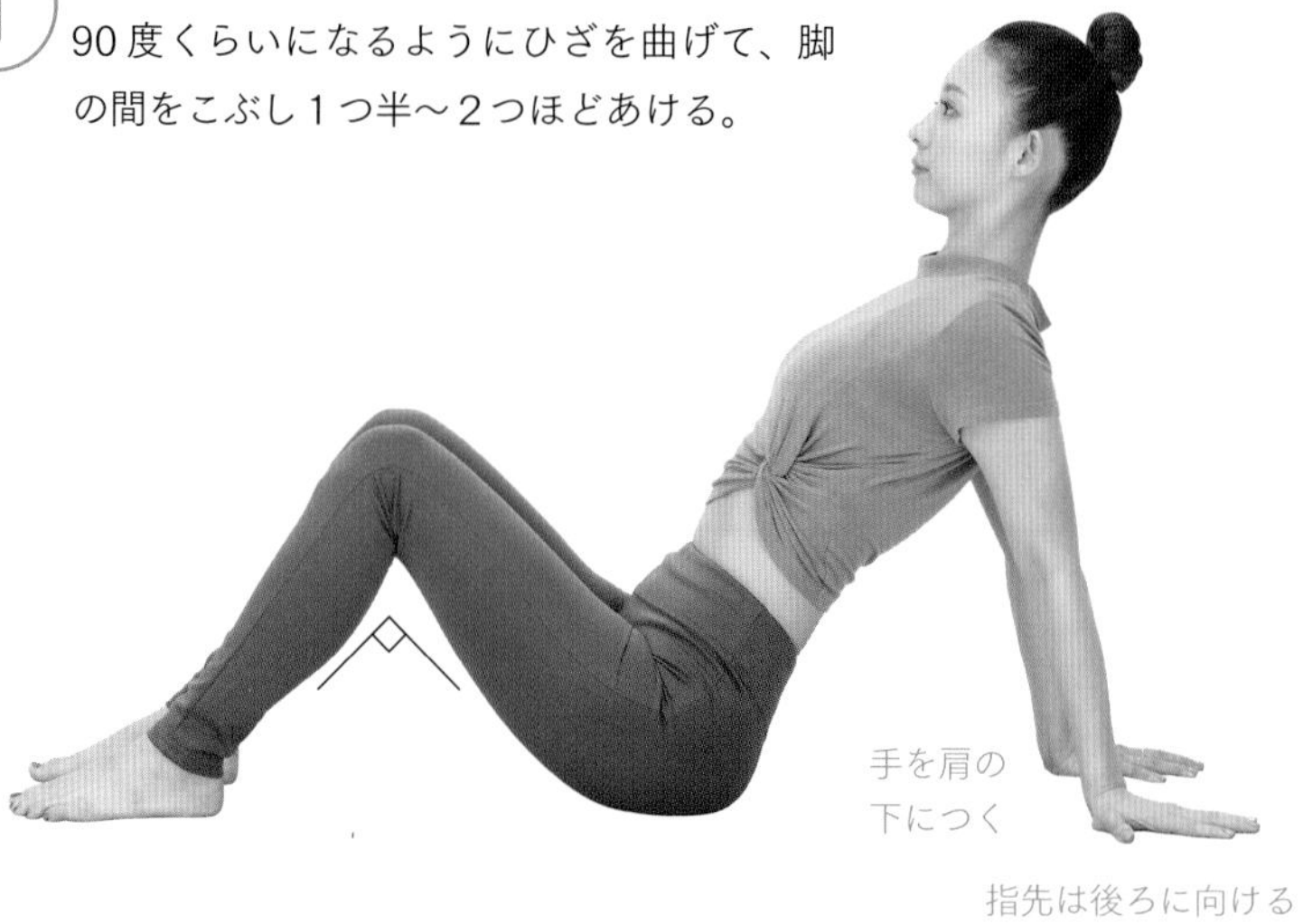
手を肩の
下につく
指先は後ろに向ける

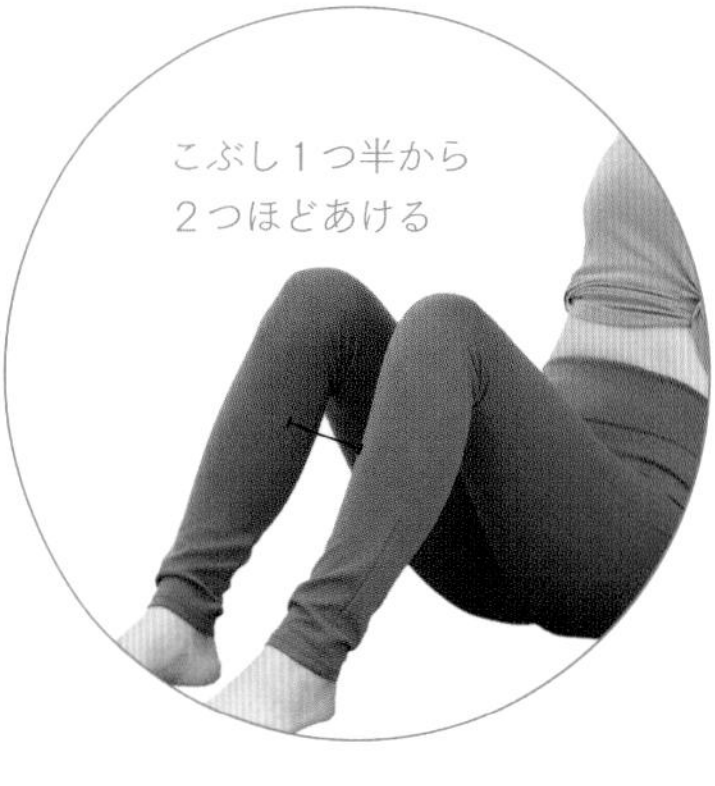
こぶし1つ半から
2つほどあける

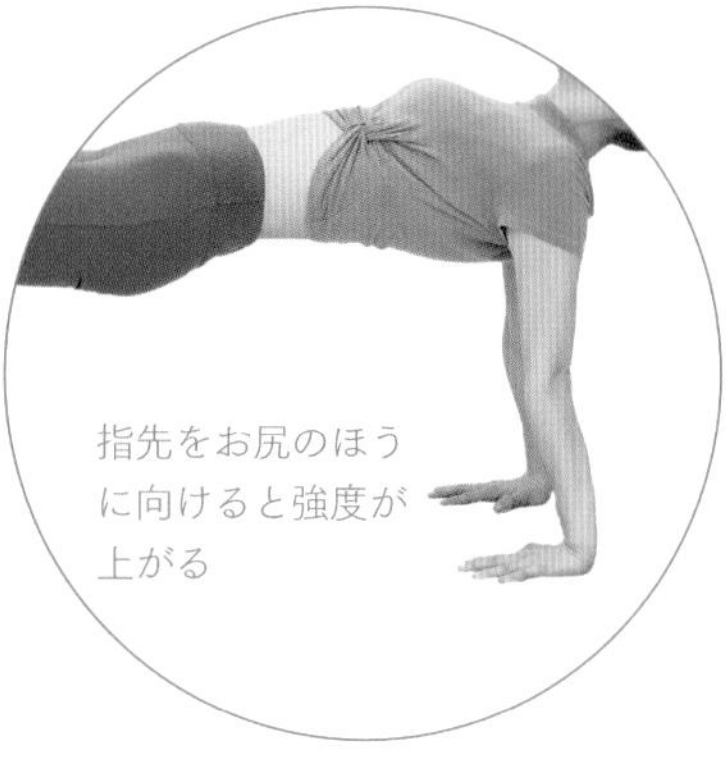
指先をお尻のほうに向けると強度が上がる

▼動画

基本②のポーズから、片脚ずつゆっくりひざを伸ばし、
体幹を使って頭からつま先までまっすぐにキープする。
お尻が落ちると、首や肩に体重がかたよるので注意。
しっかり手とかかとで床を押して、体を支える。

Advanced

発展形

上向きの板のポーズ

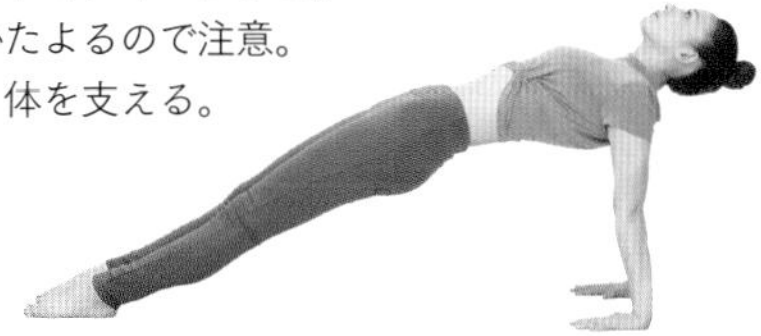

② ゆっくりお尻を上げていく。
あごを引いて胸を張り、腹筋とお尻を引き締める。
このまま3～5回呼吸してキープ。
ゆっくりと腰をついて、①に戻る。

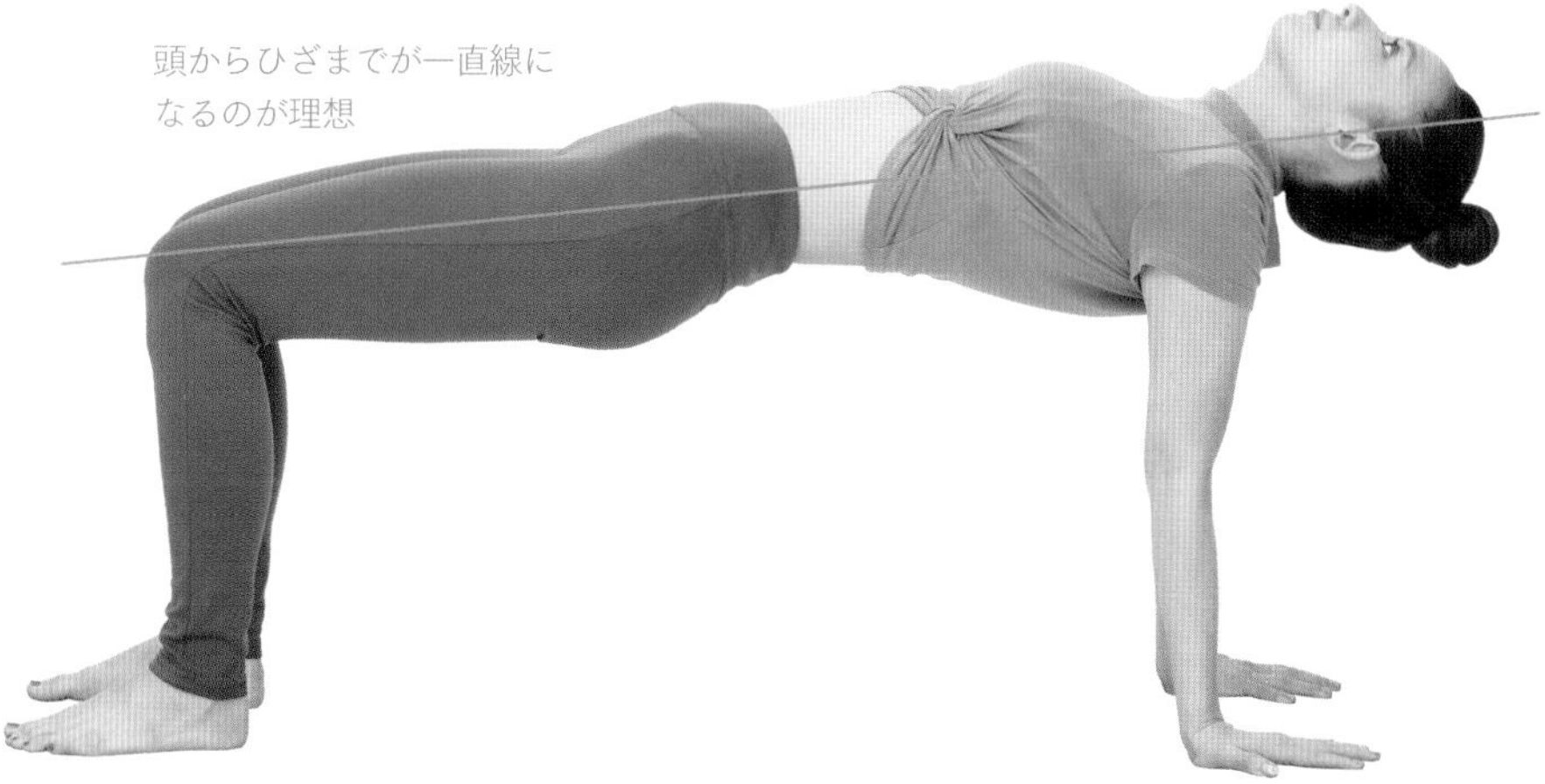
視線は天井に
頭からひざまでが一直線になるのが理想
足の裏で床を押す
手で床を押す

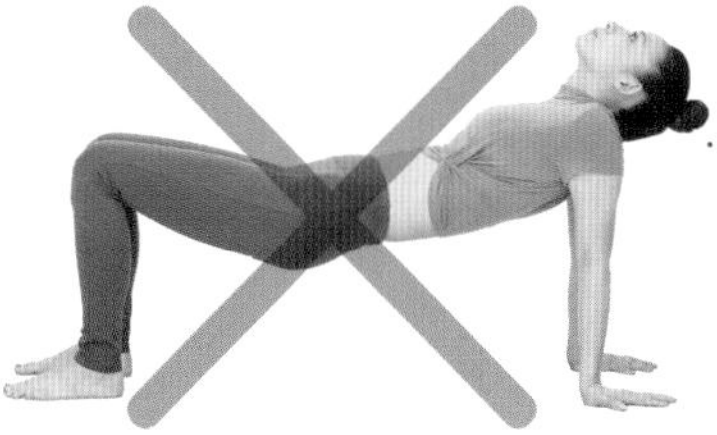

NG

お尻が落ちると、体の重みが腕と肩に集中し、ポーズをキープするのがキツくなる。

体を動かして移ろう心を晴れやかに

10月

英雄のポーズ3

集中力と体幹を使って片脚立ちT字ポーズ

「英雄のポーズ3」は、「英雄のポーズ2」（5月4週目）のバリエーションで、ヨガでは必ず学ぶ有名なポーズです。

どうしてこのポーズなの？

5月の「英雄のポーズ2」は、下半身をどっしり安定させてバランスをとりましたが、今回は片脚でバランスをとっていくので難易度が上がっています。その分、全身の筋肉を使い、筋力はもちろん基礎代謝のアップにも効果が高いので、ぜひマスターしてください。はじめは体がゆらゆらして難しいかもしれませんが、壁を利用しておこなう軽減ポーズから挑戦していくと、「できた！」が実感しやすいはずです。理想形はアルファベットのT。体幹を使って、きれいなT字を目指しましょう。

体の動かし方

スタートはいろいろ方法がありますが、足をそろえて立つ状態から始めましょう。両足のつま先を正面に向けて、左脚を1歩後ろに引きます。腰に手を当てて、骨盤の位置を正面に向けましょう。右ひざを少し曲げて右脚にゆっくり体重をかけていきます。同時に上半身を前に倒し、後ろの脚をゆっくり上げていきます。視線も床に向け、頭からかかとまでが床と平行に、一直線になって引っ張り合っている状態が正解です。ここでいったん、キープ。息を吸って吐きながら、頭とかかとをもう一度引っ張り合います。頭からかかとまでが一直線になったところで、両腕を耳の横あたりまで上げて前に伸ばします。3~5回呼吸したら、ゆっくり元の姿勢に戻り、左右の脚をかえて同様に。

ここがポイント

重心を軸足の親指側におき、内ももをぎゅっと締めてバランスをとっていきます。骨盤を床に向け、上げた後ろの脚のつま先が床のほうに向くようにすると、うまくいきます。

ここに注意!

軸足に重心をかけていくときに、ひざに力を入れてぴーんと伸ばすと、ひざの故障につながるのでNG。少しひざをゆるめておこないましょう。

英雄のポーズ3

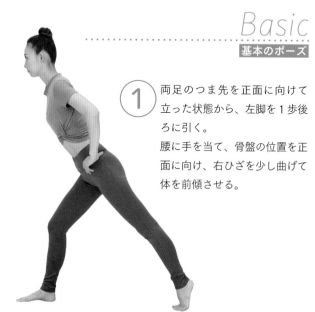

Basic
基本のポーズ

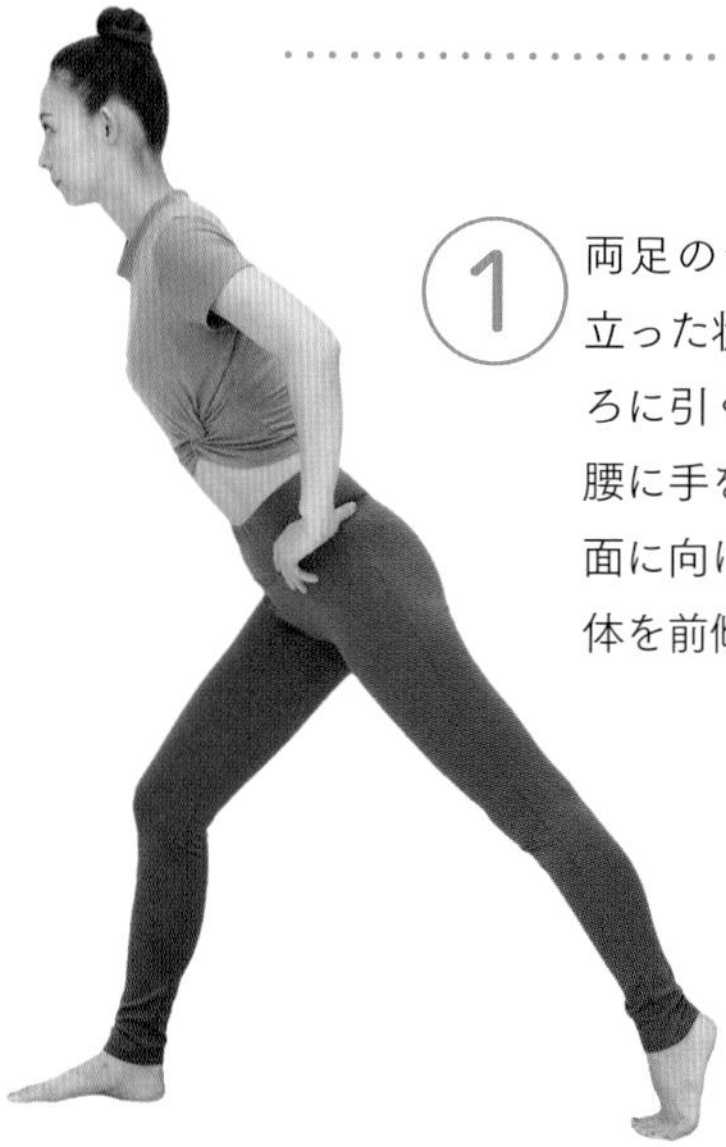

① 両足のつま先を正面に向けて立った状態から、左脚を1歩後ろに引く。
腰に手を当て、骨盤の位置を正面に向け、右ひざを少し曲げて体を前傾させる。

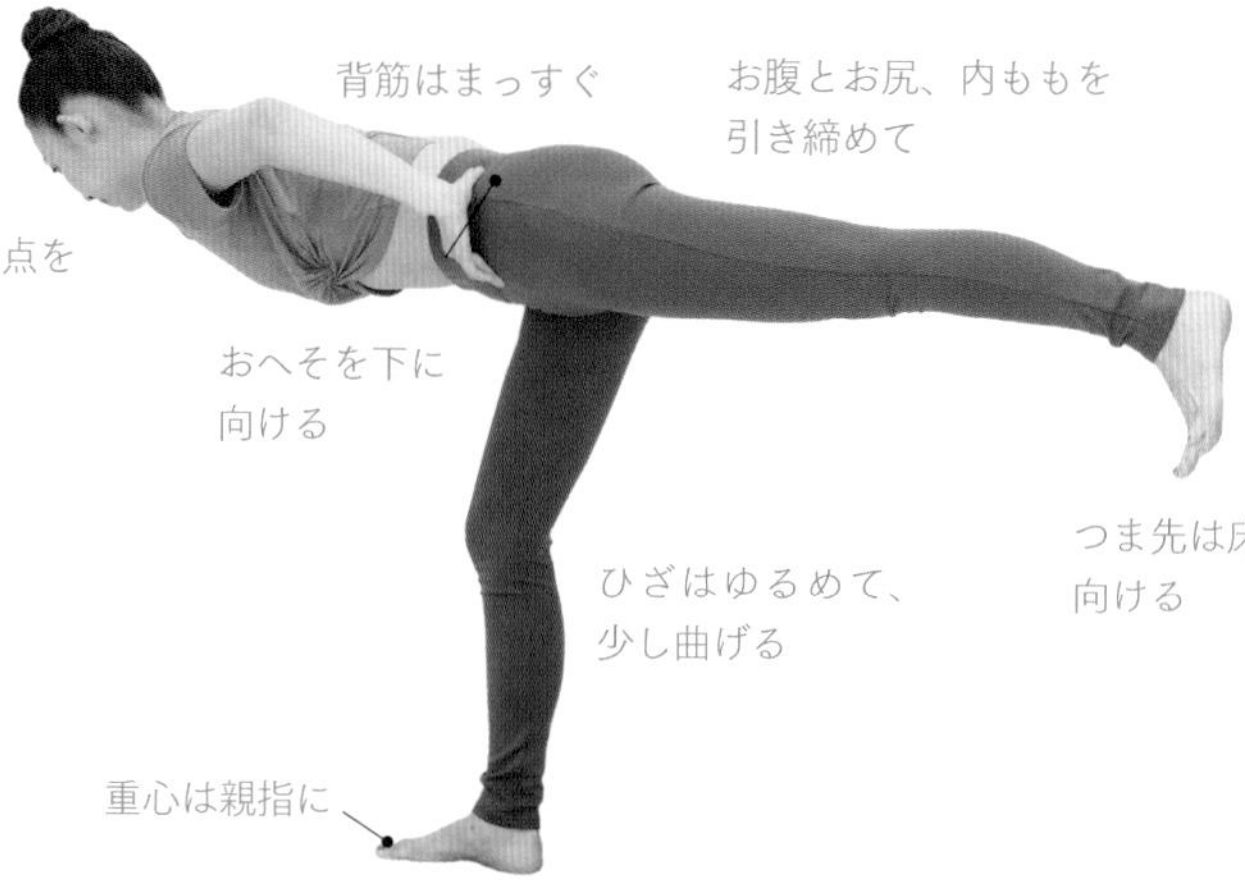
背筋はまっすぐ
お腹とお尻、内ももを引き締めて
視線は床の一点を見つめる
おへそを下に向ける
つま先は床に向ける
ひざはゆるめて、少し曲げる
重心は親指に

② 右脚にゆっくり体重をかけながら、左脚を上げていく。
頭からかかとまでが床と平行になるまで体を傾けたらストップ！

▼動画

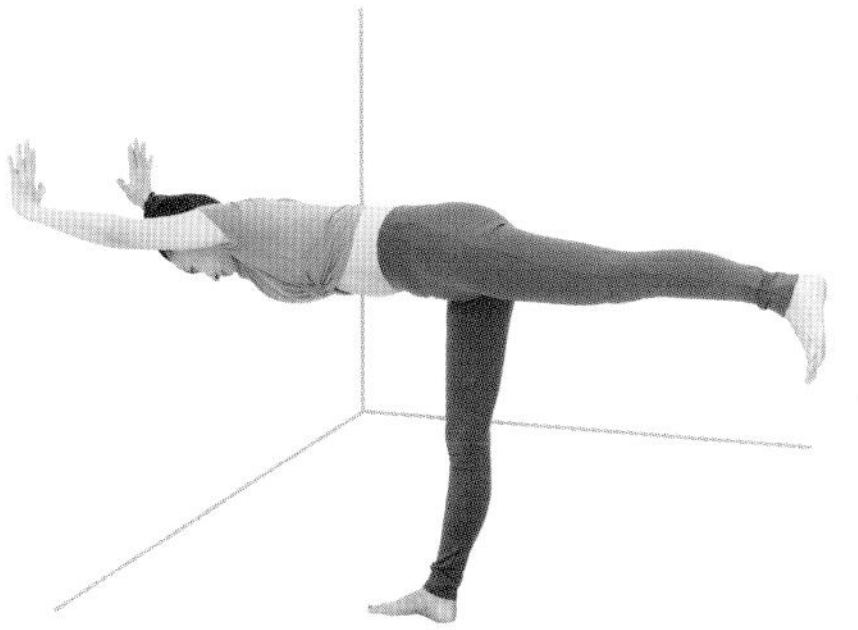

Easy

軽減ポーズ

壁に手をついて足の裏で後ろの壁をけるイメージでおこなう。

軸の取り方がわかってきたら、片方の手を離す→両手を離す、と段階を追って完成させていく。

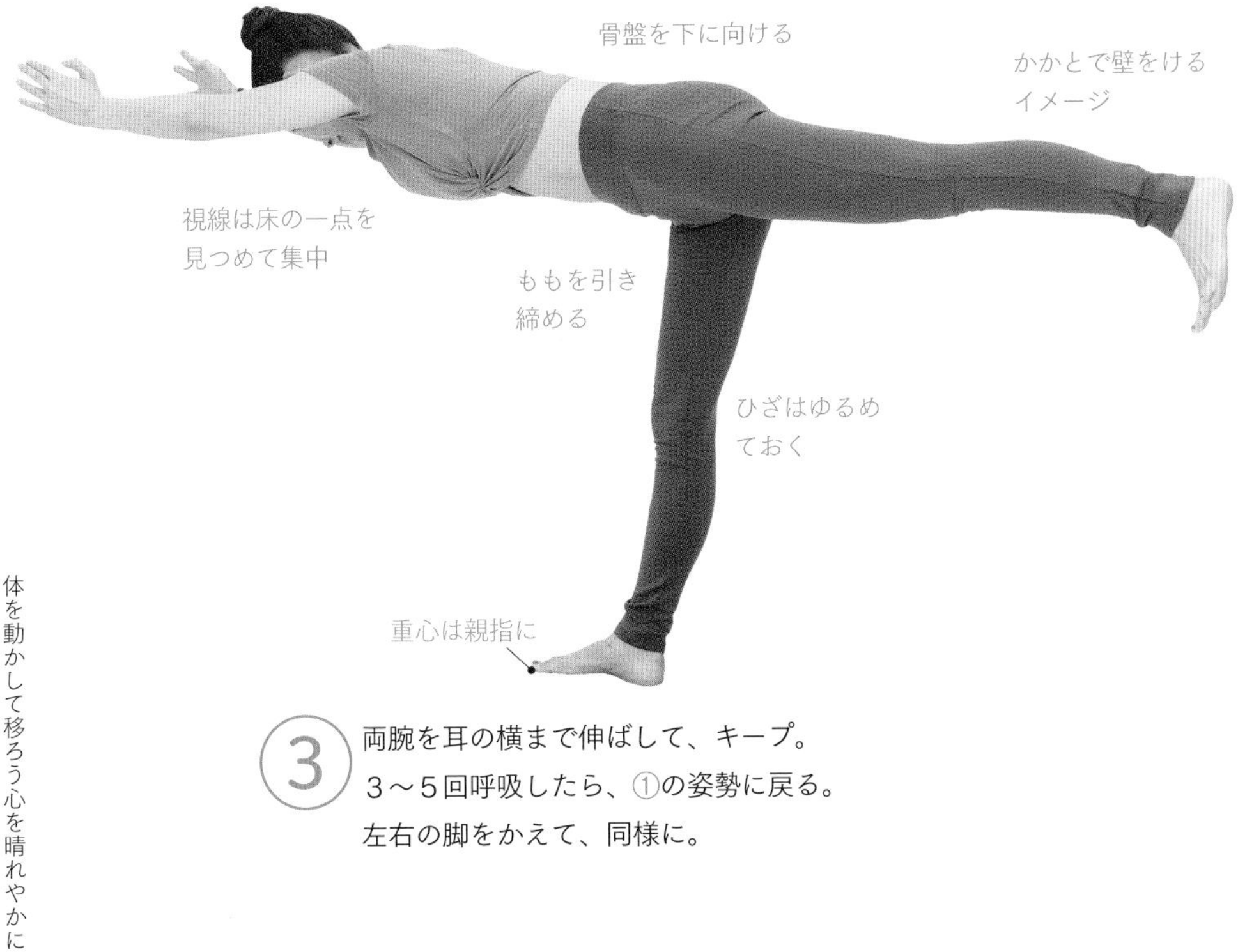
骨盤を下に向ける
かかとで壁をける
イメージ
視線は床の一点を
見つめて集中
ももを引き
締める
ひざはゆるめ
ておく
重心は親指に

③ 両腕を耳の横まで伸ばして、キープ。
３～５回呼吸したら、①の姿勢に戻る。
左右の脚をかえて、同様に。

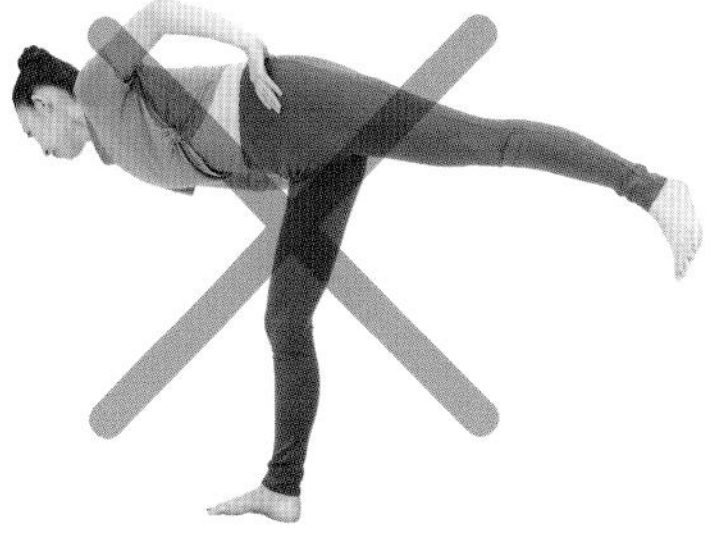

NG

体重が流れて骨盤が外を向きがちになるので、おへそと後ろの足のつま先も下に向ける。

半月のポーズ

片方の脚と手で体を支え バランス感覚と集中力アップ！

10月の仕上げには、高難度のポーズに挑戦しましょう。片方の脚と手でバランスをとりながら胸と骨盤を開くポーズです。多くの方が、「見た目よりも意外と難しい」と感じますが、繰り返しておこなうことでバランス感覚が養われます。また、股関節まわりにアプローチするので、冷えがちな体が一気に温まります。

どうしてこのポーズなの？

先週の「英雄のポーズ3」と同様に全身の筋肉をフル活用します。「半月のポーズ」は股関節を大きく開くため、全身のむくみの改善も期待でき、さらに不安定な姿勢で保持するため、下半身の引き締め効果や集中力アップも期待できます。

体の動かし方

両足のつま先を正面に向けて立ち、腰に手を当てて、左脚を1歩、後ろに引きます。右ひざを少し曲げて体重をかけ、上半身を前に倒しながら左脚をゆっくり上げていきます。頭からかかとまでが床と平行に近くなったら、カップのように丸めた右手の指先を肩の真下につきます。左手を天井に向けて伸ばし、胸と骨盤を左に開いていきます。後ろに上げた脚はしっかり高さをキープし、足首は90度に曲げて骨盤と同じ方向に向け、足の裏で壁をけるようにかかとを押し出しましょう。視線は一点に定めて集中。ポーズが安定したら、3〜5回呼吸してキープ。元の姿勢に戻り、左右の脚をかえて同様におこないます。

ここがポイント

胸と股関節を気持ちよく開きましょう。お尻をしっかり締めることで股関節が開きやすくなります。体がゆらゆらしてしまう場合は、お尻やかかとを壁につけておこなうと安定します。また、支えとなる手が床に届きにくいときは、ヨガブロックやペットボトル、重ねた雑誌などをおいて高さを出してください。

ここに注意！

軸足のつま先が内側を向きやすいので、正面に向けましょう。そうすることにより、股関節がしっかり開いていきます。

10月 4週目 ●●●●

半月のポーズ

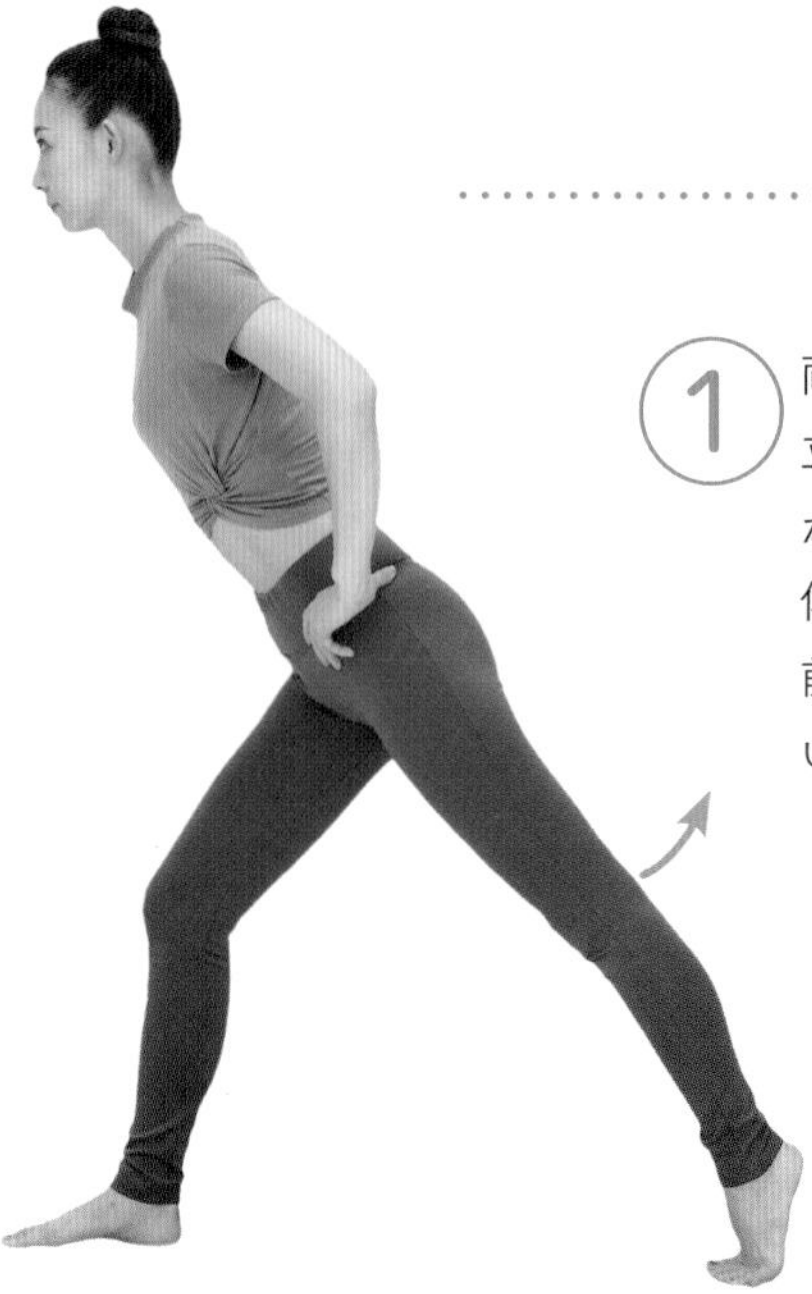

Basic
基本のポーズ

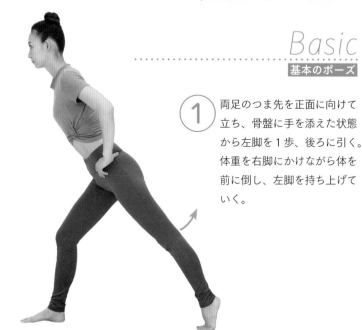

① 両足のつま先を正面に向けて立ち、骨盤に手を添えた状態から左脚を1歩、後ろに引く。体重を右脚にかけながら体を前に倒し、左脚を持ち上げていく。

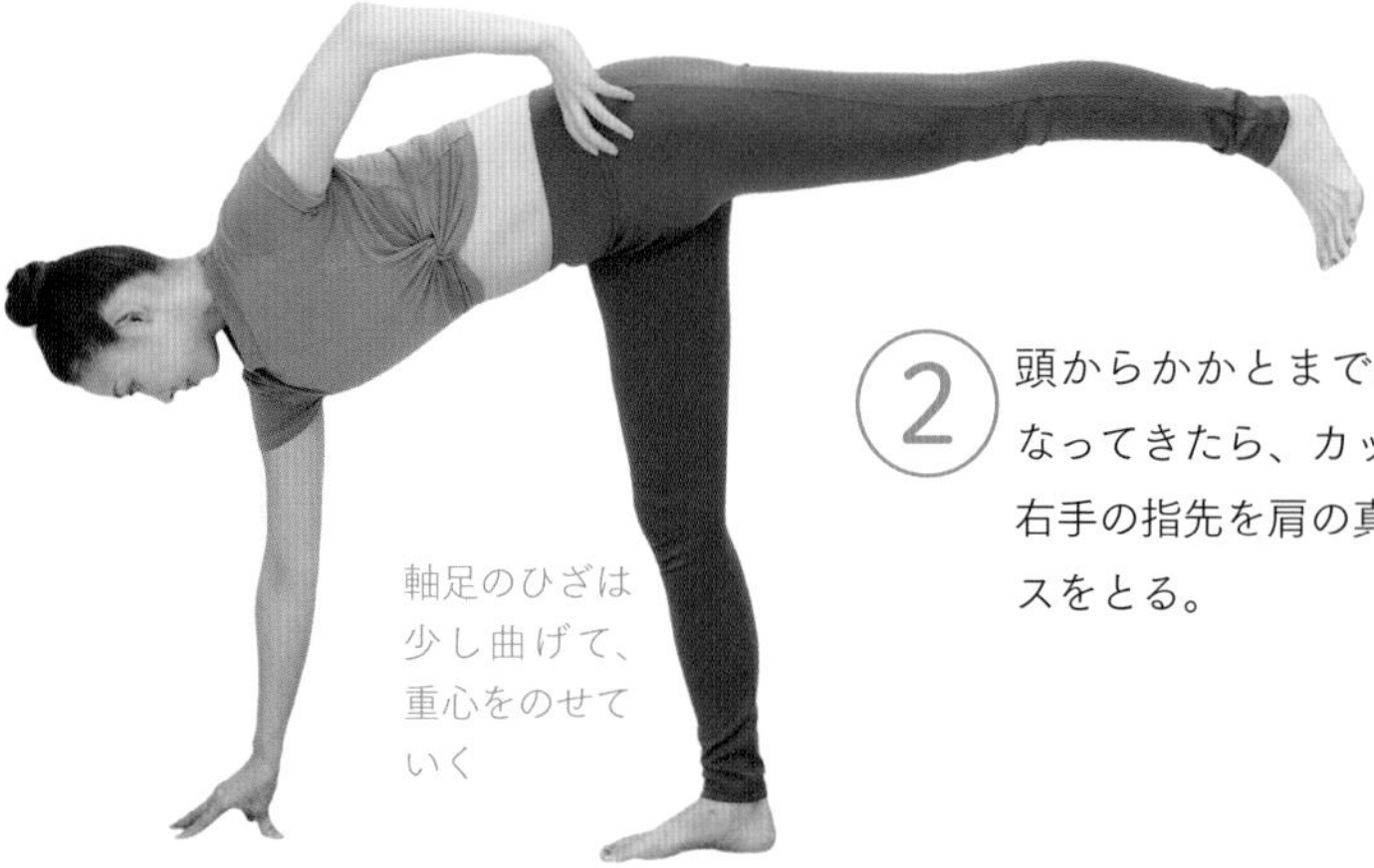

軸足のひざは少し曲げて、重心をのせていく

② 頭からかかとまでが床と平行に近くなってきたら、カップのように丸めた右手の指先を肩の真下につき、バランスをとる。

▼動画

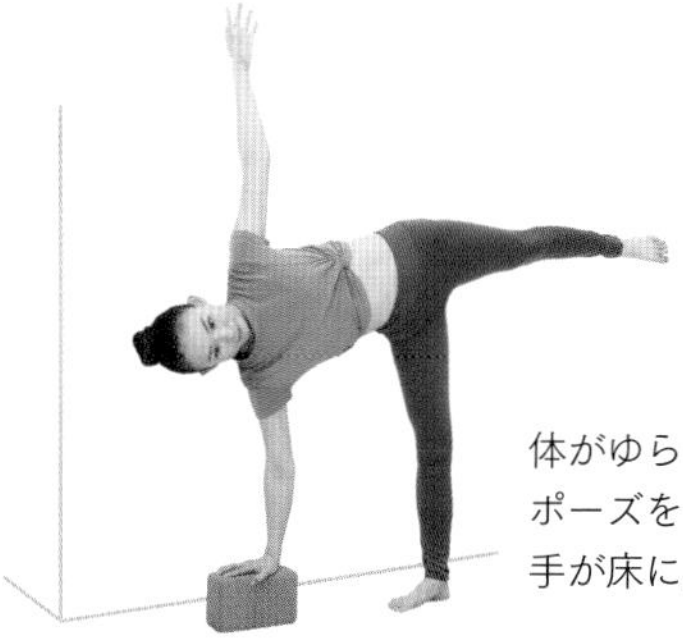

Easy

軽減ポーズ

体がゆらゆらしてバランスがとりにくいときは、壁の横に立ち、ポーズをとったとき、壁に背中やお尻を預けるようにしてみる。手が床に届きにくいときはヨガブロックなどで高さを出す。

③ 左手を上に伸ばし、胸と骨盤を左に開いた状態でキープ。
3～5回呼吸したら、ゆっくり①に戻る。

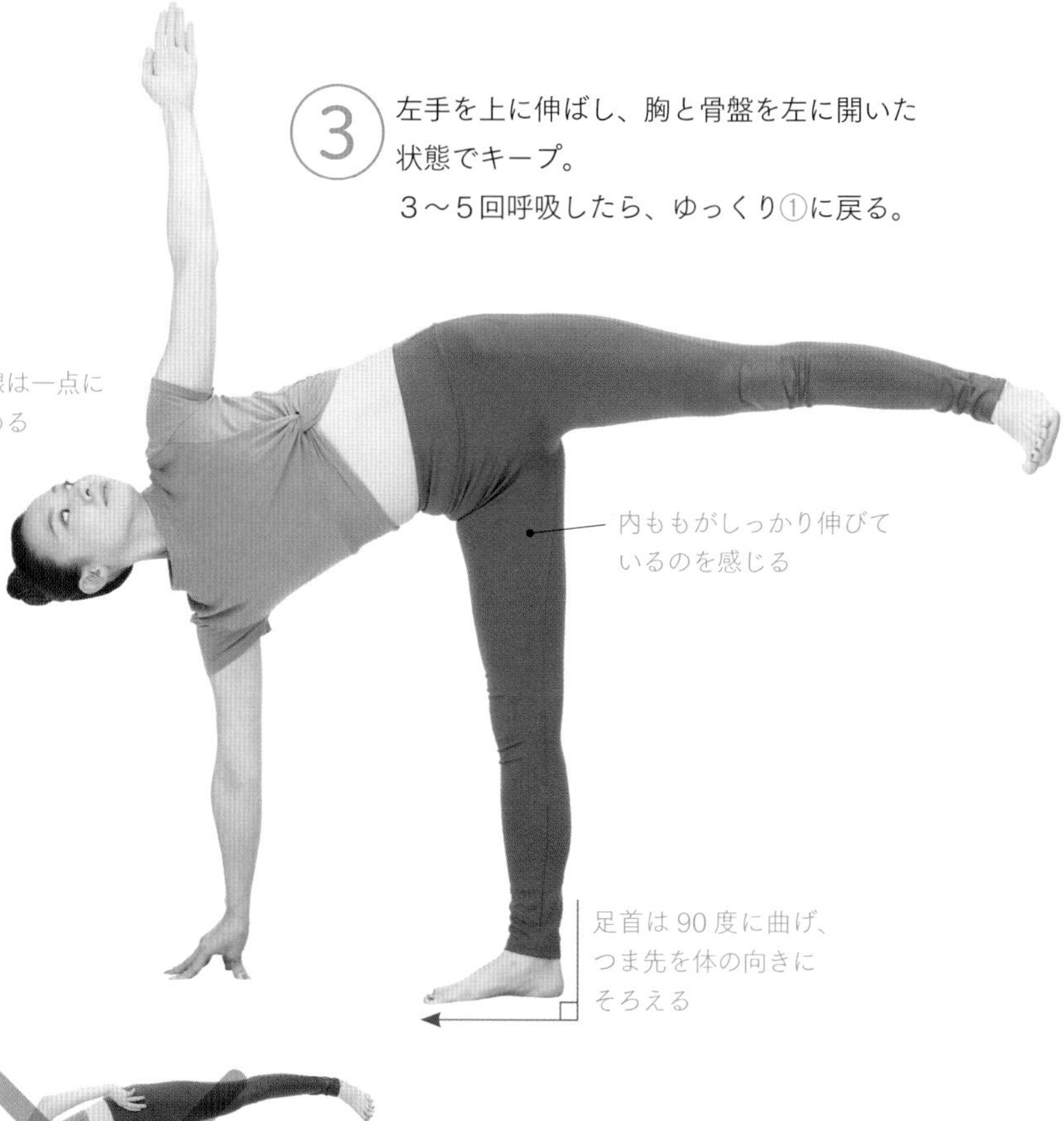
視線は一点に定める
内ももがしっかり伸びているのを感じる
足首は90度に曲げ、つま先を体の向きにそろえる

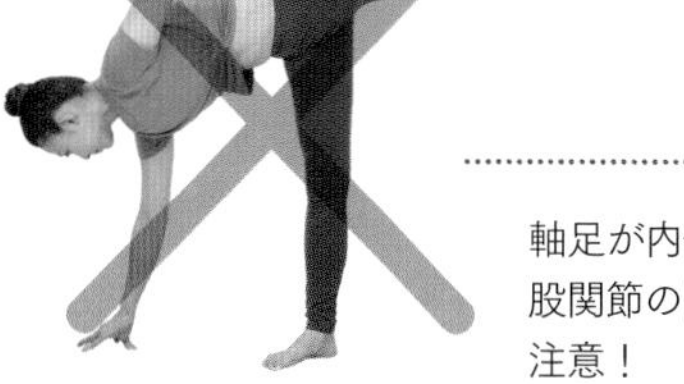

NG

軸足が内側に向いてしまうと股関節の開きが狭くなるので注意！

Column

10月 不安定な心を前向きにするオイルマッサージ

秋から冬にかけてはヴァータ（風のエネルギー）が高まってくる時期。季節の変わり目は特に体も心も不安定になりがちです。

そんなときは、しっかりと自分の肌に触れるオイルマッサージがオススメ。アーユルヴェーダでは「肌は心の表面」と考えます。肌を温かな手で優しくケアすることで心までなだめ、抱きしめる効果が。

科学的には、肌に触れると愛情ホルモンと呼ばれる“オキシトシン”が分泌されることが証明されています。温めるパワーの強い太白ごま油で、全身をていねいにマッサージしてみてください。肌はもちろん、不安定になりがちな心までも、しっとりと落ちつくのを実感できるはずです。

※アレルギーのある方、肌に異常が現れた方はすぐに中止してください。

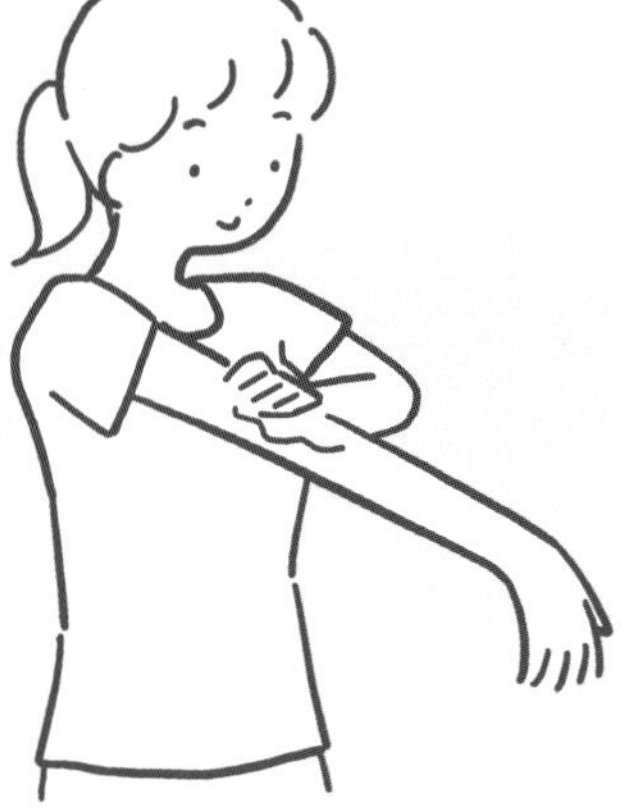

11月

冷える体を
温める

初霜が降りる地域もある晩秋のころ。
いよいよ朝夕は冷え込むようになり、
手足や腰の冷たさが
つらくなる方もいるかもしれません。
迎え来る冬を明るく過ごすために
今から体を動かす習慣をつけていきましょう。
股関節を動かして、体を中から温めていきます。

スリーピングスワンのポーズ

お尻を回してリラックス。脚の付け根をほぐして全身ぽっかぽか

体温が低下して、冷えを感じやすい時期。特に女性は、男性よりも筋肉の量が少ないので、より冷えを感じやすくなっています。多くの人はカイロを利用したり、首にマフラーなどを巻いたりして寒さを防ぎますが、さらなるオススメは、しっかり動いて体を温めること。寒いからと動かないでいると、血流が滞り、冷えが悪化する危険も。テレビを見ている時間などを使って体を動かしましょう。

どうしてこのポーズなの？

とても簡単なのに、ぽかぽか体が温まってくるお尻回しの運動と、股関節を気持ちよくストレッチするポーズです。両方とも心身をリラックスさせるので、眠りも深くなります。

体の動かし方

まずは腰まわりをほぐす準備運動から。よつんばいになり、手は肩の下、ひざは股関節の真下にお

きます。そこからお尻で円を描くように、まずは右に回していきます。息を吸って、吐きながら右→後ろ（お尻でかかとにタッチ）→息を吸いながら、左→元の場所に戻ります。できるだけ大きな円を描くつもりで回しましょう。右回し3回、左回し3回ほどおこないます。

腰まわり、股関節まわりがほぐれたら、メインのポーズに入ります。よつんばいの姿勢から右ひざを右手首に近づけます。足先は左手首に近づけるのが理想ですが、無理のない範囲でOK。左脚は後ろにまっすぐ伸ばします。息を吸って体を真正面に向け、息を吐きながらおへそから床に伏せていきます。両手はトコトコ歩かせて前に伸ばし、手のひらを重ねた上に額をのせてリラックス。3～5回呼吸して元に戻り、左右の脚をかえて同様におこないます。

ここがポイント

右ひざを右手首の後ろにおきます。足先が左手首につかず、すねが斜めになってもかまいません。左脚をまっすぐ後ろに引くと体が左や右に流れやすくなるので、しっかり正面に向けてから上半身を倒していきます。

ここに注意！

後ろに伸ばした脚が外に開いてしまうと脚の付け根の伸びが弱くなったり、重心が左右どちらかに逃げやすくなるため、後ろにまっすぐ伸ばします。

スリーピングスワンのポーズ

準備

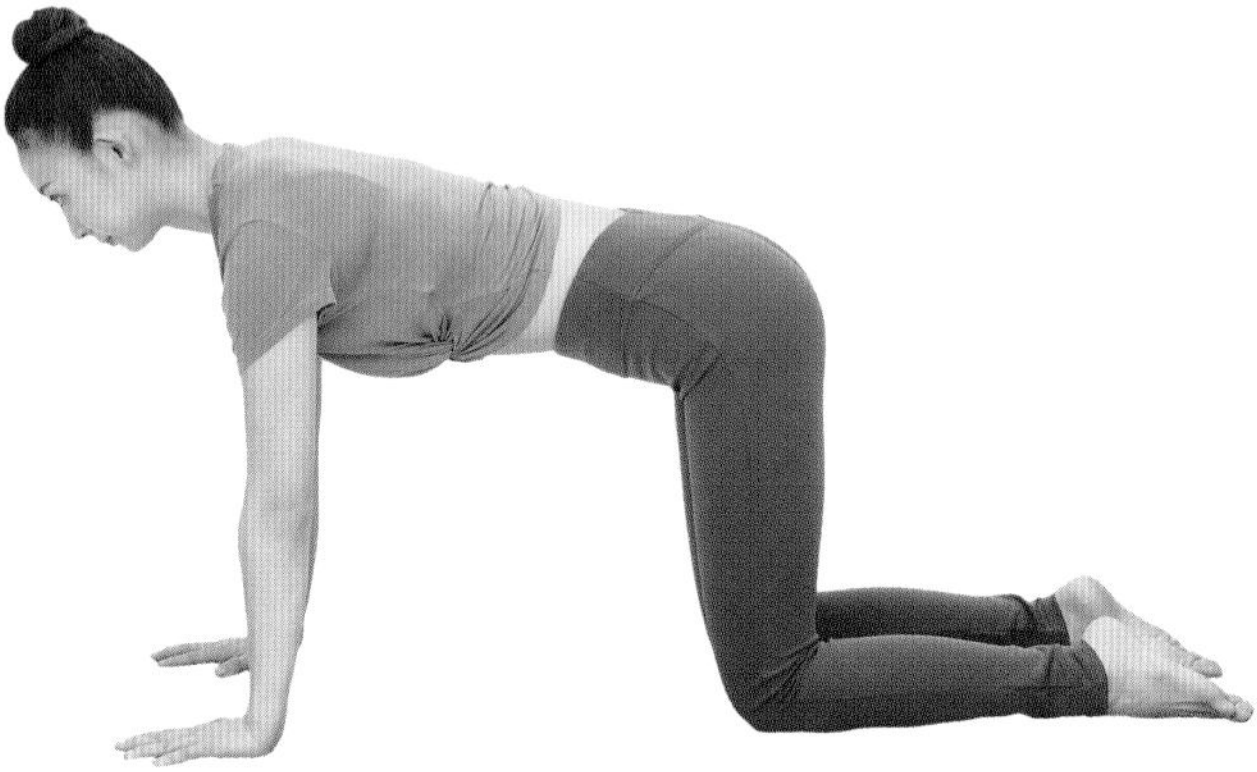

よつんばいになり、手は肩の下、ひざは股関節の真下におく。

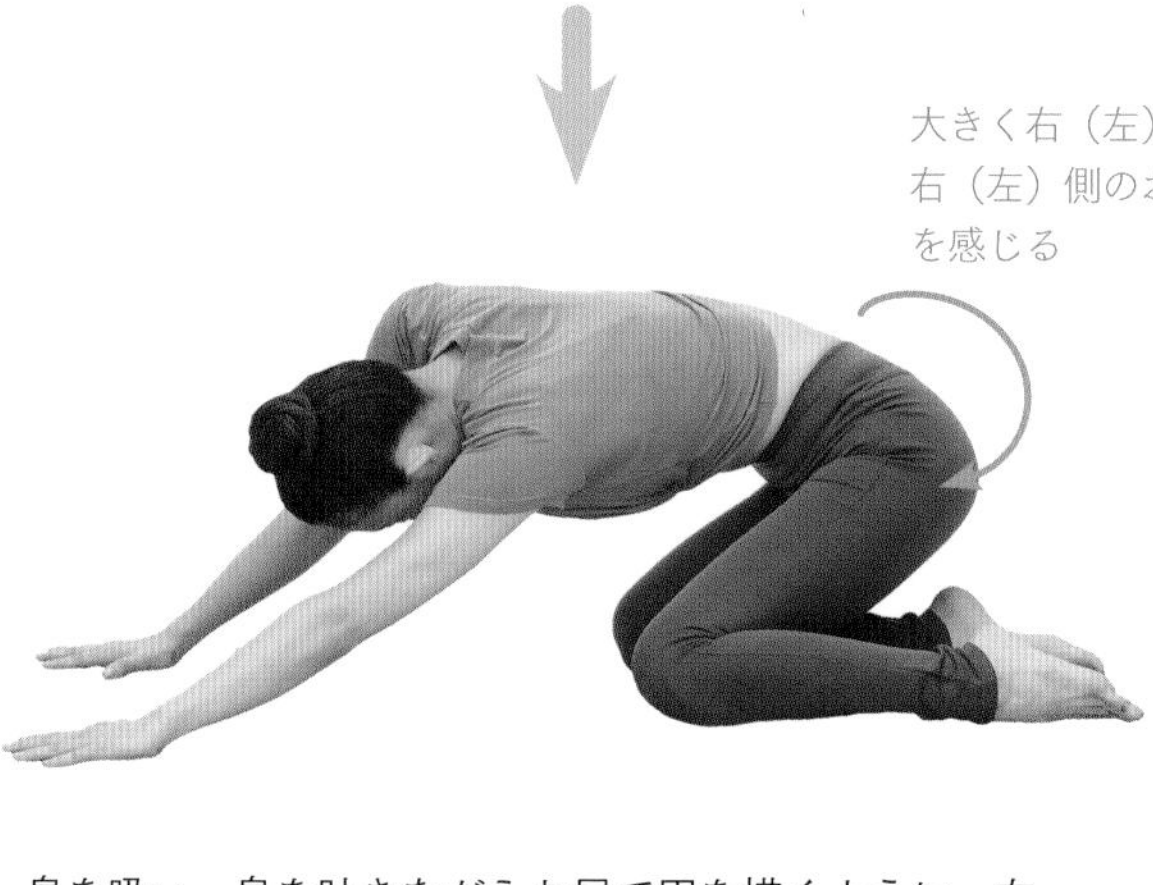
大きく右（左）に回して、
右（左）側のお尻の伸び
を感じる

息を吸い、息を吐きながらお尻で円を描くように、右から後ろへ回していく。
後ろまで回したら、お尻をかかとにタッチ。
息を吸いながら左から前へ回して、よつんばいに戻る。
右回し、左回しともに3回ほどおこなう。

▼動画

Basic
基本のポーズ

① 息を吸いながら、胸と骨盤を正面（右ひざが向いている方向）に向ける。

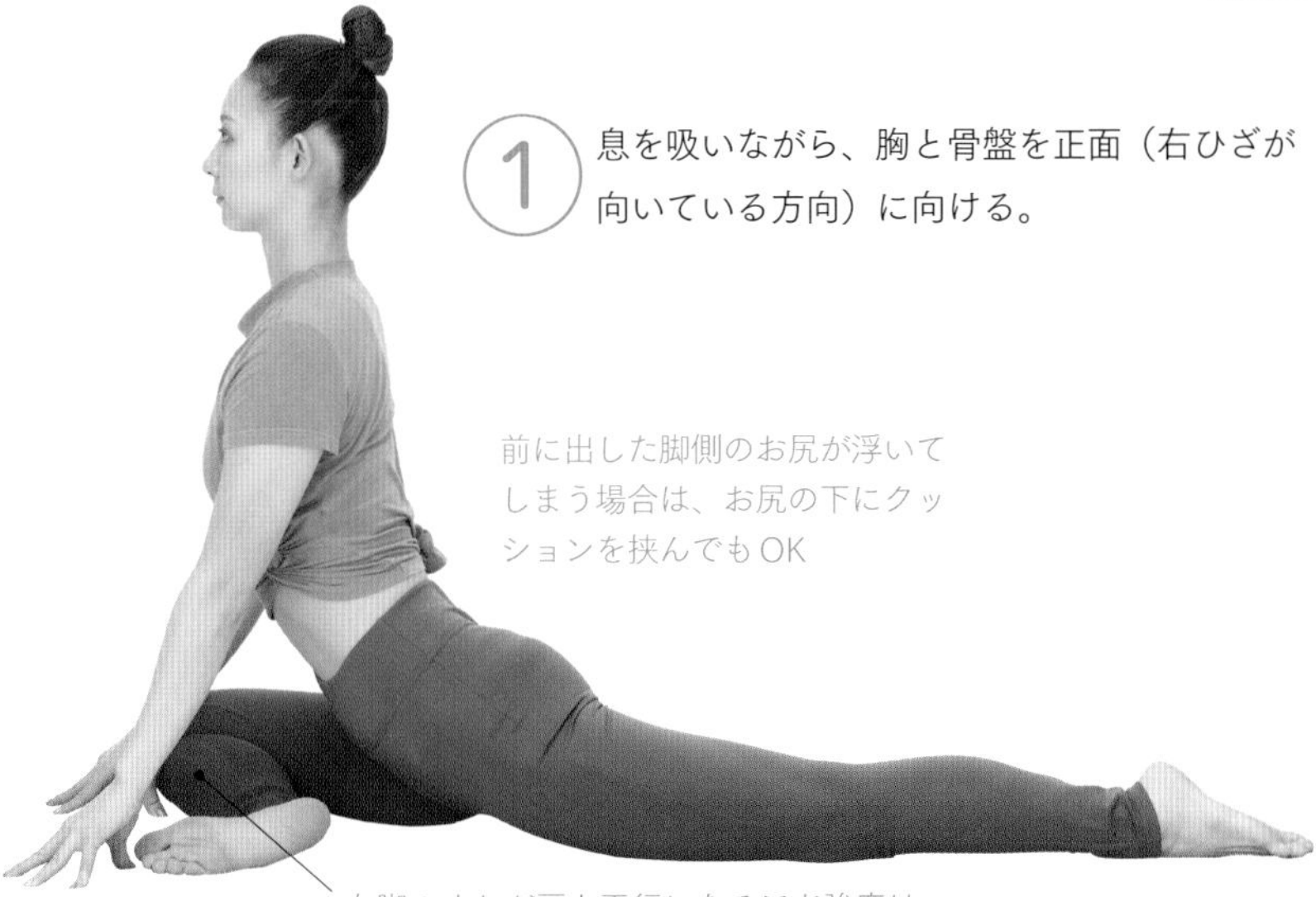
前に出した脚側のお尻が浮いてしまう場合は、お尻の下にクッションを挟んでもOK
右脚のすねが肩と平行になるほど強度は高まるが、斜めになっても大丈夫

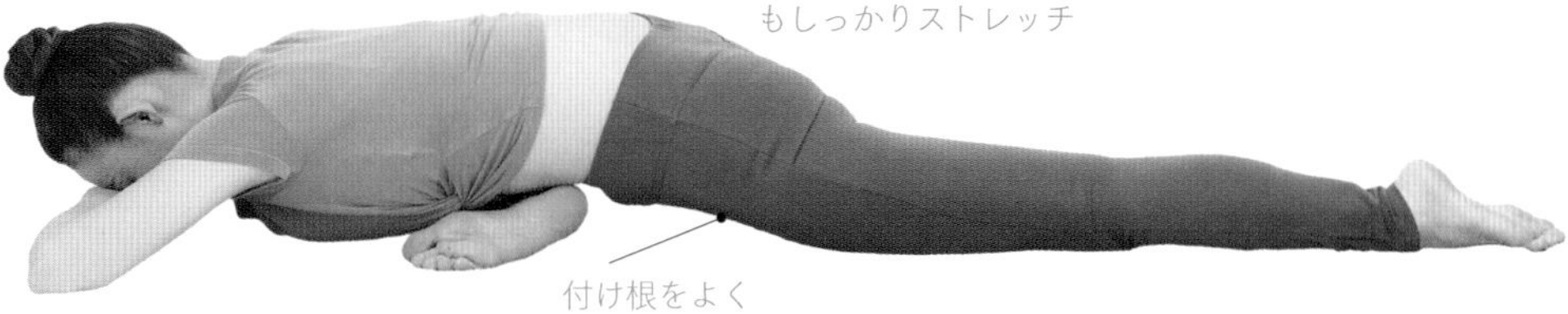
背中を伸ばす
前に曲げている脚側のお尻もしっかりストレッチ
付け根をよく伸ばす

② 息を吐きながら、おへそから床に伏せていき、重ねた両手の上に額をのせる。
3～5回呼吸してリラックスしたら、ゆっくり①の姿勢に戻る。

左右の脚をかえて、同様に。

お尻は左右に流れず、体の真ん中にくるように意識すると、お尻ともものの付け根がしっかり伸びる。

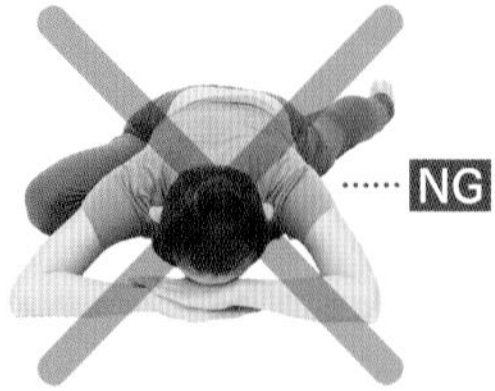
NG

後ろに引いている足が、外に開いてしまうと、付け根の伸びが弱くなるので、まっすぐ伸ばす。

ローランジ

骨盤の位置を整えて基礎代謝を上げていく

「ローランジ」は、ヨガの基本ポーズの1つです。6月3週目の「三日月のポーズ」に似ていますが、6月は手を上げて上半身側からアプローチしていますが、今週は後ろのひざを伸ばすことによって下半身を連動させ、脚の付け根の伸びを深めています。

どうしてこのポーズなの？

冷えはお腹や腰まわりから進みます。女性の場合、下腹部は子宮や卵巣、膀胱など大切な臓器が集まっていて、それを包み支えているのが骨盤です。骨盤周辺の筋肉を動かして血流をよくすることで、骨盤内の臓器の働きもよくなります。「ローランジ」の動きは、ゆがみやすい骨盤を調整するだけでなく、ももやお尻の大きな筋肉を動かすことで基礎代謝を上げていきます。

体の動かし方

腰に手を当てて立ち、左脚を1歩後ろに引きます。右脚を右手の内側につき、左脚は付け根が伸びるまで後ろへ引いて、つま先を立てます。手の指先で床を押し、胸を張ります。息を吸って吐きながら、お尻をきゅっと締めて、ゆっくり後ろの脚のひざを伸ばします。視線は遠くの床に向け、背筋を伸ばし、お尻を締め、3〜5回呼吸してキープします。左右の脚をかえて反対側も同様におこないましょう。

ここがポイント

後ろの脚のひざを伸ばすとき、お尻がゆるんでいると骨盤の位置がずれやすくなるので、お尻はしっかり締めてポーズをとりましょう。また、お尻を締めることで後ろに伸ばした脚の付け根とももの前側がしっかり伸びていきます。

ここに注意！

ポーズをとるとき、前脚はひざがかかとの真上にくるように、後ろ脚はつま先の真上にかかとがくるように意識し、前脚に体重をかけすぎないようにします。頭と後ろに伸ばした脚のかかとが引っ張り合って、体が一直線になるのが理想です。

ローランジ

Basic
基本のポーズ

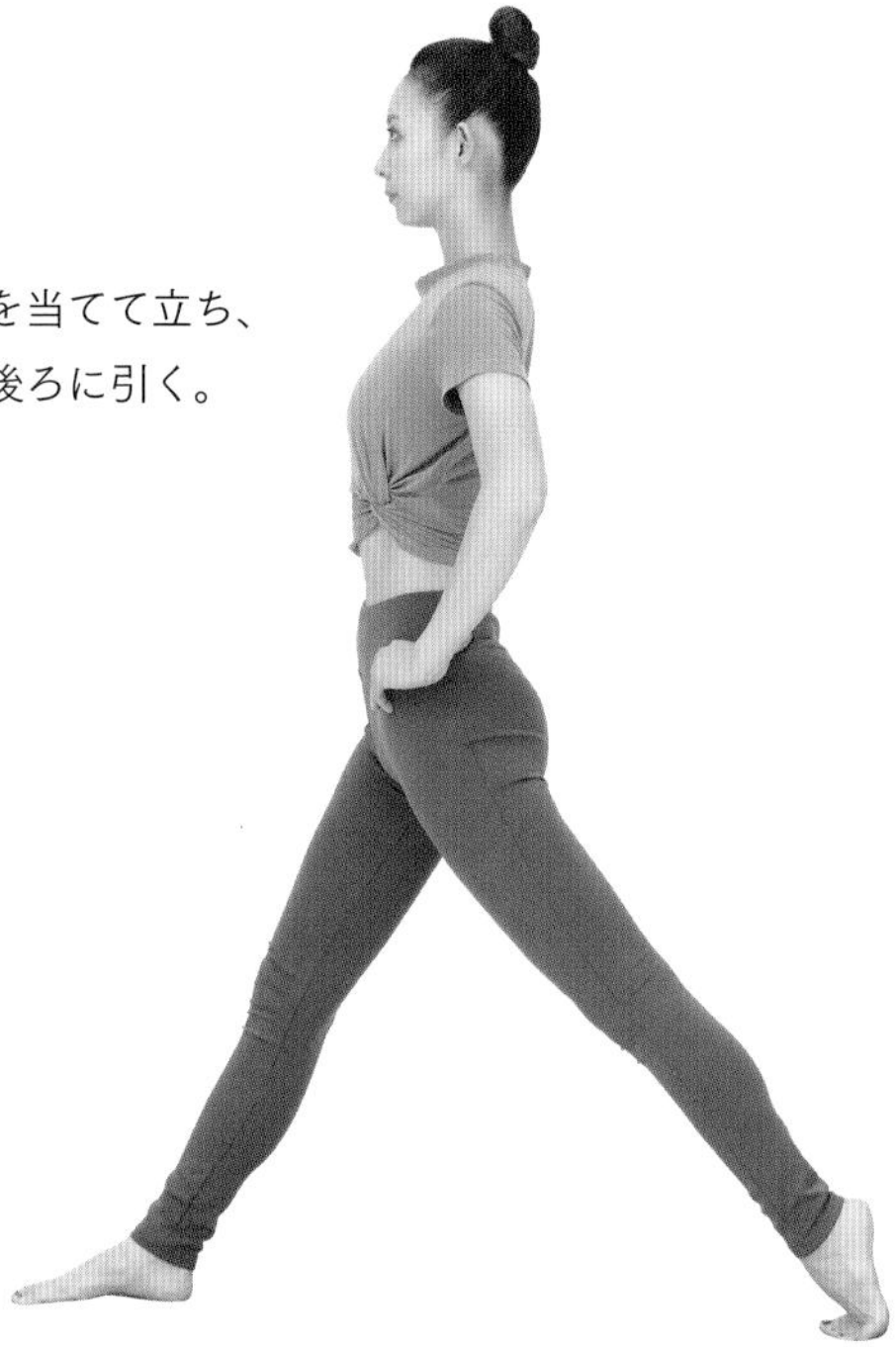

① 腰に手を当てて立ち、左脚を後ろに引く。

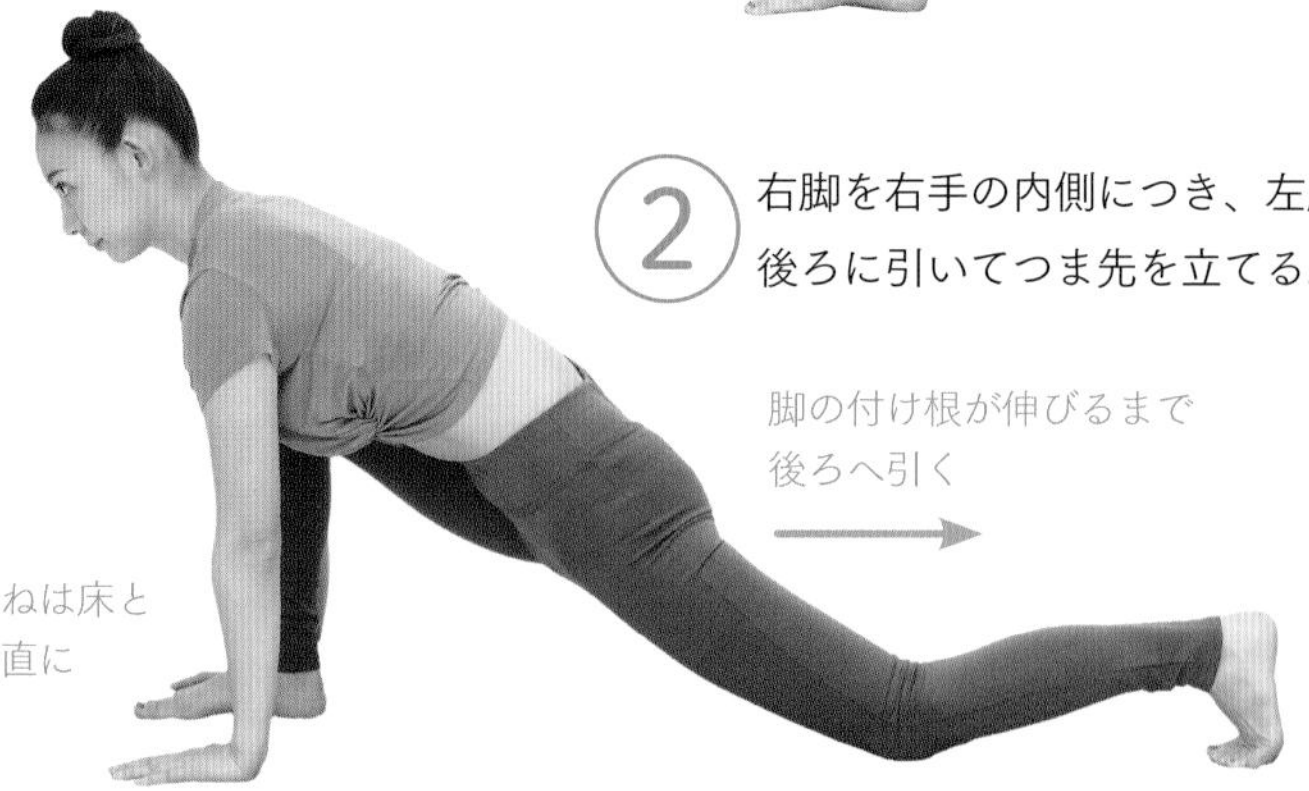

② 右脚を右手の内側につき、左脚は後ろに引いてつま先を立てる。

脚の付け根が伸びるまで後ろへ引く
すねは床と垂直に

▼動画

Advanced

発展形

基本③のポーズから、右手を腰に当て、息を吸いながら背中を伸ばす。

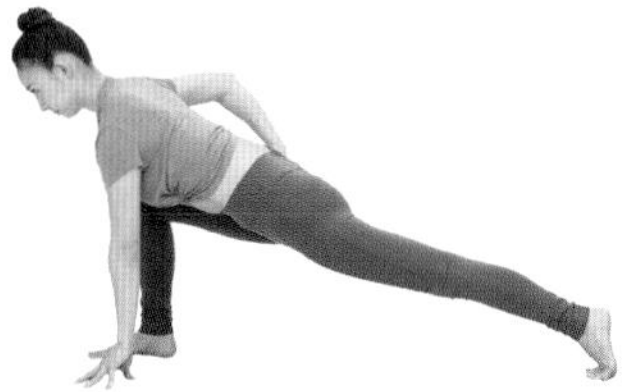

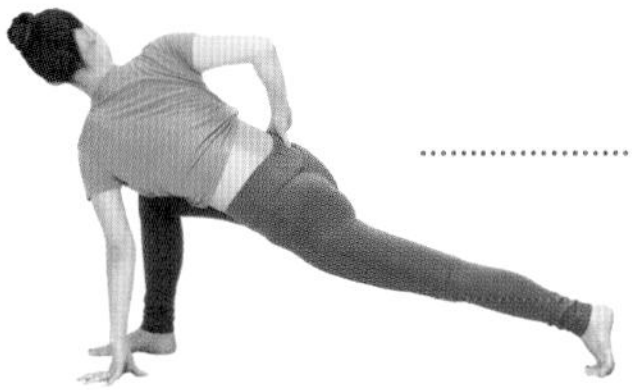

息を吐きながら上半身を右側にひねる。
右の壁を見るように胸も右に向ける。
お尻を締め、前にある脚の足裏は親指側にも体重をのせ、ひざが外に倒れないように注意する。
呼吸を３～５回したら、息を吸いながら上半身をゆっくり戻し、息を吐いて右手を床に下ろす。

③ 手の指先で床を押し、胸を張る。
息を吸って吐きながら、お尻を締めて、後ろに引いた脚のひざをゆっくり伸ばす。
３～５回呼吸してキープ。
左右の脚をかえて反対側も同様に。

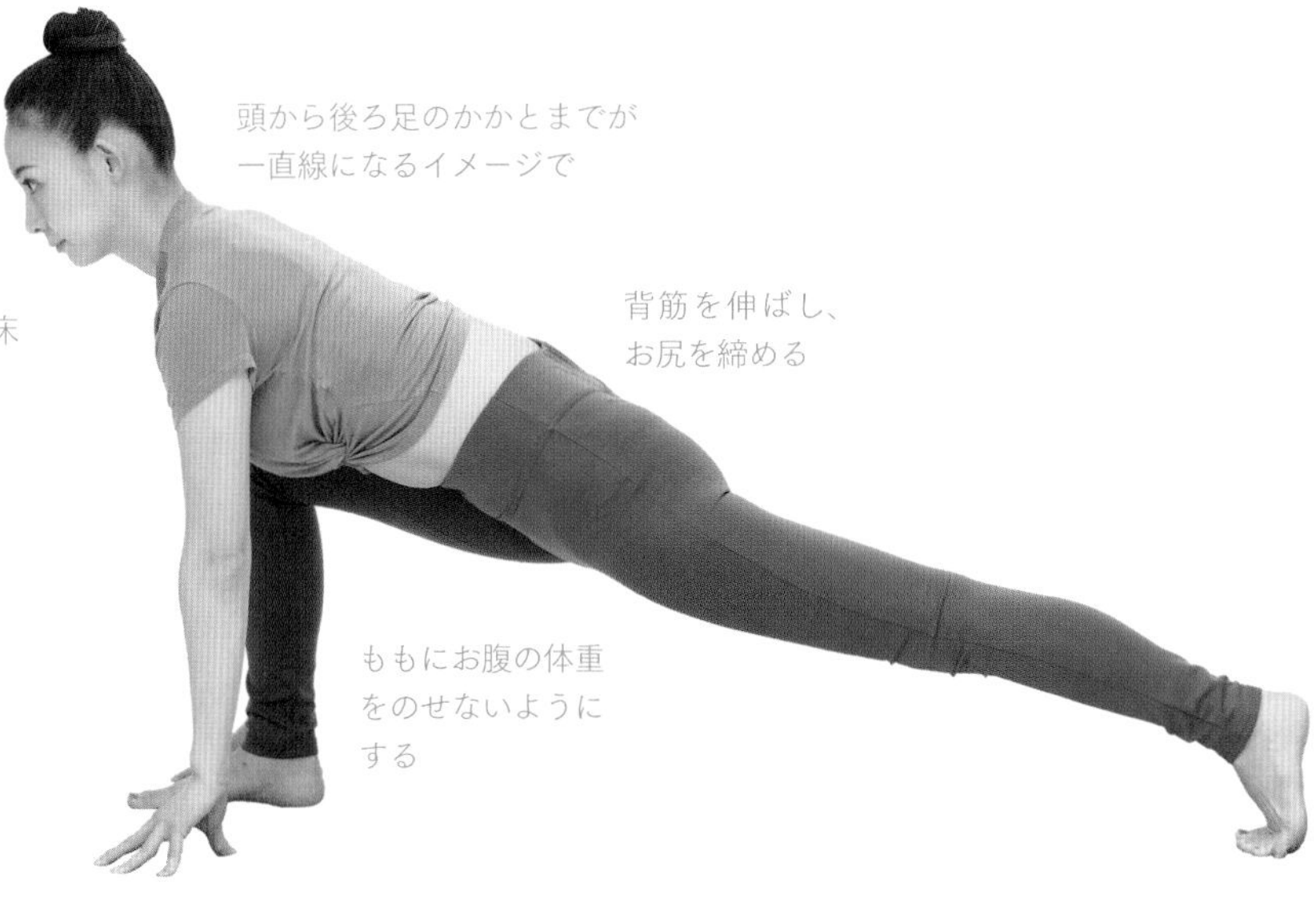
頭から後ろ足のかかとまでが
一直線になるイメージで
視線は
遠くの床
背筋を伸ばし、
お尻を締める
ももにお腹の体重
をのせないように
する

トカゲのポーズ

股関節を最大限まで開いて下半身への血流アップ!

寒くなると下半身に冷えを感じやすいのは、骨盤まわりの血流が滞って下半身への血液の流れが減りがちになることが理由の1つです。特に、デスクワークの時間などが長く、股関節やお尻、ももの筋肉を動かさない方は要注意です。そこで今週も股関節にフォーカスします。

どうしてこのポーズなの?

「トカゲのポーズ」は、股関節を前後に開き、トカゲのように体を低くすることで、自分の体の重みで脚の付け根やももを伸ばしていきます。これにより股関節周辺の筋肉が動き、血流の滞りが緩和されていきます。また、左右均等におこなうことで、骨盤のゆがみを調整する効果もあります。ももやお尻の大きな筋肉を動かすことで、基礎代謝をアップさせます。冷えに強い体にしていきましょう。

体の動かし方

よつんばいになり、手は肩の下、足は腰幅に開きます。右脚は右手の外側にかかとをつけるようにしておき、ひざの下にかかとがくるようにします。つま先は斜め45度程度外に向けましょう。左脚は付け根が伸びるまで後ろに引いて、つま先を立てます。息を吸って背中を伸ばし、吐きながら恥骨を床に近づけ、右脚のももの内側と左脚の付け根を伸ばしていきます。余裕があれば、そこから手をトコトコと前に歩かせ、ひじを下ろしてみましょう。息を吸いながら背中を伸ばし、息を吐きながらあごを引いてキープ。3〜5回呼吸して、手を肩の下に戻して体を起こし、右脚を引いてよつんばいに戻りましょう。左右の脚をかえて同様におこないます。

ここがポイント

脚の付け根、お尻やももの内側が伸びているか、感じながらトライしましょう。背筋はできるだけまっすぐに。

ここに注意！

背骨が丸まっていると股関節へのアプローチが弱くなるので、ひじを下ろすと背中が丸まってしまう人は、ひじを下ろさず、背筋を伸ばすことを優先しましょう。ひじをついても背筋が伸ばせる場合は、ひじをついてやってみましょう。

11月 3週目 ●●●●●

トカゲのポーズ

Basic
基本のポーズ

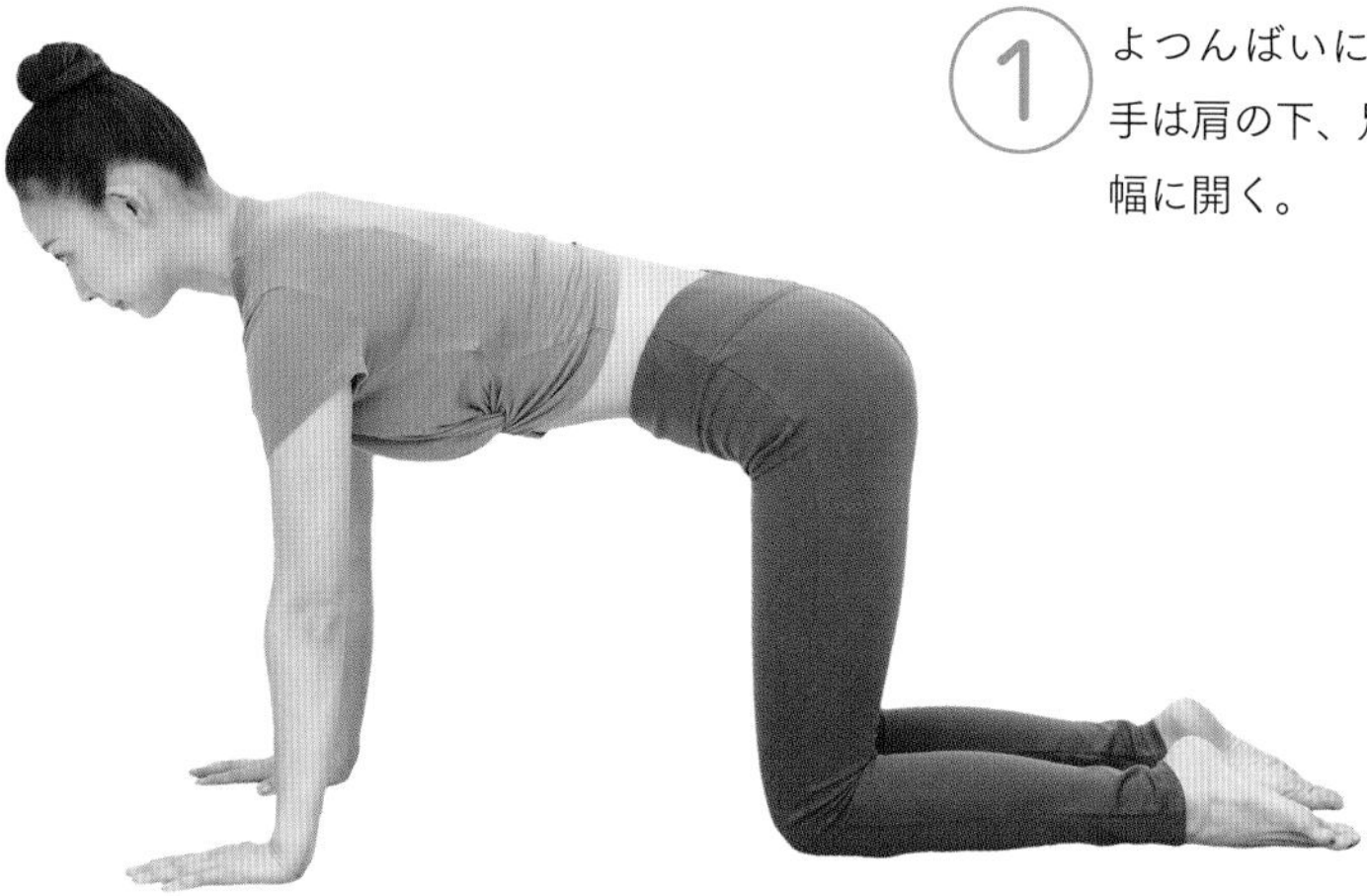

① よつんばいになり、手は肩の下、足は腰幅に開く。

② 右脚を右手の外側におく。

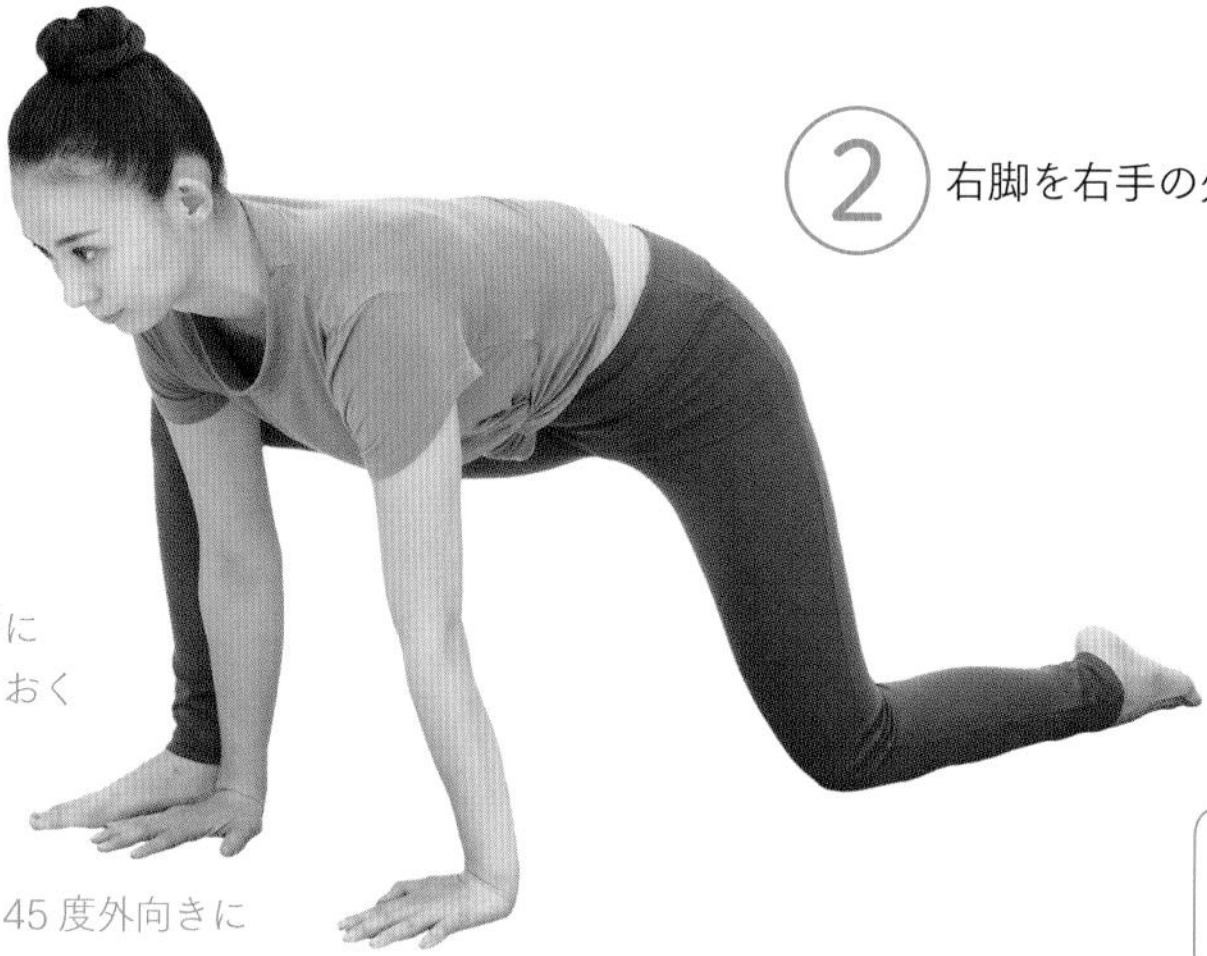

ひざの下にかかとをおく

つま先は斜め 45 度外向きに

▼動画

基本③のポーズから、ひじを床に下ろす。股関節を深く曲げることで、ももの付け根、ももがさらに伸びる。

ポーズがとれたら、息を吸いながら背中を伸ばし、息を吐きながらあごを軽く引いて、3〜5回呼吸してキープ。

左右の脚をかえて同様に。

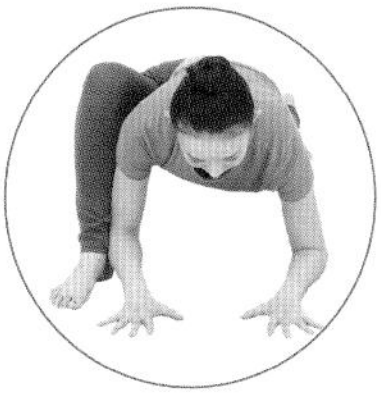

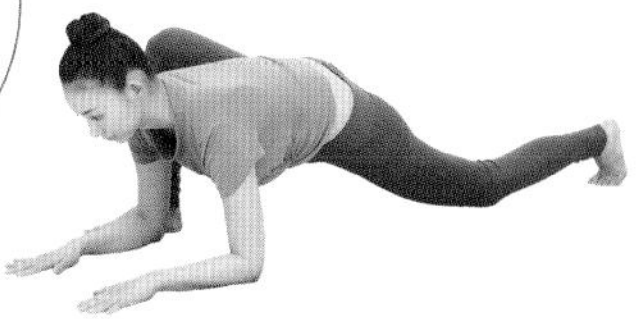

Advanced
発展形

③ 左脚はももの付け根が伸びるまで後ろに引いて、つま先は立てる。息を吸いながら胸を張り、息を吐きながら恥骨を床に近づけて、右脚のもも内側と左脚の付け根を伸ばす。
3〜5回呼吸したら、右脚を引いて①の姿勢に戻る。

左右の脚をかえて同様に。

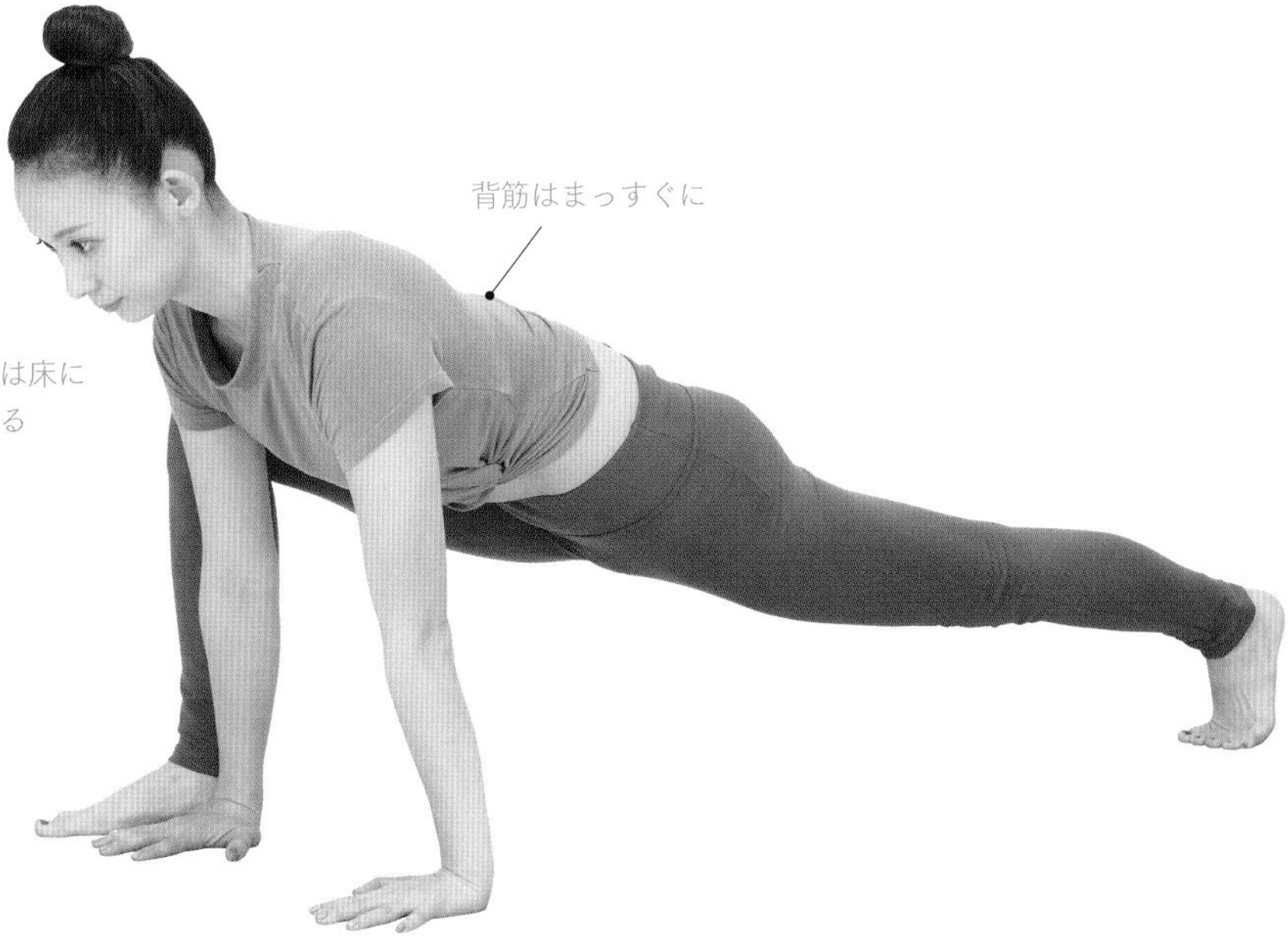
背筋はまっすぐに
視線は床に向ける

半分の猿王のポーズ

ふくらはぎやもも裏を伸ばし冷えやむくみを解消

今月は3週間かけて、脚の付け根やお尻、ももの内側にアプローチしてきました。11月最終週は、お尻とともに脚の裏側を伸ばしていきましょう。ももの裏側は座って押しつぶされていることも多く、硬くなりがちで、痛みを感じる人も少なくありません。もも裏が柔らかくなると、前屈などのストレッチもやりやすくなりますし、お尻も垂れにくくなります。

どうしてこのポーズなの？

デスクワークなどで座っている時間が長い方は、自分の体の重みでお尻やももの裏側が圧迫され、筋肉が硬くなりやすいです。また、お尻の筋肉が弱い方ほど日頃からももの裏の筋肉ががんばって働き、硬くなっている場合が多いです。放置しておくと、ボディラインの崩れだけでなく、冷えやむくみの原因に。しっかり伸ばしましょう。

体の動かし方

よつんばいになり、手は肩の下、ひざは脚の付け根の下におきます。右脚は右手の内側におきましょう。左足はつま先を立てて、脚の付け根が伸びるまで後ろに引きます。息を吸いながら股関節を引き込むようにお尻を引いて背中を伸ばし、右足のつま先を天井に向け、息を吐いて前屈します。手を軽く自分のほうに引き寄せ、指先で床を押して胸を張り、お尻の骨を後ろに向けるようにします。右ひざは軽く曲がってもいいので、背中を伸ばす意識を持つことでお尻ともも裏側を伸ばします。ここで3〜5回呼吸し、右ひざをゆるめて足裏を床に下ろしたら、右脚を引いてよつんばいに戻り、左右の脚をかえて同様に繰り返します。

ここがポイント

つま先を上に向けて体を前に倒すときは、背中を伸ばし、お尻の骨を後ろに向けることを意識しましょう。このとき、伸ばしているほうの脚のひざが多少曲がってもかまいません。それよりも股関節を折り曲げて、背中を伸ばすことで、お尻ともも裏をしっかり伸ばしましょう。

ここに注意！

背中を伸ばすのがキツい人は、手元にヨガブロックやペットボトルなどをおいて、その上に手をのせると、背中を伸ばしやすくなります。

11月 4週目 ●●●●

半分の猿王のポーズ

Basic
基本のポーズ

① よつんばいになり、手は肩の下、ひざは脚の付け根の下におく。

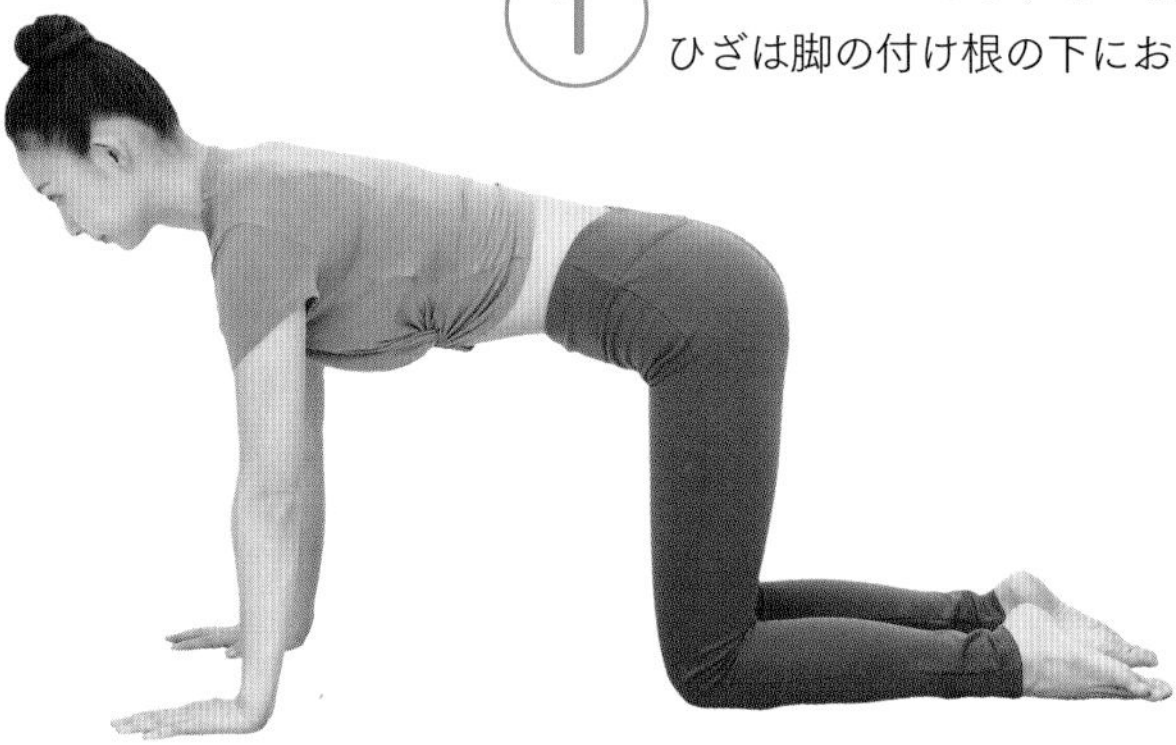

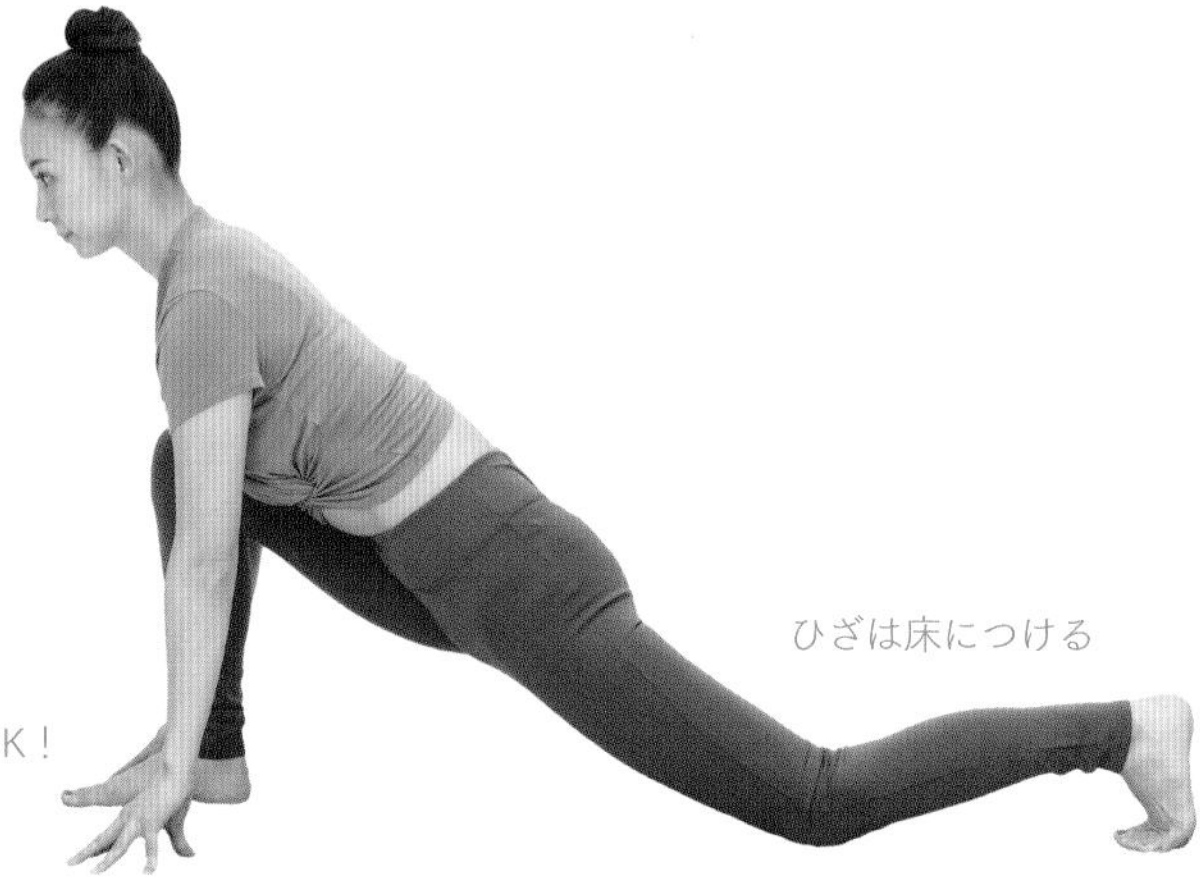

② 右脚を右手の内側におき、左足はつま先を立てて、ももの付け根が伸びるまで後ろに引く。

▼動画

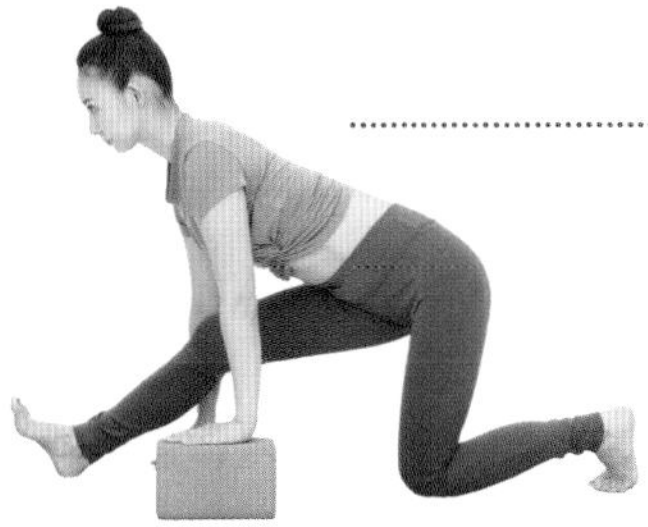

Easy

軽減ポーズ

背中を伸ばすのがキツい場合は、ヨガブロックや2リットルのペットボトルなどの上に手をのせると、背中を伸ばしやすくなる。

③ 息を吸いながら股関節を引き込むようにお尻を引き、右足のつま先を天井に向ける。

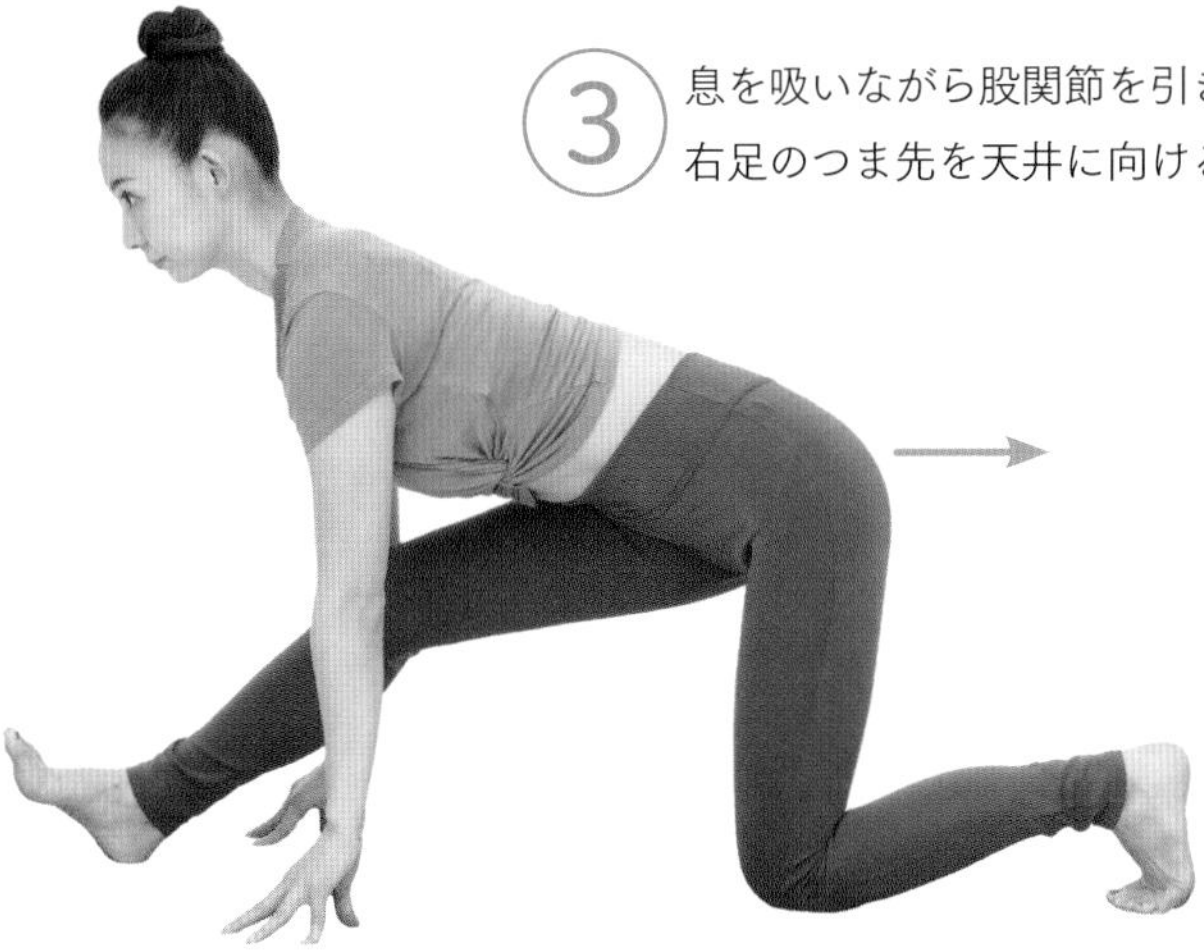

④ 息を吐きながら前屈し、3～5回呼吸したら、右脚を引いて①の姿勢に戻る。
左右の脚をかえて、同様に。

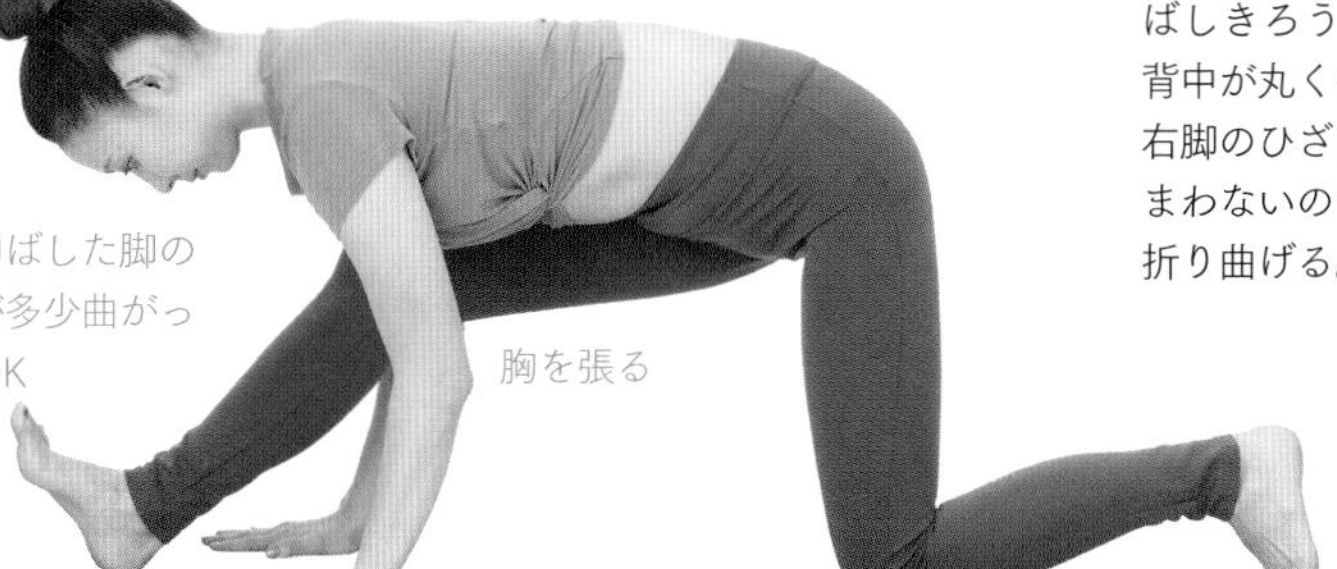
背中はまっすぐ、
長く伸ばして
お尻の骨を
後ろに向ける
前に伸ばした脚の
ひざが多少曲がっ
てもOK
胸を張る

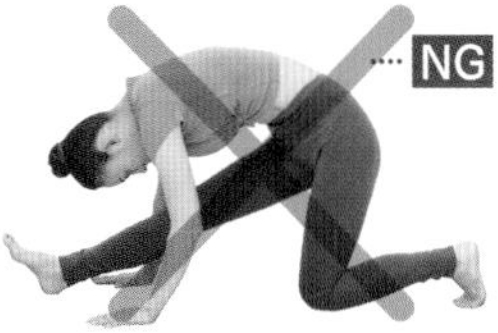
NG

背中が丸くならないように。右脚のひざをまっすぐに伸ばしきろうとがんばると、背中が丸くなりやすくなる。右脚のひざは曲がってもかまわないので、股関節から折り曲げる。

Column

11月 白湯《さゆ》を毎日の習慣に

白湯は茶葉も薬も何も入っていない、ただ水を温めただけのものです。でもこれが体をゆるめ、体内に残っている未消化物を取り除き、内臓を掃除して免疫力もアップさせるスーパードリンクなのです。白湯を毎日の習慣にすることで体温が上がり、頭痛、便秘、不眠、生理痛にまで効果を発揮します。

まずは一日１杯、コーヒーを白湯にかえてみるだけでも効果を実感できるはずです。

作り方

1. やかん（鉄製だと一緒に鉄分も摂ることができるのでオススメです）に水を入れ、換気扇をまわして強火にかける。
2. 沸騰したら、ふたを取って湯気が上がるようにする。
大きな泡がブクブクと上がったら、火を弱め５分ほど沸かし続ける。
3. 飲める温度に冷まして、すするように時間をかけて飲む。

12月

慌ただしさに
疲れた体を整える

いよいよ冬本番となりました。
年末年始のお休みを前に、仕事は多忙を極め、
家庭ではクリスマスや新年を迎えるしたくもあって
体が悲鳴をあげていませんか。
疲れや緊張が続くと、呼吸が浅くなり、イライラしがちに。
そんなときは、体をいたわるヨガのポーズで
ほっとリラックス。
ゆったりした心持ちで、一年を締めくくりましょう。

片脚ワニのポーズ

横になったまま背骨をツイスト。適度な伸びが気持ちいい！

「ねじりのポーズ」（8月3週目）と同じように、普段あまりやらない「体をねじる」ポーズです。子どものころはよく、学校でプリント用紙を後ろの人に回したり、椅子の背をつかんで後ろを向いたりと、なんとなくしていた動きでも、大人になるとあまりやらない動作なので、重力を借りながら狭まった背中の可動域を広げていきましょう。

どうしてこのポーズなの？

忙しい毎日が続くと、知らず知らずのうちに呼吸が浅くなって、気がめいってきたり、イライラしたりしがちです。そういうときに、ぜひ取り入れたいのがこのポーズ。気持ちよく全身にねじりをかけ、胸を広げることで、ゆったり深い呼吸ができる体を作ります。血流も促され、体が温まり、安眠効果も抜群です。

体の動かし方

あおむけになります。右足の裏を左のももの上にのせ、左手を右脚のひざに引っかけて左に倒します。このとき、頭から左足の先までが一直線になるように、お尻を少し右側に移動させてひざを倒します。左手で右ひざを床に近づけるように、無理のない程度に負荷をかけましょう。右手はそのままゆったり伸ばし、可能なら顔は右手の先に向けましょう。両肩は床につけ、骨盤を横に向けて背骨をねじります。ここで3~5回呼吸してキープ。反対側も同様に。

ここがポイント

背中をねじって背骨を回旋させたいので、頭と両肩は床につけておきましょう。上になった脚のひざは、床についてもつかなくてもかまいません。不安定でキープしづらいと感じる場合は、倒したひざの下にヨガブロックやクッションをおくと脱力しやすくなります。

ここに注意!

肩を床につけて胸を開き、下半身を使ってねじりを入れていきます。上の倒した脚につられて肩が床から浮いてきてしまうと、ねじりの効果がなくなるのでNGです。

12月 1週目 ●●●●

片脚ワニのポーズ

Basic
基本のポーズ

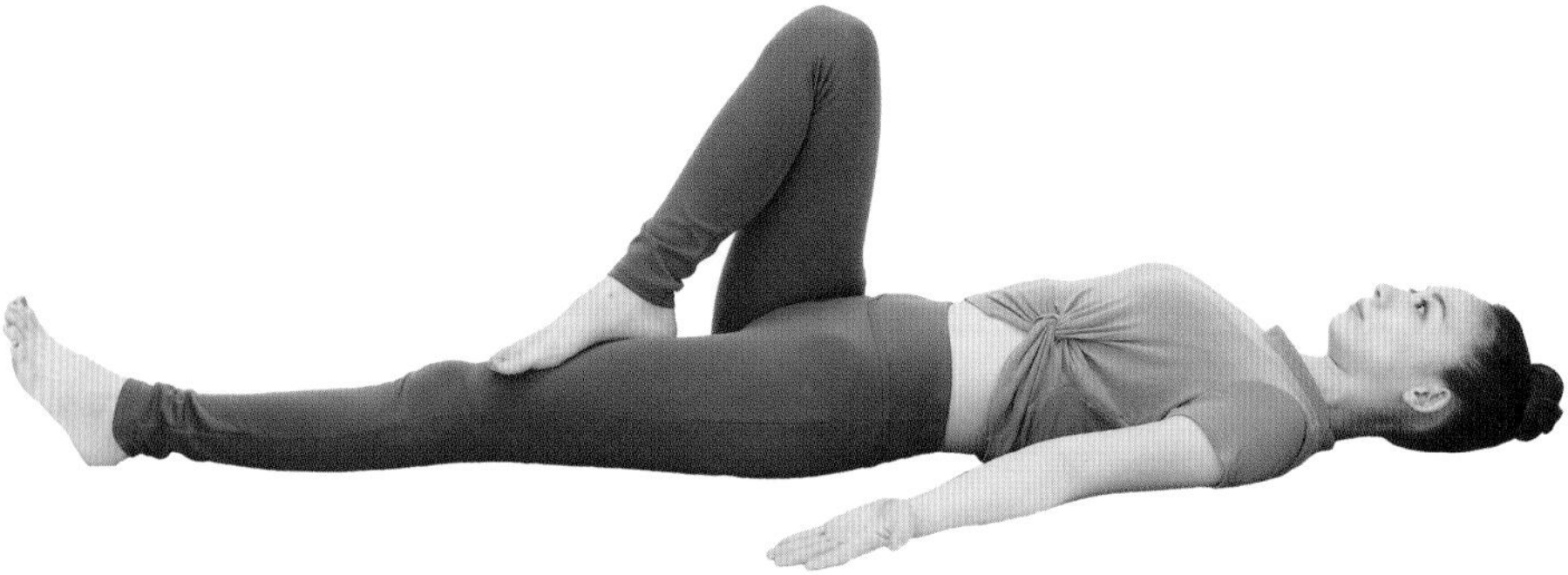

1 両手をゆったり広げてあおむけになり、右足の裏を左のもも上にのせる。

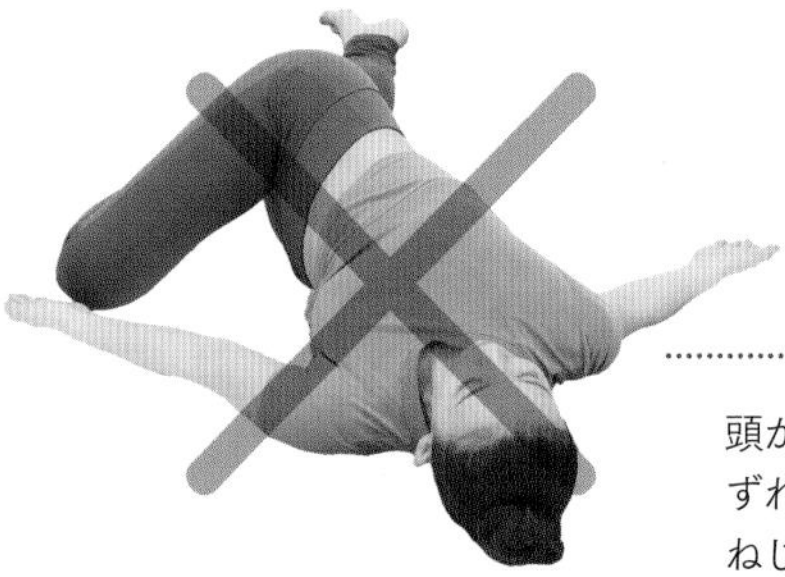

NG
頭から足先までの軸がずれていると、うまくねじれない。

▼動画

Easy

軽減ポーズ

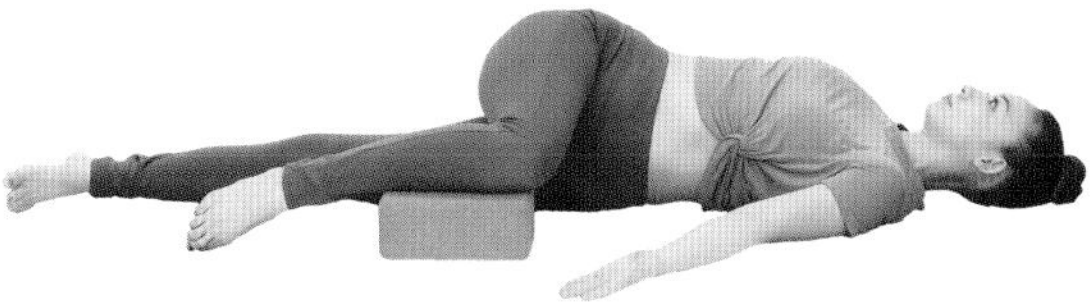

曲げて倒した脚の下にヨガブロックやクッションをおくと安定する。

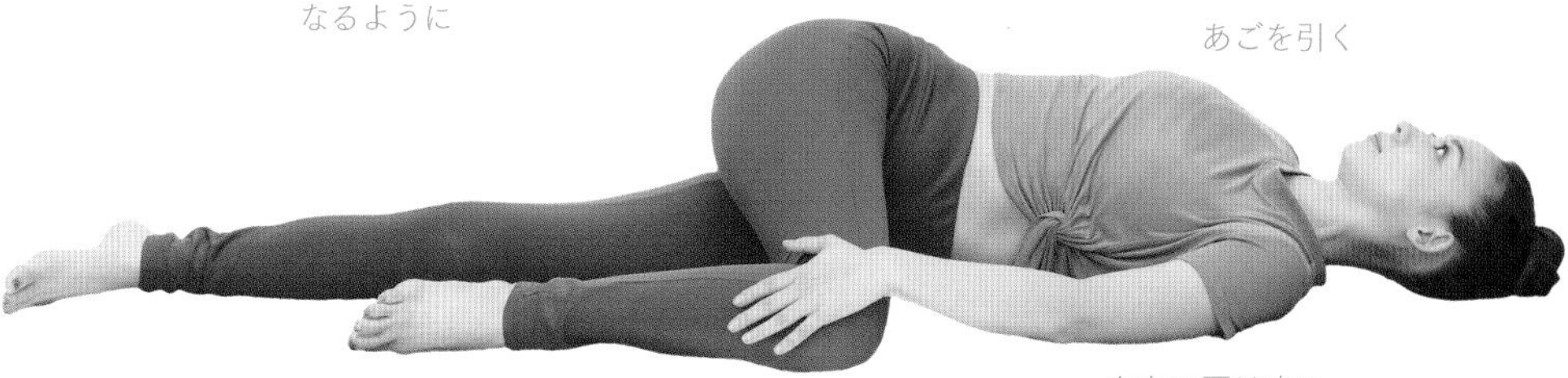
頭から左足先まで一直線になるように
あごを引く
左右の肩は床につける
左手で右ひざを床に近づける

② 体をねじったときに頭から左足の先までが一直線になるように、お尻を少し右側に移動させて右脚のひざを左に倒す。

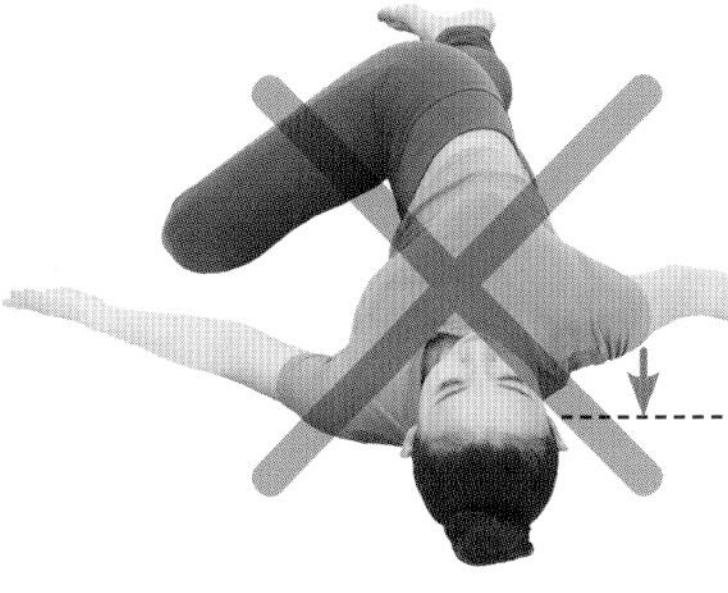

NG

曲げているほうの脚と同じ側の肩が、ねじる力につられて上がってしまうと背中の回旋にならないので、肩は床につける。

魚のポーズ

胸と背中をそらせて呼吸を深め心身に深い休息を

1週目はねじることで背中を動かしていきましたが、今週は背中をそらして胸を大きく開くことで呼吸を深めていくポーズです。

どうしてこのポーズなの？

「魚のポーズ」で背骨と背中の筋肉を動かして柔軟性を高めることは、呼吸しやすい体作りの1つです。胸を開くことで、ふだん丸まりがちな姿勢を矯正して、肺や横隔膜の動きもよくしていきます。呼吸がしっかりできると、リラックスを促す副交感神経が優位になるので、気持ちも穏やかになり、眠りも深くなります。

体の動かし方

あおむけになり、肩甲骨を寄せるようにして両腕を体の下にしまい込みます。上半身を傾けながら腕をもぐり込ませるようにすると、うまくしまえます。このとき、手のひらは床に向けてお尻の下におきます。足はそろえて、つま先を上に向けましょう。ゆっくりひじで床を押して、背中と胸をそらせて、頭のてっぺんを床につけます。この状態で、鼻から息を吸い、鼻から吐く呼吸を3～5回しましょう。終わったら、息を吸いながら、ひじで床を押して頭を浮かせ、あごを引いて、息を吐きながら肩と後頭部をそっと下ろします。

ここがポイント

背中を持ち上げて、胸を開いて頭を床につけますが、頭に体重をかけすぎると首に負担がかかるので、ひじで体重を支えるようにしましょう。

首に不安がある方は、両腕を体の下にしまった状態でキープでもＯＫ！

ここに注意！

このポーズは、見た目以上に首に負担がかかるので、首にトラブルがある方はやらないでください。また、ポーズ中はよそ見をしたりせず、ポーズを解くときも、ひじを使って頭を浮かせて、肩と後頭部を床につけてから手足を解いていきましょう。

12月 2週目 ●○●●

魚のポーズ

Basic
基本のポーズ

① あおむけになる。

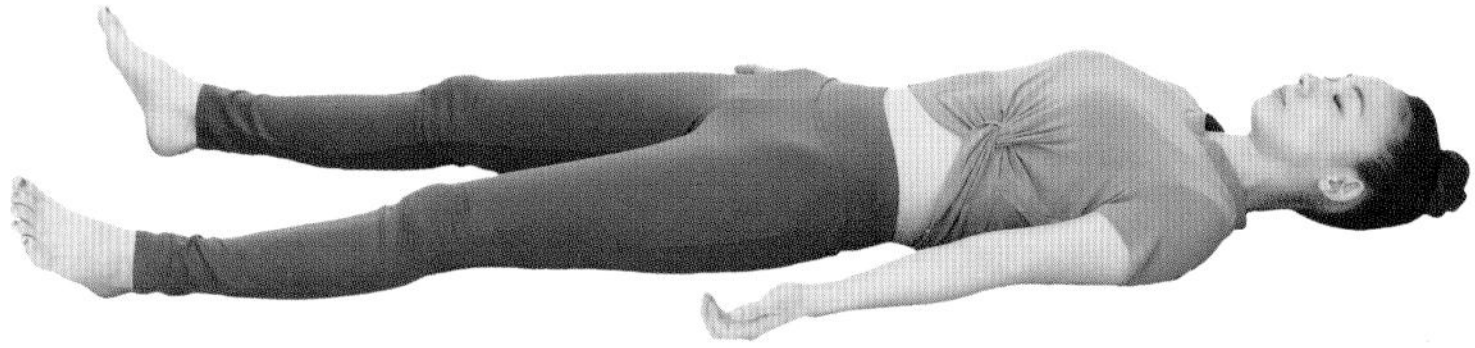

② 肩甲骨を寄せるようにして、両腕を体の下にしまい込む。

両足をそろえて、足首は床に対して90度にしてつま先を上に向ける

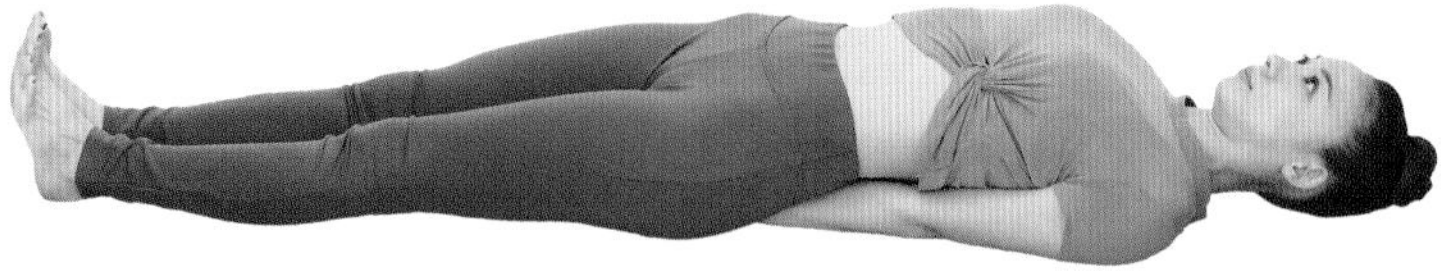

手のひらは下向きにしてお尻の下におく

二の腕まで体の下に入れる

▼動画

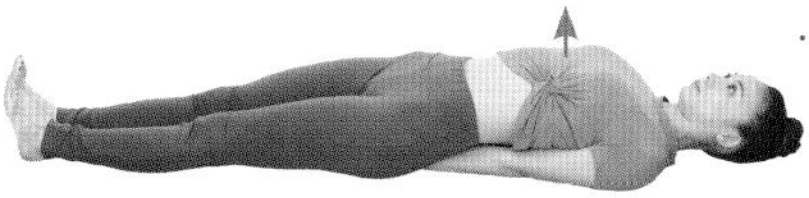

Easy

軽減ポーズ

頭頂部がつくまで胸と背中をそらせるのが難しい場合は、無理のない範囲で胸だけを上げて、その場で３～５回呼吸するのでも十分な刺激になる。

③ ひじで床を押して、背中と胸を上げていき、頭のてっぺんを床につけた姿勢でキープ。鼻から息を吸って、鼻から吐く呼吸を３～５回する。

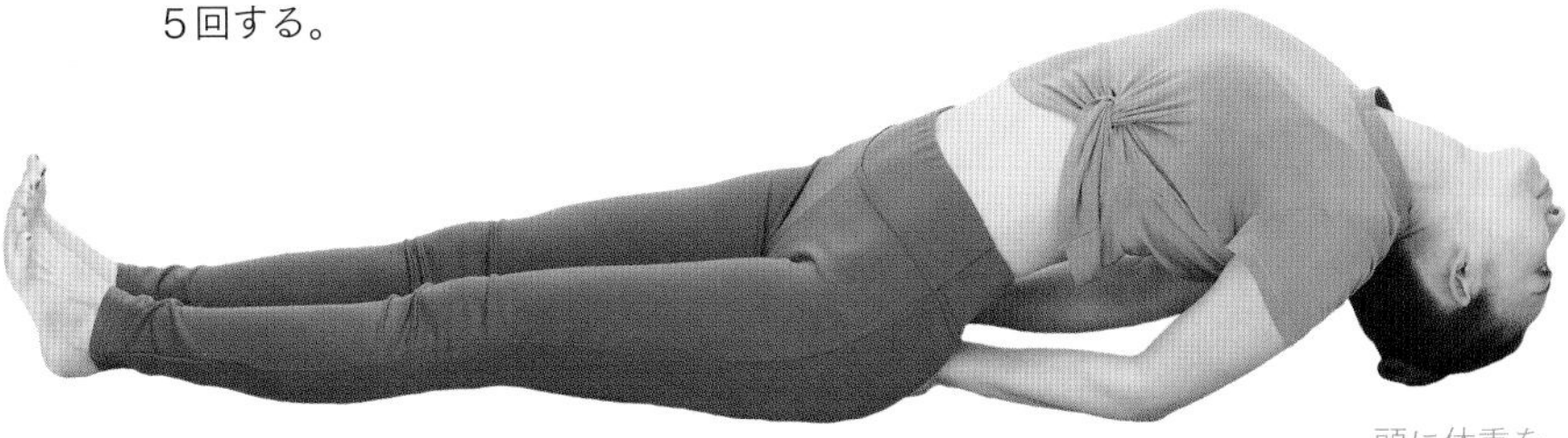
ひじで体重を
支える
頭に体重を
かけすぎな
いように

④ 息を吸いながら、ひじで床を押して頭を浮かせ、あごを引いて、息を吐きながら肩と後頭部をそっと床に下ろす。

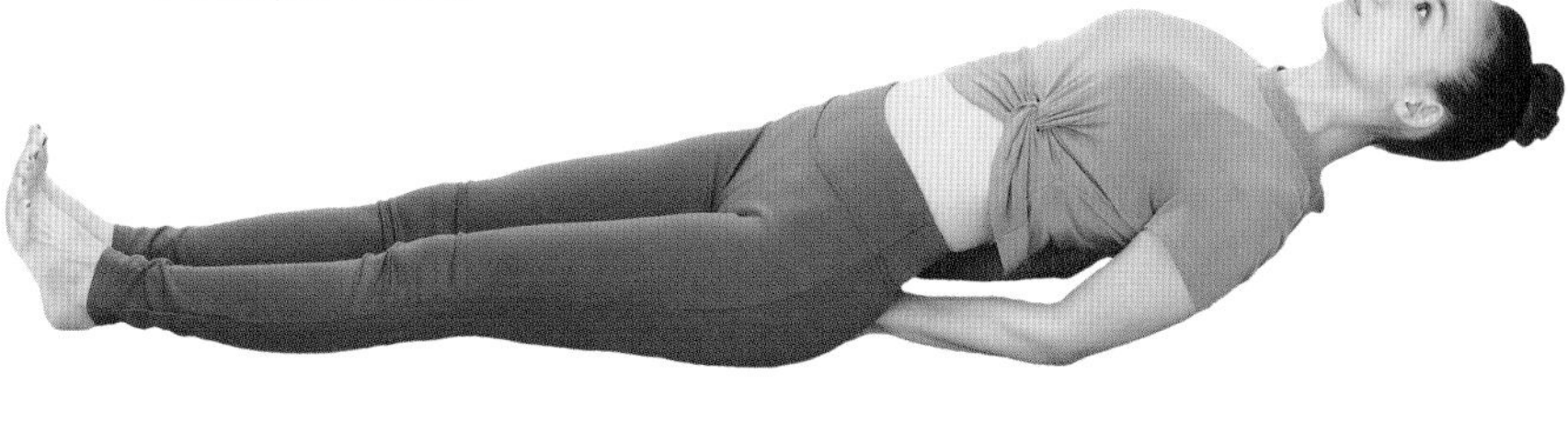

頭をひざにつけるポーズ

全身のコリを解消して明日の活力を養おう

年末の仕事納めに向けて業務の忙しさはピークを迎え、プライベートでも大そうじやクリスマスの準備などで目が回る忙しさでは？　今週は、全身を大きく動かして、あちこちのコリをやわらげて、リフレッシュ。明日への活力を取り戻しましょう。

どうしてこのポーズなの？

股関節を開くので、股関節まわりを刺激して、血液やリンパ液の滞りを解消します。同時に、上半身にひねりを入れているので、もも裏、わき腹、背中など各所を刺激します。難易度の低いポーズに見えますが、全身をほぐして体の柔軟性を高める総合的なポーズです。頭も下げているので、次から次へと忙しく動き回る意識を、スッと落ちつかせる効果もあります。

体の動かし方

あぐら（↓23ページ参照）で座り、お尻の骨を床につけます。右足を斜め前に伸ばして、ラクに開けるだけ開きます。右手を右脚の上において、息を吸いながら左手を横から上げていき、息を吐きながら体を右側に倒していきます。倒した状態から体をねじり、胸と肩を右脚に向けていきます。可能な方は両手で右足のつま先をつかみ、3～5回呼吸してキープ。手が届かない方は足首やすね、床に触れるだけでもOKです。右脚の内もも、もも裏、左の体側や背中が伸びていれば正解です。呼吸で体を内側からふくらますようなイメージを持って、背中にもしっかり呼吸を届けましょう。左右の脚をかえて反対側も同様におこないましょう。

ここがポイント

下半身を床の上で安定させてから、上半身を股関節から曲げて傾けていく意識が大切です。また、脚を伸ばして開脚するときに、無理して開くと、伸ばしているほうのお尻やもも裏が床から離れてしまうことがあります。これでは土台が安定せず、ストレッチ効果が弱くなってしまうので、開脚の角度を狭くして、両方のお尻の骨を必ず床につけましょう。

ここに注意！

体をねじるとき、顔だけ向けるのではなく、胸も肩も下に向けます。体を傾けすぎると、曲げている脚のほうのお尻が浮いてしまうので、お尻は床につけ、土台を安定させた状態で倒せるところまで倒しましょう。

頭をひざにつけるポーズ

Basic
基本のポーズ

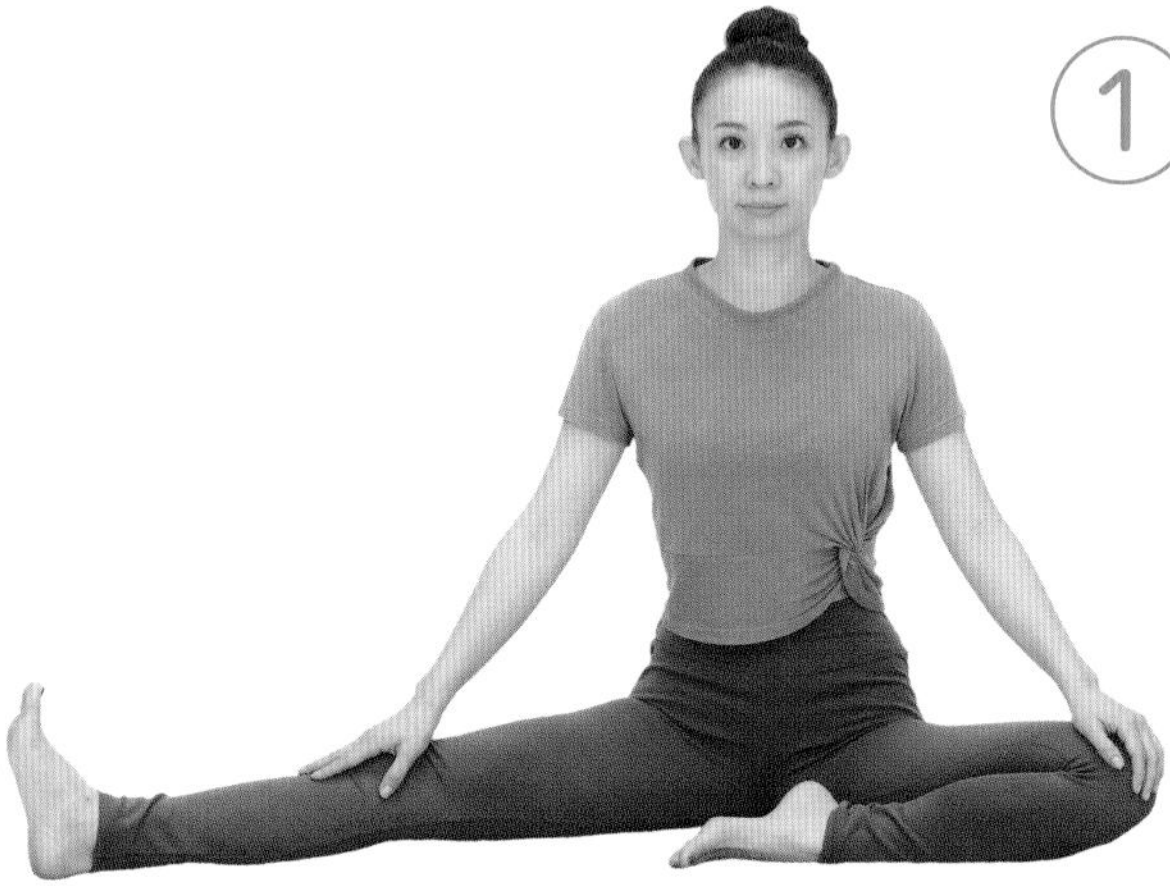

① あぐらで座り、右脚を斜め前に伸ばす。お尻からもも裏、ふくらはぎを床につける。

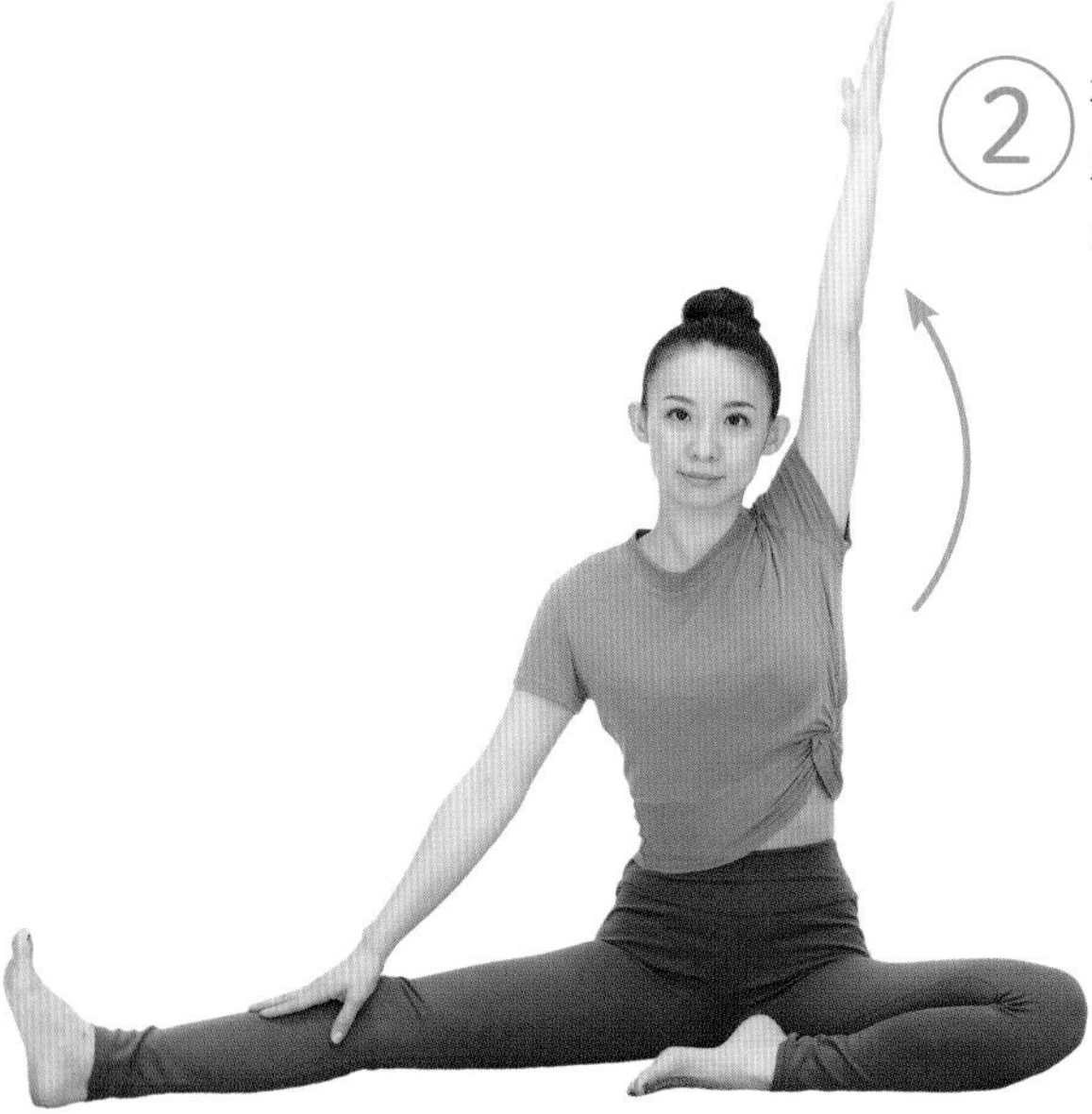

② 右手を右脚に軽くのせ、息を吸いながら左手を横から上げる。

▼動画

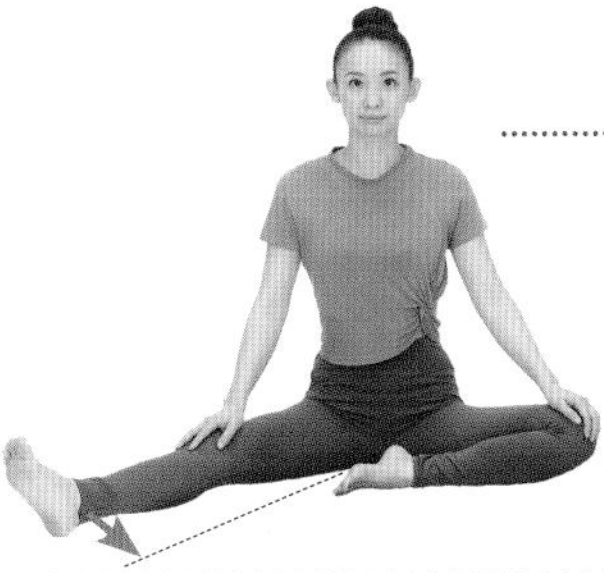

Easy
軽減ポーズ

脚を伸ばしたときに、お尻ともも裏が床から離れてしまう場合は、伸ばした脚の角度を狭める。

③ 息を吐きながら体を右側に倒す。

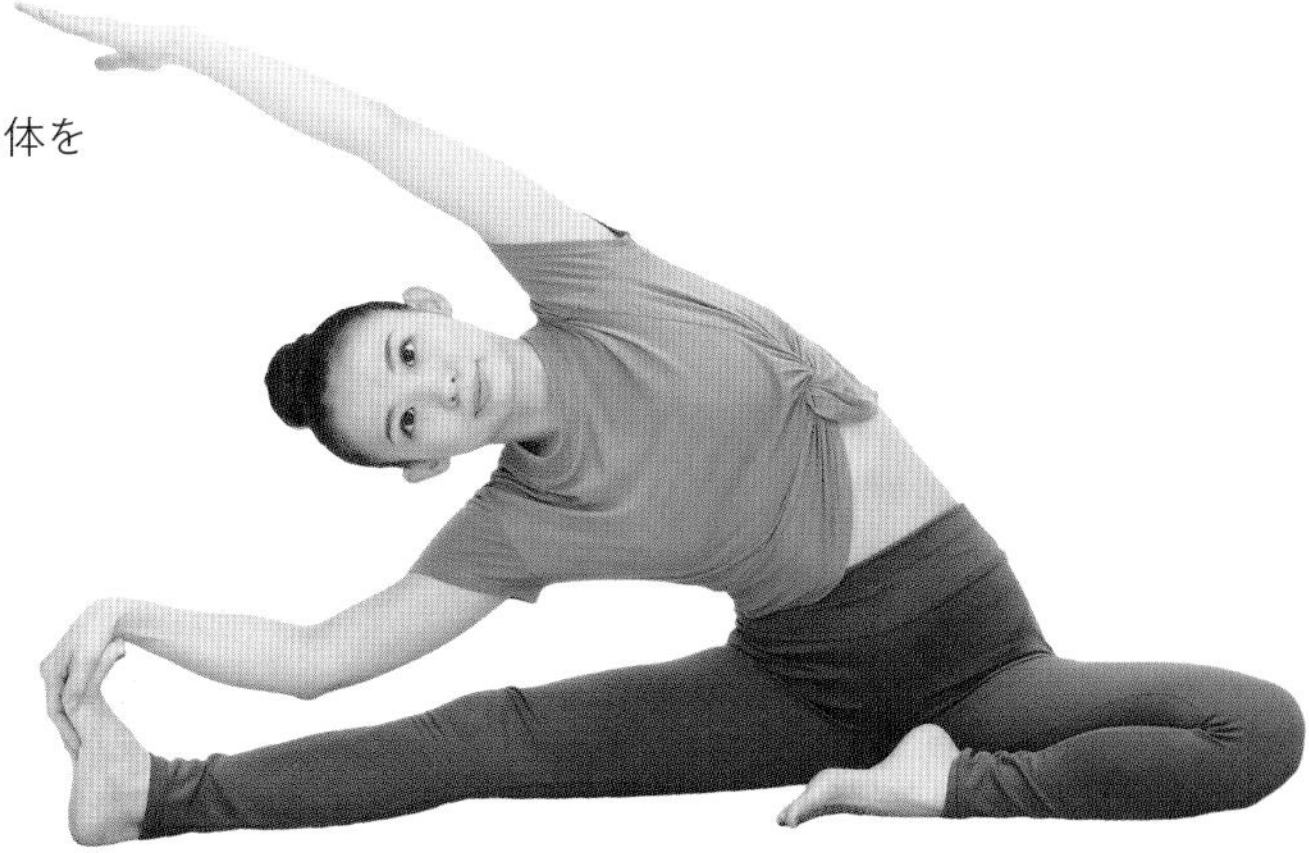

④ 体をねじり、胸と両肩を右脚に向ける。
可能なら両手で右足のつま先をつかみ、3～5回呼吸してキープ。
ゆっくり②の姿勢に戻る。
左右の脚をかえて、同様に。

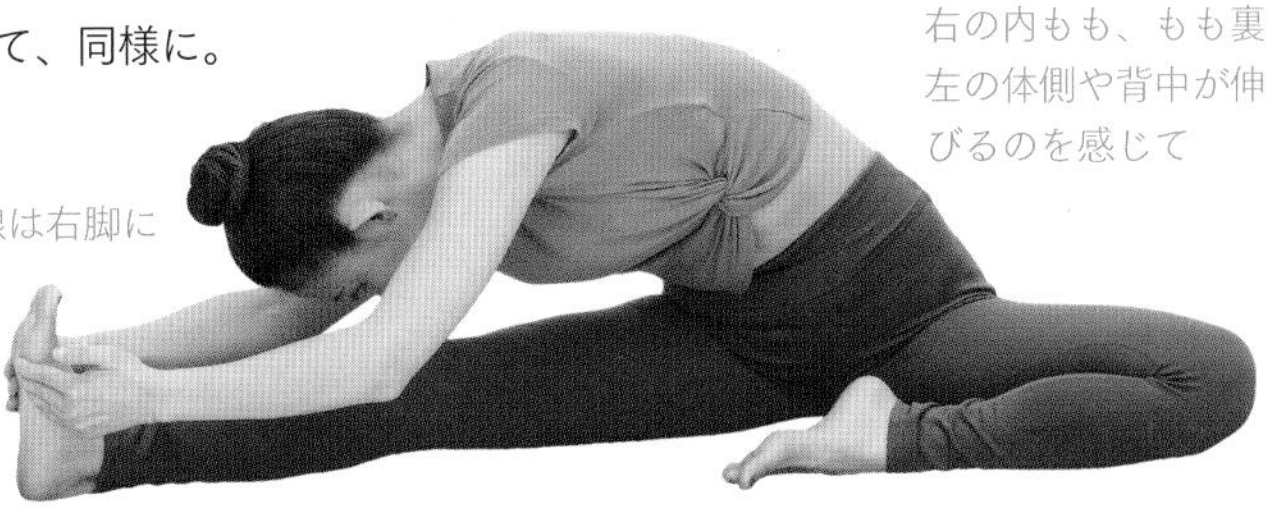
右の内もも、もも裏、左の体側や背中が伸びるのを感じて
視線は右脚に
手が足首やすね、床に触れるだけでもOK

NG

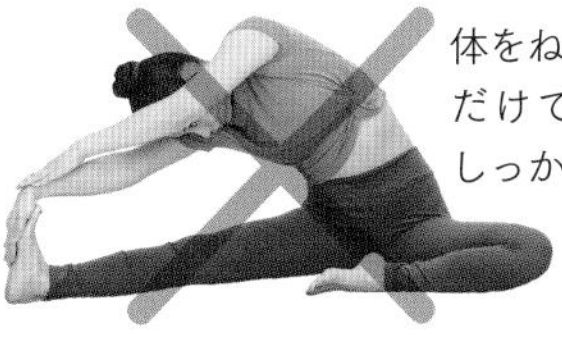

体をねじるときは、顔だけでなく胸も肩もしっかり下に向ける。

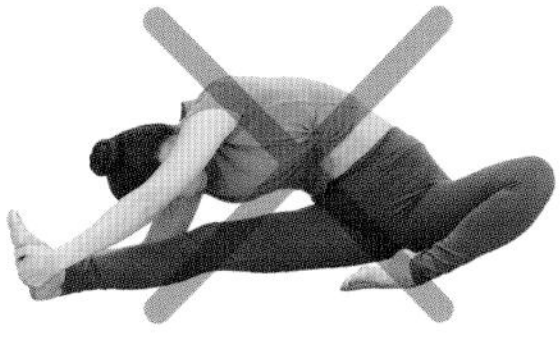

体を倒しすぎて、曲げている脚側のお尻やもも裏が上がってしまわないように。

屍《しかばね》のポーズ

体の力を抜いて姿勢をニュートラル。心をクリアに

ヨガレッスンの最後によくおこなうポーズです。横になり、全身の力を抜いて静かに呼吸に集中することで体と心をお休みさせるポーズです。

この1年で積み重ねたさまざまな思いを、深い呼吸とともにクリアにして、訪れる1年を新しい気持ちでスタートしましょう。

どうしてこのポーズなの？

あおむけになってあごを引き、ゆったり手足を伸ばすこのポーズは、立ち姿勢でも本来あるべきニュートラルな姿勢です。しかし、日頃デスクワークなどの時間が長くて、いつも脚を曲げていたり、前かがみになっていたりすると、脚が伸ばしづらかったり、巻き肩になっていたりして、あおむけの姿勢をツラく感じる場合があります。そういうときには、12月1～3週目のポーズなどをおこなってからトライしてみると、ラクにポーズがとれるはずです。

毎日の行動のクセで、骨格がゆがんだり、筋肉が硬くなっていると、いい姿勢をキープしたくても体がいうことを聞いてくれないことがあります。だからこそ毎日1ポーズでもいいので、ヨガで体をほぐして筋肉をやわらかくし、骨を正しいポジションに導いていきましょう。

体の動かし方

あおむけになります。脚は肩幅程度に開いて伸ばし、つま先は外向きで力を抜きます。床と腰の間には、手のひらが入るか入らないかくらいの隙間をあけておきましょう。両手は体から少し離したところにおき、ひじの内側と手のひらを天井に向けます。この姿勢で目を閉じて、鼻から息を吸って、鼻から吐く呼吸を10~15回おこないます。

ここがポイント

全身にストレスがない状態で、呼吸に集中することで脳を休ませます。さらに、舌の根元や眉間、目の奥までお休みさせるイメージをもって感覚器官も静めましょう。

ここに注意!

あごが上がると、首や肩に負担がかかり、呼吸もしにくくなります。一度頭を上げて、後頭部の下のほうを床につけるようにすると、首の後ろが伸び、呼吸がしやすくなります。

12月 4週目 ●●●●

屍のポーズ

Basic

基本のポーズ

① あおむけになる。
ひじの内側と手のひらを上に向け、足は肩幅くらいにゆったり開いてつま先は外向きに。

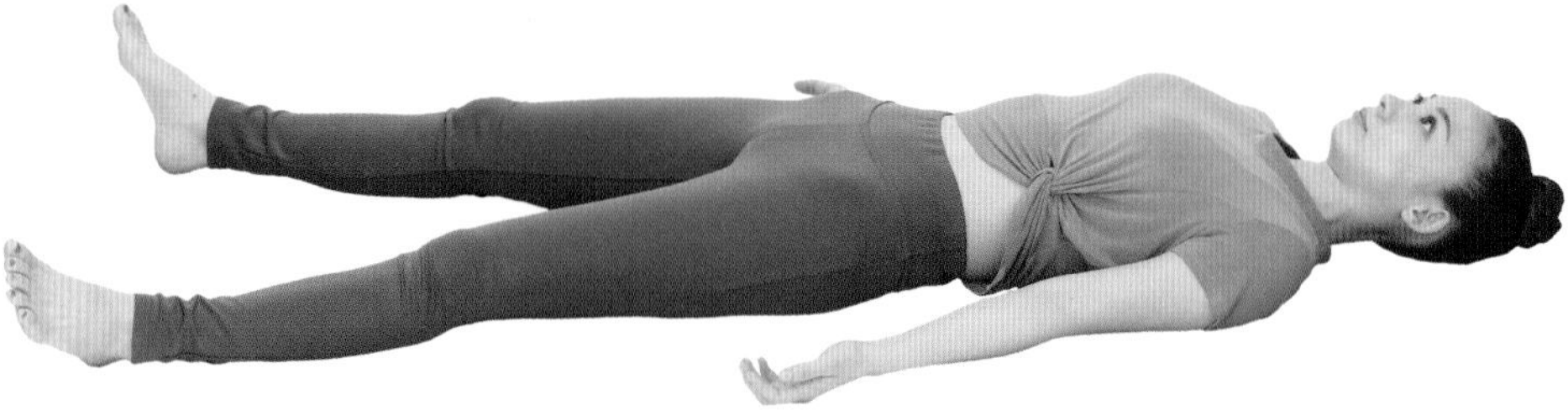

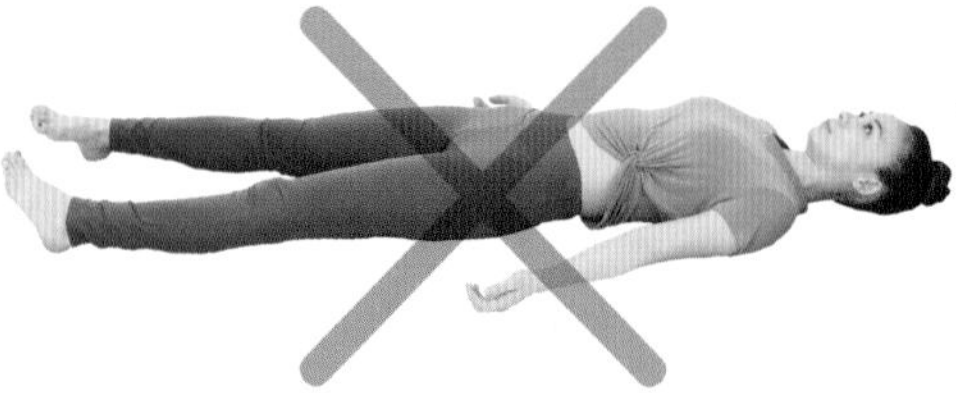

NG

つま先は内向きではなく、もものつけ根から外向きに開くよう意識する。

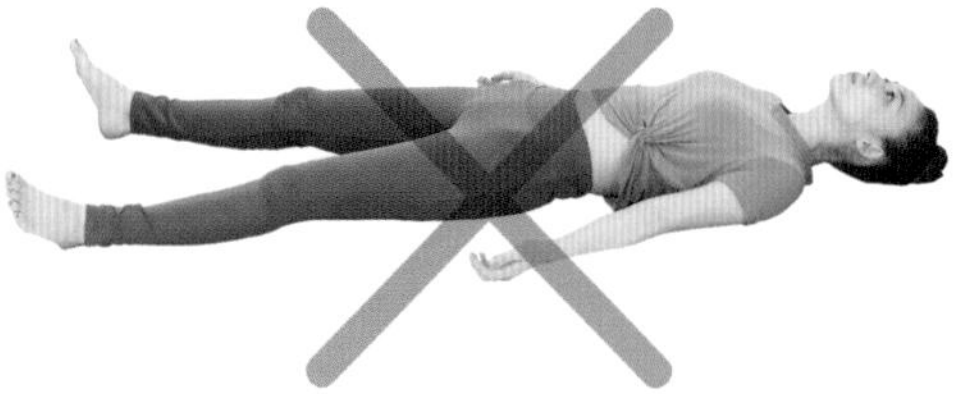

あごが上がる場合は、一度頭を持ち上げてあごを引き、後頭部の少し下のあたりが床につくように下ろす。

▼動画

Easy

軽減ポーズ

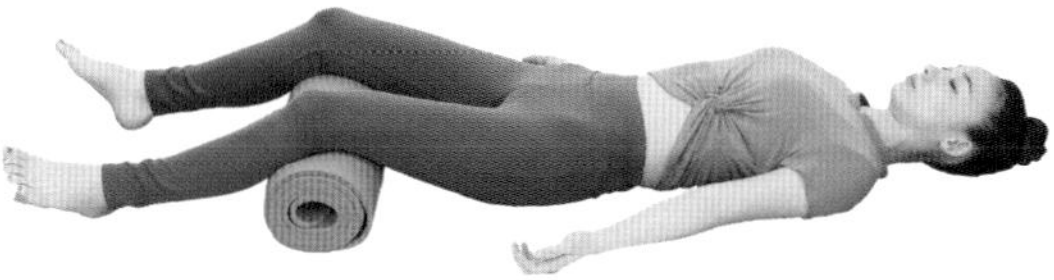

あおむけでリラックスするのに違和感がある場合は、ひざの下にクッションなどをおくとラクになる。

2 目を閉じて、10～15回鼻呼吸する。呼吸に集中し、思考をお休みさせる。

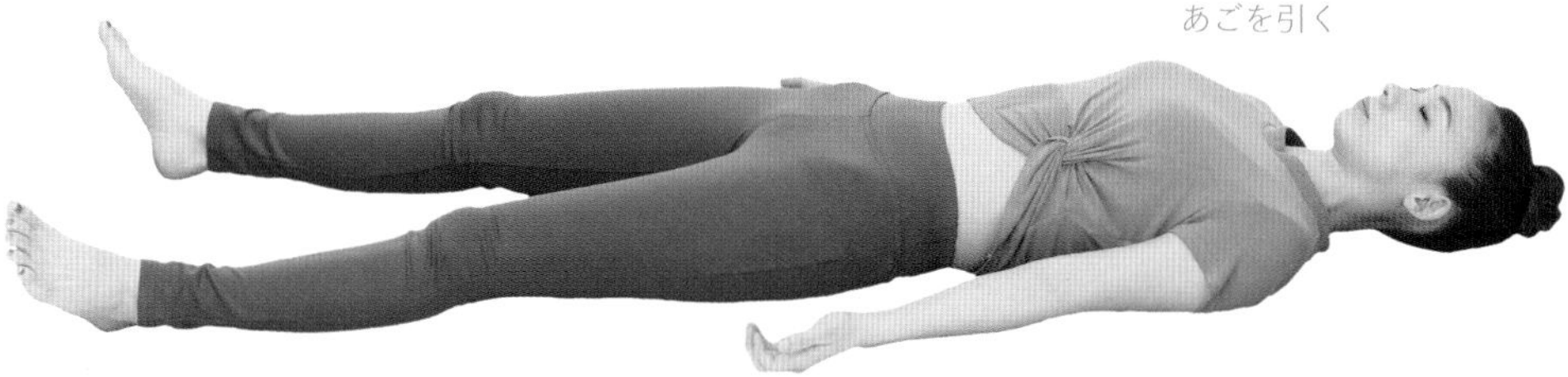
あごを引く
肩甲骨を少し背中側で寄せるようにして、胸を開く

Tips デスクワークなどの時間が長く、巻き肩になりがちの方は、手のひらを下に向けたほうがラクだと感じることがありますが、これを機に矯正しましょう。

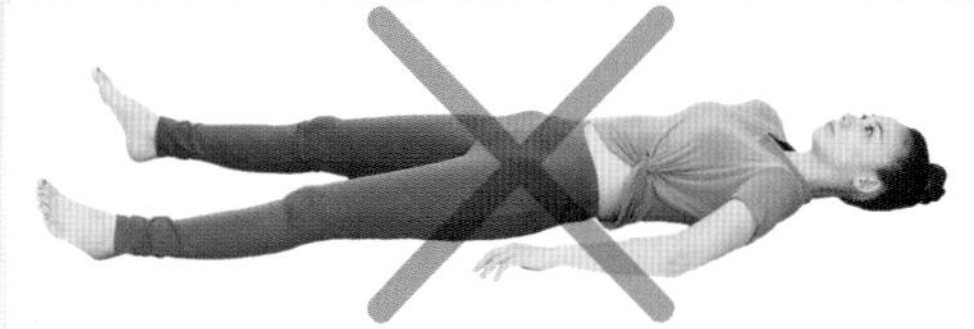

肩甲骨を背中側でさらに少し寄せて、手を足のほうに下げると、ラクに手のひらが上に向きます。ただし、肩甲骨を寄せすぎると、腰がそってしまうことがあるので、そらない程度に寄せましょう。

Column

12月 香りは一瞬でマインドを変える魔法

香りを味方につけて、体と心を休めてみましょう。

疲れきった日の夜はスイートオレンジのアロマをお風呂に2、3滴。幸福感をあげてくれるこの香りで、体が温まるにつれて気持ちも上向きになるのを感じられるはずです。

慌ただしさで緊張が取れないときは、サンダルウッドのアロマを使ってみましょう。ホットタオルに1、2滴垂らして顔全体を包み、肌を柔らかくほぐしましょう。

サンダルウッドは日本語では白檀。地に足がついたような気持ちになり、まるでお寺にいるときのように心が安定します。

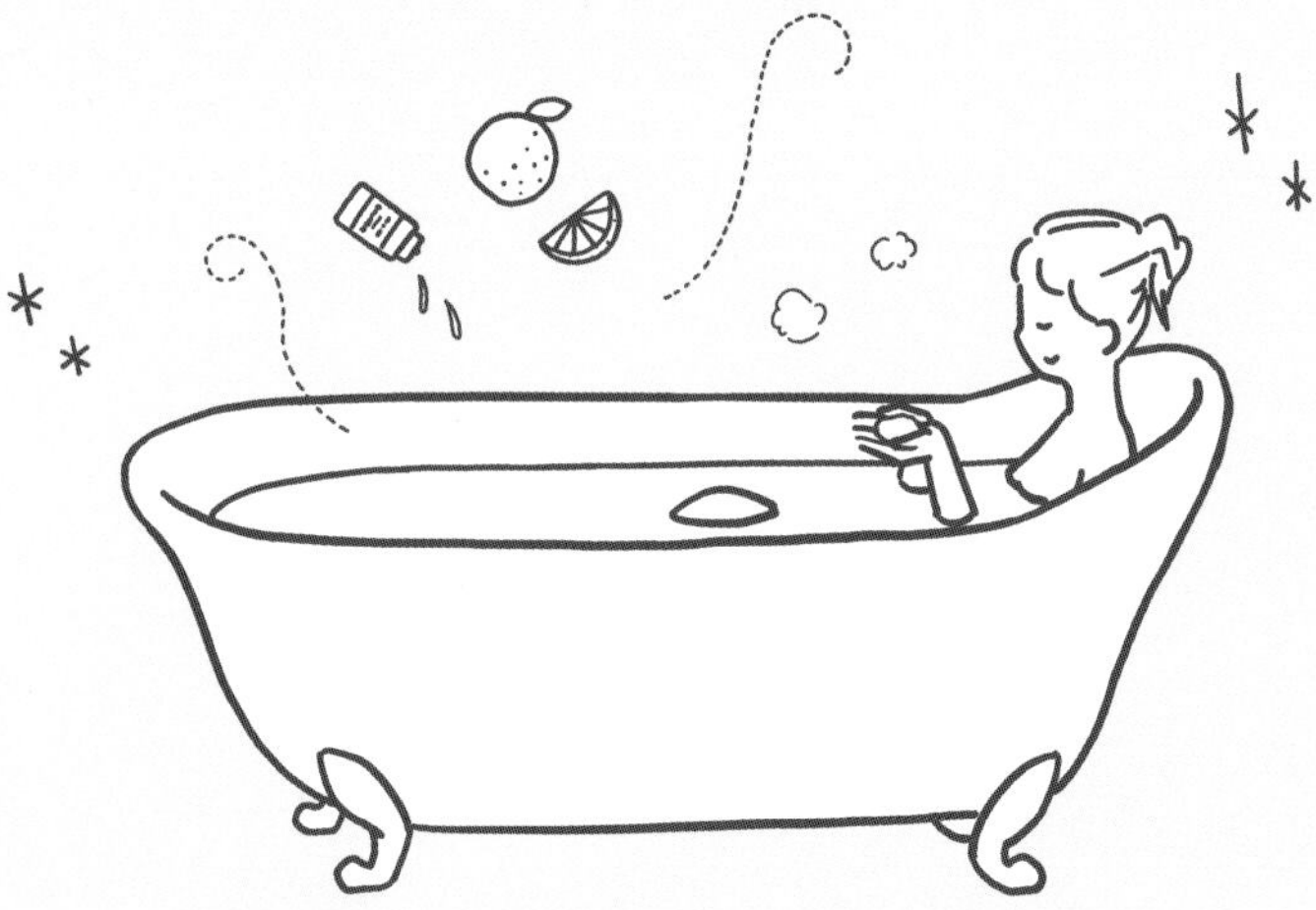

ポーズ名索引

あ

あおむけのがっせきのポーズ［9月2週目］… 182
脚を壁に上げるポーズ［2月1週目］…… 52
頭をひざにつけるポーズ［12月3週目］…… 240
アップドッグ［6月1週目 Advanced］…… 127
板のポーズ［1月2週目］…… 38
ウサギのポーズ［2月3週目］…… 60
上向きの板のポーズ［10月2週目 Advanced］ 203
英雄のポーズ2［5月4週目］…… 118
英雄のポーズ3［10月3週目］…… 204

か

カエルの足のポーズ［9月1週目］…… 178
ガス抜きのポーズ［8月2週目］…… 164
片脚ワニのポーズ［12月1週目］…… 232
肩回し［3月1週目］…… 70
がっせき前屈のポーズ［5月1週目］…… 106
亀のポーズ［5月1週目 Advanced］…… 109
かんぬきのポーズ［7月1週目］…… 142
木のポーズ［9月4週目］…… 190
キャット・アンド・カウ［1月1週目］…… 34
牛面のポーズ［3月4週目］…… 82
こぶしを作った猫の伸びのポーズ
［4月3週目］…… 96

さ

座位のワシのポーズ［3月2週目］…… 74
魚のポーズ［12月2週目］…… 236
三角のポーズ［1月3週目］…… 42
屍のポーズ［12月4週目］…… 244
鋤のポーズ［2月2週目 Advanced］…… 59
鋤のポーズ（ひざを曲げた）［2月2週目］…… 56
スリーピングスワンのポーズ［11月1週目］ 214

た

体側を伸ばすポーズ［7月2週目］…… 146
ダウンドッグ［2月4週目］…… 64
立ちで体側を伸ばすポーズ［6月2週目］…… 128
チェアポーズ［5月3週目］…… 114
チェアポーズ（ねじった）
［5月3週目 Advanced］…… 117
チャイルドポーズ［8月1週目］…… 160
テーブルトップのポーズ［10月2週目］…… 200
天を仰ぐ英雄のポーズ
［5月4週目 Advanced］…… 120
トカゲのポーズ［11月3週目］…… 222

な

猫の伸びのポーズ（こぶしを作った）
［4月3週目］…… 96
猫のバランスポーズ［1月1週目 Advanced］…… 36
ねじったチェアポーズ
［5月3週目 Advanced］…… 117
ねじりのポーズ［8月3週目］…… 168

は

ハイランジ［6月4週目］…… 136
橋のポーズ［4月2週目］…… 92
バッタのポーズ［7月3週目］…… 150
ハッピーベイビーのポーズ［9月3週目］…… 186
花輪のポーズ［10月1週目］…… 196
針の穴のポーズ［5月2週目］…… 110
針の糸通しのポーズ［3月3週目］…… 78
半月のポーズ［10月4週目］…… 208
半分のカエルの足のポーズ
［9月1週目 Advanced］…… 181
半分の猿王のポーズ［11月4週目］…… 226
半分の鳩のポーズ［8月4週目］…… 172
ひざを曲げた鋤のポーズ［2月2週目］…… 56
ひざを曲げた舟のポーズ［1月4週目］…… 46
ベイビーコブラのポーズ［6月1週目］…… 124
舟のポーズ（ひざを曲げた）［1月4週目］…… 46

ま

三日月のポーズ［6月3週目］…… 132

ら

ラクダのポーズ［4月4週目］…… 100
ローランジ［11月2週目］…… 218

わ

わきを伸ばすポーズ［4月1週目］…… 88
ワシのポーズ［7月4週目］…… 154
ワシのポーズ（座位）［3月2週目］…… 74

〔アーユルヴェーダ監修〕

三野村なつめ

minimum合同会社代表。アーユルヴェーダ・アドバイザー。
コピーライターとして活動していたが、激務で体調が悪くなったことをきっかけにアーユルヴェーダに出会い、南インドやスリランカをたびたび訪問した後、アーユルヴェーダ・ライフスタイルアドバイザーの資格を取得。現在は、アーユルヴェーダのコスメブランド「ARYURIVST」、レシピとスパイスがセットになった「整えごはん」を立ち上げ、運営している。

〔解剖学監修〕

山本哲二

CSワークアウト代表。2002年よりパーソナルトレーナー活動を開始し、現在まで2万件以上の実績を持つ。そのほかにNPO法人日本ホリスティックコンディショニング協会パーソナルトレーナー養成講師、劇団四季コンディショニングトレーナー、セントラルスポーツならびに東急スポーツオアシスのパーソナルトレーナー養成講師、NPO法人日本Gボール協会セミナーリーダー、NPO法人日本健康運動指導士会本部講習会講師、女子バレーボールプレミアリーグ日立リヴァーレのトレーニングコーチを経験し、2020年3月より独立。都内にてパーソナルトレーナー、パーソナルトレーナー養成講師として活動している。

［著者］
廣田なお（ひろた・なお）
ヨガ講師。銀行を退職後、大手ヨガスタジオにて年間数百本のレッスンを経験し、のべ2万人を指導。2017年に独立し、ボディメイクヨガスタジオHOMEをオープン。スタジオでのヨガレッスンの他、2019年からYouTubeで「美筋ヨガチャンネル」を開始すると、たちまち人気となる。テレビ、ラジオ、雑誌などメディアや全国各地の音楽イベントにも多数出演するなど幅広く活動している。2020年からはオンラインサロンを立ち上げて、スタジオでのレッスンを完全オンラインレッスンに切り替え、1200人を超える参加者にヨガ指導をしている。

オンラインサロン　www.hirotanao.com/onlinesalon
インスタグラム　instagram.com/onaoonao

整えるヨガ
――心とカラダの不調に効く365日の基本ポーズ

2021年1月12日　第1刷発行

著　者――廣田なお
発行所――ダイヤモンド社
〒150-8409　東京都渋谷区神宮前6-12-17
https://www.diamond.co.jp/
電話／03･5778･7233（編集）　03･5778･7240（販売）
装幀――――安賀裕子
写真撮影――板山拓生（スタジオジーマック）
本文デザイン―浦郷和美
イラスト――安賀裕子（カバー・本文イラスト）、アナトミーイラストレーターkei（筋肉図解）
ヘアメイク―国府田圭
DTP制作――浦郷和美
動画撮影・編集―高橋マシ
構成――――伊藤京子
編集協力――野本千尋
製作進行――ダイヤモンド・グラフィック社
印刷――――ベクトル印刷
製本――――ブックアート
編集担当――酒巻良江

ISBN 978-4-478-11193-2